Lo que debe leer

antes de ser

Auxiliar de enfermería

en una

unidad de quemados

MARTIN STERLING

Índice

« En el departamento de quemados, es justo decir que las tensiones son siempre máximas... pero, afortunadamente, ¡somos expertos en manejar las situaciones más calientes! »

Introducción :

El papel crucial del cuidador en la Unidad de Quemados

Una profesión en el corazón del dolor y la rehabilitación

- Definir el servicio de quemados

La unidad de quemados es una unidad especializada dentro de los hospitales, dedicada al cuidado de pacientes que sufren quemaduras graves y extensas. Estas lesiones pueden ser consecuencia de accidentes domésticos o industriales, catástrofes naturales o incidentes deliberados o no intencionados. Afectan no sólo a la piel, sino también a otros sistemas vitales, como el circulatorio y el respiratorio, por lo que el tratamiento de estos pacientes es especialmente complejo.

El tratamiento de pacientes con quemaduras graves requiere un enfoque multidisciplinar, con un equipo completo de médicos, enfermeras, fisioterapeutas, psicólogos, cirujanos plásticos y auxiliares de cuidados trabajando juntos. Cada profesional desempeña un papel específico en los cuidados prestados, pero a menudo es el auxiliar de cuidados el que está en primera línea, garantizando la comodidad y el bienestar del paciente en un entorno de cuidados muy técnicos y a menudo intensos.

En este departamento, la piel no es sólo un órgano lesionado, sino la frontera esencial entre el paciente y las posibles infecciones. El reto central es restablecer esta barrera, evitando complicaciones graves como infecciones sistémicas (sepsis), shock hipovolémico y fallo orgánico. Además de la reanimación inmediata, que incluye la gestión de fluidos y la estabilización de las funciones vitales, el servicio de quemados se centra en la curación, la prevención de contracturas y la rehabilitación del paciente, tanto física como psicológica.

Más allá del aspecto puramente técnico de la asistencia, la unidad de quemados es también un lugar donde la humanidad y la compasión deben ocupar un lugar central. Los pacientes suelen atravesar periodos de intenso dolor y ansiedad, a veces exacerbados por la constatación de cicatrices permanentes y futuras limitaciones físicas. Por eso, el tratamiento del dolor, el apoyo psicológico y la ayuda para aceptar la alteración de su imagen corporal son aspectos esenciales de este servicio.

Por último, lo que hace que la unidad de quemados sea tan especial es el tiempo que pasan los pacientes en el hospital. A diferencia de otros servicios, en los que los pacientes ingresan y reciben el alta rápidamente, aquí a menudo permanecen hospitalizados durante semanas o incluso meses. Esto exige un enfoque riguroso y una organización impecable, pero también la capacidad de forjar vínculos con los pacientes, apoyarlos a largo plazo y mostrar una gran capacidad de recuperación. Es un departamento en el que no existe la rutina y en el que cada día se plantean nuevos retos, al tiempo que se nos recuerda la importancia de la empatía en el acto de cuidar.

- El papel del auxiliar de cuidados en el equipo multidisciplinar

El auxiliar de enfermería ocupa una posición central en el equipo multidisciplinar de la unidad de quemados, desempeñando un papel indispensable que va mucho más allá de la realización de tareas técnicas. Como pilar de la asistencia diaria, están en primera línea de la atención al paciente, garantizando su comodidad y seguridad al tiempo que facilitan el trabajo de otros miembros del equipo, como médicos, enfermeros y fisioterapeutas. El auxiliar de enfermería es el nexo de unión entre los distintos profesionales y el paciente, garantizando la continuidad y la fluidez de unos cuidados que son esenciales para la recuperación de estos pacientes, a menudo gravemente lesionados.

Están con el paciente casi todo el tiempo. Se ocupan de muchos aspectos básicos de la asistencia, como lavarse, hacer las camas, alimentar e hidratar, pero estas tareas adquieren una dimensión mucho más compleja en el contexto de las quemaduras graves. Cada gesto debe ser meticuloso y adaptado al estado particular del paciente. El simple hecho de cambiar de posición a un paciente puede causarle un dolor intenso, por lo que el auxiliar de enfermería debe ser extremadamente delicado y atento en todo momento. En colaboración con los enfermeros, también participan en el cambio de vendajes, un procedimiento delicado y doloroso en el que su apoyo moral y físico al paciente es crucial.

Sin embargo, el papel del auxiliar asistencial no se limita a esta asistencia directa. Desempeñan un papel esencial en el seguimiento clínico de los pacientes. Al estar en contacto permanente con los pacientes, suelen ser los primeros en notar cambios sutiles en su estado, como un aumento del dolor, la aparición de signos de infección o un deterioro del estado general. Estas observaciones, que comparte con las enfermeras y los médicos, le permiten reaccionar más rápidamente ante las complicaciones, que a veces pueden significar la diferencia entre la vida y la muerte para estos pacientes extremadamente vulnerables.

El auxiliar de enfermería también desempeña un papel importante en la dimensión psicológica de los cuidados. Las víctimas de quemaduras pasan por momentos de gran angustia emocional. El shock inicial del accidente, el dolor físico, el miedo a las consecuencias a largo plazo y la confrontación con una imagen corporal alterada son factores que hacen que los pacientes sean psicológicamente frágiles. Por su proximidad y disponibilidad, los auxiliares asistenciales se convierten a menudo en una figura tranquilizadora para los pacientes. A veces son incluso la única persona a la que pueden dirigirse para expresar sus temores o simplemente para encontrar un poco de consuelo. Es durante estos intercambios diarios cuando el auxiliar de enfermería demuestra una empatía esencial, escuchando al paciente y proporcionándole un apoyo moral crucial.

Como parte de un equipo multidisciplinar, el auxiliar de enfermería también garantiza una comunicación fluida entre los distintos profesionales. Participan en la transmisión de información entre los equipos, lo que es esencial para garantizar la continuidad de los cuidados, sobre todo cuando se produce un cambio de equipo. Las observaciones que realiza a lo largo del día son inestimables para los enfermeros y médicos, así como para los fisioterapeutas y psicólogos, que ajustan sus intervenciones a medida que evoluciona el estado del paciente. La enfermera no es sólo una persona que realiza tareas cotidianas, sino un miembro de pleno derecho del equipo, cuyas opiniones y observaciones se tienen en cuenta para adaptar los cuidados dispensados a cada paciente.

Por último, el auxiliar de enfermería desempeña un papel activo en la rehabilitación del paciente, en colaboración con los demás profesionales sanitarios. Al ayudar a los pacientes a recuperar gradualmente su independencia, les enseñan tareas sencillas pero fundamentales, como lavarse y vestirse, que pueden convertirse en verdaderos retos tras una quemadura grave. Esta dimensión educativa es crucial para preparar a los pacientes para su vuelta a casa, y el auxiliar de enfermería desempeña un papel clave en esta transición.

- Las cualidades humanas y profesionales requeridas

Trabajar como auxiliar asistencial en la unidad de quemados requiere una combinación única de cualidades humanas y profesionales. Este departamento, que se ocupa a diario de situaciones extremas de dolor, sufrimiento y angustia, requiere competencias técnicas avanzadas, pero sobre todo una profunda empatía, capacidad para gestionar situaciones de gran carga emocional y una gran resiliencia personal. Las cualidades requeridas no son sólo las que habitualmente se esperan de un cuidador, sino que deben adaptarse a las particularidades de este contexto en el que el ser humano está constantemente en el centro de las preocupaciones.

La primera cualidad esencial es la empatía. Frente a pacientes que atraviesan un intenso sufrimiento físico y psicológico, el auxiliar de enfermería debe ser capaz de ponerse en su lugar, de comprender su dolor y su angustia, sin sentirse abrumado. La empatía ayuda a establecer un vínculo de confianza con los pacientes, un vínculo que es esencial para que acepten los cuidados y se sientan apoyados a lo largo de su recorrido. No se trata simplemente de realizar tareas técnicas, sino de saber escuchar a los pacientes, responder a sus necesidades emocionales y acompañarlos en los momentos en que son más vulnerables. En el servicio de quemados, donde el dolor suele ser agudo y crónico, la capacidad de estar presente y ofrecer un oído comprensivo es crucial.

La paciencia es otra cualidad esencial. La curación de los pacientes quemados suele ser un proceso largo y complicado, salpicado de periodos de progreso seguidos de recaídas. Los cuidados suelen ser repetitivos y dolorosos, y los resultados visibles tardan en aparecer. Por ello, los auxiliares de cuidados deben ser extremadamente pacientes, tanto con sus pacientes como consigo mismos. Cada pequeño gesto cuenta, cada mejora, por pequeña que sea, es una victoria, y hay que mantener la calma y la perseverancia ante los retos diarios. Esta paciencia también es necesaria cuando se trata con los familiares de los pacientes, que pueden sentirse impotentes y abrumados por la situación. El auxiliar de enfermería desempeña un papel mediador, ayudándoles a comprender el proceso de curación y a mantener la esperanza a pesar de las dificultades.

El rigor es una cualidad profesional innegociable en este tipo de servicios. La atención a las víctimas de quemaduras es extremadamente técnica y compleja. La más mínima desviación en la aplicación de protocolos de higiene, vendajes o tratamientos puede provocar complicaciones graves, incluso infecciones potencialmente mortales. Por ello, los auxiliares sanitarios deben ser rigurosos en la realización de cada tratamiento, siguiendo escrupulosamente los protocolos establecidos y garantizando el cumplimiento de las normas de asepsia. También deben estar atentos a los más mínimos detalles, porque el seguimiento de los signos de infección o deterioro puede ser a veces sutil y requiere una vigilancia constante. Este rigor en el trabajo diario va acompañado de un gran sentido de la responsabilidad, porque los pacientes confían en la precisión y el compromiso de cada miembro del equipo.

La resistencia física y psicológica es otra cualidad esencial. Los días en la unidad de quemados suelen ser largos, agotadores y emocionalmente difíciles. Los cuidadores se enfrentan a situaciones de dolor extremo, sufrimiento físico visible, pacientes angustiados y, a veces, la muerte. Se necesita una gran fuerza interior para no dejarse abrumar por estas emociones, sin dejar de ser humano y disponible. La resistencia física es igual de importante, porque el cuidado de las víctimas de quemaduras puede ser físicamente exigente. Entre los frecuentes cambios de vendajes, el reposicionamiento de pacientes que a menudo están inmóviles y el manejo de equipos pesados, los auxiliares de cuidados deben ser capaces de hacer frente a estas cargas de trabajo sin que ello afecte a la calidad de sus cuidados.

La capacidad de trabajar en equipo también es esencial. La unidad de quemados depende de la estrecha colaboración entre los distintos profesionales sanitarios: médicos, enfermeras, fisioterapeutas, psicólogos, cirujanos y auxiliares. Cada uno tiene un papel específico que desempeñar, pero es la cohesión del equipo la que garantiza el buen funcionamiento de los cuidados. Por tanto, el auxiliar de enfermería debe ser capaz de comunicarse eficazmente con los demás miembros del equipo, transmitir información importante sobre la evolución del paciente y participar activamente en los debates y las decisiones sobre los cuidados. También debe ser capaz de adaptarse a los diferentes estilos de trabajo de sus colegas, mostrar flexibilidad y estar siempre dispuesto a echar una mano cuando sea necesario.

Por último, la resistencia es probablemente la cualidad más esencial en el servicio de quemados. Trabajar todos los días en un entorno en el que el dolor y el sufrimiento son omnipresentes puede resultar agotador a largo plazo. La resiliencia permite al cuidador seguir haciendo su trabajo con compromiso y humanidad, a pesar de las dificultades. Implica la capacidad de gestionar el propio estrés, dar un paso atrás cuando sea necesario y encontrar formas de recargar las pilas para evitar el agotamiento. La resiliencia también le permite afrontar cada nuevo día con optimismo, centrándose en el impacto positivo que puede tener en la vida de los pacientes, a pesar de los retos diarios.

Compromiso físico y psicológico

• Gestionar el estrés y las emociones ante el sufrimiento
Gestionar el estrés y las emociones ante el sufrimiento es un gran reto para los cuidadores, sobre todo en un departamento tan intenso como la unidad de quemados. Cada día, los cuidadores se enfrentan a situaciones en las que el dolor, la angustia y a veces la muerte son omnipresentes. Estas experiencias pueden ser especialmente duras y, si no se gestionan adecuadamente, pueden conducir al agotamiento emocional y físico, también conocido como burn-out. Sin embargo, a pesar de la presión, es esencial permanecer presente y plenamente disponible para los pacientes. La capacidad de gestionar las propias emociones y el estrés se convierte en una habilidad esencial, tanto para preservar el propio bienestar como para garantizar la calidad de los cuidados.

Uno de los primeros pasos para gestionar el estrés es reconocer y aceptar sus emociones. Ante el sufrimiento de los pacientes, es normal sentirse triste, impotente o incluso frustrado. Lejos de ser un signo de debilidad, estas emociones son una reacción humana natural ante situaciones difíciles. Sin embargo, es crucial no reprimirlas ni ignorarlas. Los cuidadores deben aprender a reconocer estas emociones en cuanto surgen, para poder gestionarlas mejor. Esto puede hacerse mediante la reflexión personal o hablando con colegas que estén pasando por las mismas dificultades. Los debates en equipo suelen ser una forma eficaz de verbalizar lo que sentimos y comprender que no estamos solos ante estos retos.

La gestión del estrés también depende de la capacidad de mantenerse al margen. En la unidad de quemados, la atención suele ser urgente y compleja, y las situaciones pueden cambiar rápidamente. Sin embargo, es esencial saber crear una cierta distancia emocional. Esto no significa volverse insensible o indiferente, sino más bien cultivar una forma de "distancia profesional" que le permita seguir siendo eficaz al tiempo que protege su propio equilibrio mental. Esta distancia es necesaria para no sentirse abrumado por el sufrimiento de los pacientes, manteniendo al mismo tiempo una actitud atenta y solícita. Encontrar este equilibrio requiere experiencia, pero también un buen conocimiento de uno mismo.

El apoyo de los compañeros es otro aspecto clave de la gestión del estrés. Trabajar en la unidad de quemados requiere un fuerte sentido de cohesión de equipo, y esto no se limita a la coordinación de los cuidados. Es esencial que los cuidadores puedan confiar los unos en los otros para compartir sus emociones, intercambiar consejos y apoyarse mutuamente en los momentos difíciles. Trabajar en equipo no sólo permite compartir la carga física de las tareas, sino que también alivia la carga emocional. Hablar de tus sentimientos con compañeros que entienden perfectamente los retos del trabajo significa que puedes normalizar esos sentimientos y no sentirte aislado en tu sufrimiento.

Las técnicas de relajación y gestión del estrés, como la meditación, la respiración profunda y el ejercicio regular, también pueden ser muy útiles. Estos métodos permiten liberar la tensión acumulada durante el día y recuperar cierta serenidad. Dedicar tiempo a uno mismo fuera del trabajo es esencial si se quiere mantener un equilibrio saludable entre la vida profesional y la personal. Este tiempo de descanso y relajación es esencial para recargar las pilas, deshacerse de las emociones negativas y volver al trabajo con más calma y claridad de espíritu.

Gestionar las emociones también implica desarrollar la resiliencia personal, la capacidad de afrontar las dificultades de forma constructiva. La resiliencia no significa que nunca sintamos estrés o angustia, sino que aprendemos a recuperarnos a pesar de las pruebas. En el departamento de quemados, esta resiliencia se construye a través de la experiencia, pero también a través del compromiso de permanecer conectados con la misión fundamental de la profesión: ayudar a los pacientes a curarse y apoyarles en su rehabilitación, tanto física como psicológica. Este compromiso da sentido a nuestros esfuerzos diarios y nos permite ver más allá de las dificultades inmediatas.

Por último, es fundamental reconocer las propias limitaciones y saber cuándo pedir ayuda. En un entorno en el que los pacientes pueden estar gravemente enfermos y el sufrimiento es omnipresente, no es raro que los cuidadores se sientan desbordados. Es esencial aceptar que no siempre se puede gestionar todo uno solo, y que es normal sentirse cansado o emocionalmente agotado en ocasiones. Saber parar, tomarse un respiro o pedir apoyo psicológico es una prueba de madurez profesional, no de debilidad. Muchos hospitales ofrecen servicios de apoyo psicológico para cuidadores, y es importante no dudar en hacer uso de ellos.

- La importancia del trabajo en equipo: solidaridad y resistencia

En la unidad de quemados, la importancia del trabajo en equipo es indiscutible. El cuidado de pacientes cuyas lesiones suelen ser graves y complejas exige una colaboración estrecha y constante entre diversos profesionales sanitarios. Ninguna persona, ya sea médico, enfermera, auxiliar de cuidados o fisioterapeuta, puede proporcionar por sí sola todos los cuidados necesarios. Gracias a la solidaridad dentro del equipo, la atención se presta de forma fluida y coordinada, garantizando el mejor seguimiento posible de los pacientes.

La naturaleza de las lesiones tratadas en este departamento exige una respuesta rápida y bien organizada. Los pacientes quemados presentan patologías complejas y los cuidados deben coordinarse con la máxima precisión. Los médicos, cirujanos y especialistas toman decisiones clínicas, mientras que las enfermeras administran tratamientos y cuidados específicos. El auxiliar de enfermería, por su parte, garantiza la continuidad de los cuidados, proporcionando atención higiénica, ayudando a movilizar a los pacientes, vigilando los signos de complicación y, sobre todo, apoyando a los pacientes en sus momentos de dolor y angustia. Todas estas funciones son interdependientes, y es esta interdependencia la que constituye la base sólida del trabajo en equipo.

La solidaridad dentro del equipo es esencial, no sólo para garantizar la calidad de la asistencia, sino también para mantener un clima de trabajo saludable. Las jornadas en la unidad de quemados son largas y a menudo exigentes, tanto física como emocionalmente. Trabajando codo con codo, los miembros del equipo comparten no sólo la carga de trabajo, sino también la carga emocional. Una mirada, una palabra de aliento o una mano amiga en una tarea especialmente difícil pueden marcar la diferencia para un cuidador en dificultades. En momentos como éste, saber que puedes contar con tus colegas no sólo refuerza la cohesión del equipo, sino también la calidad de la atención prestada a los pacientes.

La resistencia colectiva, construida a través de la solidaridad y la confianza mutua, es también un factor clave de la longevidad y la calidad del trabajo en este departamento. La vida cotidiana de los cuidadores de la unidad de quemados suele estar marcada por situaciones de gran sufrimiento, lentos progresos y, a veces, pérdidas. Estos momentos tan emotivos pueden afectar profundamente a todos los miembros del equipo. Sin embargo, la resiliencia se construye mediante el apoyo colectivo, la capacidad de compartir emociones y de dar un paso atrás juntos. Los equipos que permanecen unidos saben superar las dificultades y encontrar la fuerza para seguir adelante, a pesar de las pruebas. Es esta capacidad de apoyarse mutuamente, absorber los choques emocionales y recuperarse juntos lo que mantiene a todos comprometidos y motivados.

Las reuniones de equipo y los intercambios diarios desempeñan un papel crucial en el desarrollo de esta resistencia. Al compartir experiencias, debatir casos difíciles y proponer soluciones conjuntas, los cuidadores refuerzan su sentimiento de pertenencia y confianza mutua. Estos momentos de intercambio no sólo ayudan a mejorar la atención al paciente, sino que también alivian la carga emocional que todos soportan. Estos intercambios favorecen una mejor comprensión de las funciones de cada uno y fomentan prácticas de trabajo complementarias, de modo que las responsabilidades se distribuyen mejor y se evita el agotamiento individual.

Otro aspecto fundamental del trabajo en equipo en este departamento es la humildad. Cada miembro del equipo aporta sus propias habilidades, pero también sus propias limitaciones. Es esencial reconocer que nadie tiene todas las respuestas ni puede hacerlo todo por sí solo. Por ejemplo, los auxiliares de enfermería dependen de los enfermeros para determinados procedimientos médicos, al igual que los médicos dependen de las observaciones diarias de los auxiliares de enfermería para ajustar los tratamientos. Este reconocimiento de las habilidades específicas de cada persona, combinado con una comunicación abierta y respetuosa, es una base esencial para construir un equipo eficaz y resistente.

Por último, la solidaridad dentro del equipo favorece un entorno de trabajo más tranquilo y agradable. Trabajar en un contexto tan exigente como el de las víctimas de quemaduras puede, con el tiempo, provocar un estrés importante. Sin embargo, cuando las relaciones entre compañeros se caracterizan por la confianza, el apoyo mutuo y el reconocimiento, este estrés se gestiona mejor. Un entorno de trabajo solidario y colaborativo crea una atmósfera propicia para la resiliencia, tanto individual como colectiva. Los cuidadores se sienten apoyados y valorados, lo que les permite afrontar mejor los retos diarios y mantener su compromiso con los pacientes.

- Motivación y perseverancia: encontrar sentido a la vida cotidiana

La motivación y la perseverancia son cualidades esenciales para trabajar en el departamento de quemados, donde cada día está marcado por el sufrimiento físico de los pacientes, los complejos cuidados técnicos y los constantes desafíos emocionales. Frente a estas duras realidades, es esencial que los cuidadores, en particular los auxiliares de enfermería, encuentren un sentido profundo a su trabajo, una fuente de motivación que les permita seguir adelante día tras día, a pesar de las dificultades y los momentos de desánimo. Este sentido, que va mucho más allá de la realización de las tareas cotidianas, es lo que alimenta la perseverancia y permite mantener el compromiso a largo plazo.

La primera fuente de motivación suele proceder de la misión fundamental de la profesión: ayudar a los demás en momentos de gran vulnerabilidad. En la unidad de quemados, los pacientes pasan por intensas pruebas físicas y psicológicas, y el auxiliar asistencial es una de las figuras clave que les acompaña durante todo el tratamiento. El simple hecho de saber que cada gesto, por pequeño que sea, contribuye a aliviar el dolor o a favorecer la curación es una poderosa fuente de motivación. Cada vendaje que se vuelve a poner, cada aseo que se limpia cuidadosamente, cada palabra tranquilizadora que se pronuncia supone un alivio tangible para los pacientes, y este impacto directo en su bienestar da sentido a estos actos cotidianos. Para el cuidador, ver a un paciente que, tras semanas de sufrimiento y cuidados, empieza a recuperar una apariencia de normalidad, a moverse o a sonreír de nuevo, es una recompensa inestimable que da un impulso de motivación para continuar.

La relación humana que se desarrolla con los pacientes es otra dimensión que alimenta la motivación. En un servicio en el que a menudo los pacientes permanecen hospitalizados durante semanas o incluso meses, se forjan vínculos especiales. El auxiliar de enfermería se convierte en una presencia constante en la vida de los pacientes, un punto de referencia tranquilizador. Es a través de estas relaciones como el trabajo adquiere todo su sentido. Cada día, el auxiliar de enfermería es testigo no sólo del dolor, sino también de los progresos y las victorias, por pequeñas que sean, de los pacientes en su camino hacia la recuperación. Estos momentos de conexión humana, de compartir y de ánimo son esenciales para dar profundidad al trabajo diario, porque nos recuerdan que, detrás de cada cuidado técnico, hay una persona que lucha por recuperar su dignidad y su salud.

Sin embargo, la motivación no puede mantenerse sin una gran dosis de perseverancia. En la unidad de quemados, los progresos suelen ser lentos, los retos numerosos y las recaídas posibles. La curación es un proceso largo, las complicaciones como las infecciones son frecuentes y los pacientes a menudo tienen que pasar por periodos de desánimo. En este contexto, la perseverancia es esencial. Los cuidadores deben saber permanecer constantes en sus esfuerzos, incluso cuando los resultados no son visibles inmediatamente. Esta perseverancia se basa en la convicción de que cada pequeño paso cuenta y de que, a pesar de los obstáculos, el camino hacia la recuperación está en marcha. Es esta capacidad de mantener el compromiso y seguir avanzando, incluso cuando los retos se acumulan, lo que ayuda a superar los momentos de desánimo.

Encontrar sentido a la vida cotidiana también significa ser capaz de fijarse objetivos, tanto personales como colectivos. Para los asistentes sanitarios, esto puede significar centrarse en la mejora continua de sus competencias, en la calidad de los cuidados que prestan o en su capacidad para ofrecer un apoyo emocional cada vez más adaptado a las necesidades de los pacientes. Tener objetivos concretos ayuda a orientar el trabajo y a sentir que se progresa en lugar de limitarse a hacer las cosas como son. Estos objetivos pueden ser modestos, como conseguir que un paciente especialmente enfermo esté un poco más cómodo, o más ambiciosos, como ayudar a mejorar las prácticas asistenciales en el departamento. Esta sensación de progreso, por pequeño que sea, alimenta la motivación y nos da fuerzas para perseverar.

También es importante subrayar que la motivación y la perseverancia se alimentan del reconocimiento, ya venga de los pacientes, de los compañeros o de uno mismo. En un departamento tan exigente como la unidad de quemados, las pequeñas muestras de reconocimiento tienen un poder inmenso. Un simple "gracias" de un paciente o una sonrisa de una familia agradecida bastan a veces para recuperar la energía tras un día agotador. Del mismo modo, el reconocimiento entre compañeros, mediante ánimos o agradecimientos, refuerza la cohesión del equipo y apoya a todos en su trabajo. Aprender a reconocer y celebrar las pequeñas victorias diarias, por modestas que sean, es una forma poderosa de encontrar sentido a un trabajo a menudo difícil.

Por último, la perseverancia en esta profesión depende de la capacidad de cuidar de uno mismo. Trabajar en un entorno donde el dolor y el sufrimiento son omnipresentes puede resultar agotador, y es esencial saber encontrar momentos de respiro para recargar las pilas. Hay que preservar el equilibrio entre la vida profesional y personal para evitar el agotamiento emocional y físico. Tomarse tiempo para recargar las pilas, volver a conectar con las propias necesidades y mantener una vida fuera del trabajo es fundamental para seguir motivado a largo plazo. Cuidando de nosotros mismos podremos seguir cuidando de los demás con energía y amabilidad.

Capítulo 1

Comprender Quemaduras y Las distintas fases de la asistencia

Los diferentes tipos de quemaduras

• Quemaduras térmicas, químicas, eléctricas y por radiación
Las quemaduras son lesiones complejas de la piel y a veces de tejidos más profundos, causadas por diferentes fuentes de agresión. En la unidad de quemados, existen cuatro tipos principales de quemaduras: térmicas, químicas, eléctricas y por radiación. Cada una de estas quemaduras tiene características específicas en cuanto al mecanismo de lesión, la gravedad y el tratamiento. Para los cuidadores, comprender estas distinciones es esencial, ya que influyen directamente en las estrategias de tratamiento, la gestión de las complicaciones y la rehabilitación del paciente.

Las quemaduras térmicas son las más comunes y se producen cuando la piel entra en contacto con una fuente de calor intenso. Pueden estar causadas por llamas, líquidos hirviendo, objetos calientes o vapor. La gravedad de la quemadura depende de varios factores, como la temperatura de la fuente de calor y la duración del contacto. Una breve exposición a un calor intenso puede provocar quemaduras profundas, mientras que un calor moderado prolongado puede causar daños similares. Estas quemaduras afectan a la piel a distintos niveles, desde la epidermis (quemadura superficial) hasta la dermis y, en los casos más graves, hasta los músculos y los huesos. Las quemaduras térmicas pueden causar necrosis tisular, y la inflamación local suele ir seguida de ampollas y pérdida importante de líquidos. El tratamiento de las quemaduras térmicas requiere una intervención rápida para detener el ataque térmico, enfriar la zona afectada y prevenir la infección, al tiempo que se controla el dolor, que puede ser intenso.

En cambio, **las quemaduras químicas** se producen por la exposición de la piel o las mucosas a sustancias corrosivas. Estas sustancias, como ácidos, bases o ciertos disolventes industriales, pueden seguir destruyendo tejidos incluso tras un breve contacto, ya que penetran y reaccionan con las estructuras celulares. Las bases (álcalis), en particular, tienden a causar quemaduras más profundas que los ácidos, ya que se difunden más rápidamente a través de las capas de la piel. Las quemaduras químicas suelen ser insidiosas, ya que las lesiones pueden no ser visibles inmediatamente y seguir evolucionando tras la exposición. Uno de los principales objetivos del tratamiento es neutralizar o eliminar el agente químico, lo que implica enjuagar la zona afectada abundantemente y durante mucho tiempo, a veces varias horas. La gravedad de estas quemaduras varía según la concentración del producto químico y la duración de la exposición, pero siempre requieren una atención especial, ya que las lesiones pueden seguir extendiéndose incluso después de que haya cesado la exposición.

Las quemaduras eléctricas se diferencian de otras lesiones en que el daño no suele ser inmediatamente visible en la superficie. Al pasar por el cuerpo, la electricidad genera calor dentro de los tejidos, causando importantes daños internos que pueden pasar desapercibidos en los primeros momentos. Estas quemaduras suelen producirse cuando el cuerpo se convierte en conductor entre dos puntos de contacto con una fuente eléctrica, como cables de alta tensión o equipos eléctricos defectuosos. El calor generado puede causar quemaduras profundas e incluso graves lesiones musculares y nerviosas. Las quemaduras eléctricas también están asociadas a riesgos cardíacos, como arritmias, debido al impacto de la electricidad en el sistema cardíaco. La gestión de las quemaduras eléctricas implica no sólo el tratamiento de las quemaduras visibles, sino también el seguimiento de las complicaciones internas, que suelen ser graves, como daños cardíacos, insuficiencia orgánica y síndrome compartimental, en el que la presión muscular aumenta debido al daño interno.

Por último, **las quemaduras por radiación** están causadas principalmente por la exposición a radiaciones ultravioletas (UV) o ionizantes. Los ejemplos más conocidos son las quemaduras solares graves y las quemaduras causadas por tratamientos de radioterapia. En casos extremos, como explosiones nucleares o accidentes industriales con sustancias radiactivas, las quemaduras pueden ser mucho más graves. Las radiaciones ionizantes dañan el ADN de las células, alteran la capacidad de regeneración de los tejidos y ralentizan considerablemente la cicatrización. Estas quemaduras pueden ser superficiales, como en el caso de las quemaduras solares, pero en exposiciones más intensas pueden penetrar profundamente en la piel y causar daños sistémicos. Las quemaduras por radiación requieren un tratamiento a largo plazo, ya que el daño celular puede dar lugar a complicaciones tardías, como úlceras cutáneas y cáncer.

- Clasificaciones: profundidad, extensión y gravedad

La clasificación de las quemaduras es esencial para evaluar la gravedad de las lesiones y orientar el tratamiento médico. Se basa en tres criterios principales: la profundidad, la extensión y la gravedad de la quemadura. Estos parámetros determinan no sólo el pronóstico, sino también las estrategias terapéuticas que deben adoptarse, ya que cada tipo de quemadura requiere un enfoque específico, ya sea en términos de atención inmediata o de rehabilitación a largo plazo.

La **profundidad de** la quemadura es uno de los primeros factores que se tienen en cuenta. Se refiere a la profundidad del tejido afectado por la lesión. Existen varios grados de quemadura, cada uno de los cuales corresponde a una mayor o menor profundidad del daño en las distintas capas de la piel.

- **Las quemaduras de primer grado** son las más superficiales. Sólo afectan a la epidermis, la capa externa de la piel. Se caracterizan por enrojecimiento, ligera inflamación y dolor moderado, pero no forman ampollas. Un ejemplo típico son las quemaduras solares leves. Estas quemaduras suelen curarse sin dejar cicatriz en pocos días, ya que la epidermis se regenera rápidamente.

- **Las quemaduras de segundo grado** afectan tanto a la epidermis como a la dermis, la capa más profunda de la piel. Se dividen a su vez en dos subcategorías: las superficiales de segundo grado, en las que sólo se ve afectada la parte superior de la dermis, y las profundas de segundo grado, en las que la quemadura afecta a una parte mayor de la dermis. En ambos casos se forman ampollas y el dolor suele ser intenso debido a la afectación de las terminaciones nerviosas situadas en la dermis. Las quemaduras superficiales de segundo grado suelen curarse en dos o tres semanas sin dejar cicatrices significativas, mientras que las quemaduras más profundas pueden dejar cicatrices y requerir tratamiento quirúrgico para favorecer la curación.

- **Las quemaduras de tercer grado** destruyen la epidermis, la dermis y llegan a los tejidos subyacentes, incluidos los músculos y a veces los huesos. Estas quemaduras son especialmente graves porque dañan las terminaciones nerviosas, razón por la cual los pacientes pueden no sentir dolor en las zonas directamente quemadas. La piel aparece blanquecina, carbonizada o pardusca, con una textura dura. La regeneración espontánea de la piel es imposible, y estas quemaduras suelen requerir injertos de piel para permitir la cicatrización.

El segundo criterio clave en la clasificación de las quemaduras es **la extensión de** la superficie corporal afectada. Generalmente se evalúa como un porcentaje de la superficie corporal total, utilizando herramientas como la regla de los nueves de Wallace, que divide el cuerpo en zonas que representan cada una alrededor del 9% de la superficie corporal total en adultos. Por ejemplo, cada brazo representa alrededor del 9%, cada pierna el 18%, el tronco el 36% y la cabeza el 9%. En los niños, las proporciones son ligeramente diferentes, sobre todo porque la cabeza es proporcionalmente más grande.

La extensión de una quemadura es de vital importancia para evaluar su gravedad global. Una quemadura que afecte a una gran parte del cuerpo puede provocar una pérdida masiva de líquidos a través de la piel lesionada, lo que puede conducir rápidamente a un shock hipovolémico. Por este motivo, las quemaduras que cubren más del 15-20% de la superficie corporal en adultos o el 10% en niños suelen requerir una reanimación intensiva con líquidos para compensar la pérdida de plasma y mantener una perfusión adecuada de los órganos vitales. Además, cuanto mayor es la extensión de la quemadura, mayor es el riesgo de complicaciones como infecciones y fallo orgánico.

Por último, el criterio de **gravedad** tiene en cuenta la profundidad, la extensión y otros factores agravantes. Una quemadura puede clasificarse como leve, moderada o grave en función de estos diferentes parámetros. **Las quemaduras leves** son generalmente superficiales, cubren una pequeña parte del cuerpo (menos del 10% en adultos) y no afectan a zonas críticas como las manos, la cara o los genitales. Estas quemaduras pueden tratarse a menudo de forma ambulatoria con cuidados de vendaje y una vigilancia limitada.

Por su parte, **las quemaduras de moderadas a graves** incluyen las de segundo o tercer grado que afectan a más del 10% de la superficie corporal, así como todas las que afectan a zonas funcionalmente importantes (cara, manos, pies, articulaciones) o están asociadas a lesiones por inhalación, fracturas u otros traumatismos. Las quemaduras eléctricas y químicas, por su potencial de lesión interna, también se consideran graves, aunque la superficie corporal afectada sea relativamente limitada.

La **localización de las quemaduras** también es un factor que puede empeorar el pronóstico. Por ejemplo, las quemaduras en la cara y el cuello pueden provocar complicaciones respiratorias, sobre todo si se inhala humo o gases tóxicos. Las quemaduras en las manos o los pies plantean un riesgo especial de contracturas y pérdida de función, por lo que requieren tratamiento especializado para preservar la movilidad y la función de las articulaciones.

En la gravedad también influyen la edad y el estado general de salud del paciente. Los ancianos y los niños pequeños son más vulnerables a las quemaduras, ya que su piel es más fina y su capacidad para recuperarse de un traumatismo cutáneo es menor. Del mismo modo, los pacientes con comorbilidades, como diabetes o cardiopatías, tienen más probabilidades de desarrollar complicaciones graves, y su proceso de curación suele ser más lento.

- Diagnóstico e implicaciones para el pronóstico

El **diagnóstico de las quemaduras** es un paso crucial para evaluar la extensión del daño, determinar la gravedad de la situación y orientar el tratamiento. Se basa en una evaluación rápida y sistemática de factores clave como la profundidad, la extensión, la localización y los mecanismos subyacentes de la quemadura. Un diagnóstico preciso permite no sólo decidir las intervenciones inmediatas, sino también predecir las posibles complicaciones y formular un pronóstico que guiará el enfoque terapéutico a corto y largo plazo.

La primera etapa del diagnóstico es **la evaluación clínica de** las quemaduras, que debe realizarse en cuanto se ingresa al paciente. El examen suele comenzar con la evaluación de la **profundidad de** las quemaduras. Las quemaduras superficiales (de primer grado) sólo afectan a la epidermis y se manifiestan con enrojecimiento y dolor moderado, pero sin ampollas. En cambio, las quemaduras más profundas (de segundo y tercer grado) causan graves daños en la dermis y los tejidos subyacentes, con formación de ampollas, destrucción de las terminaciones nerviosas y necrosis tisular. La identificación precisa del grado de profundidad es esencial para orientar el tratamiento, ya que las quemaduras profundas suelen requerir intervención quirúrgica, incluidos injertos de piel, mientras que las superficiales pueden curarse con cuidados conservadores.

Otro elemento crucial en el diagnóstico es la evaluación de **la extensión de la superficie corporal quemada**. Ésta se mide generalmente como porcentaje de la superficie corporal total (SCT), utilizando la regla de los nueves en adultos, o la tabla de

Lund y Browder, que es más precisa en niños. Una quemadura extensa de más del 20% de la superficie corporal en adultos o del 10% en niños requiere una amplia reanimación con líquidos para evitar un shock hipovolémico, una de las complicaciones más graves de las quemaduras graves. La extensión de la quemadura está directamente relacionada con el riesgo de complicaciones sistémicas, como infecciones, fallo multiorgánico y desequilibrios electrolíticos, todos los cuales tienen un impacto significativo en el pronóstico.

La **localización de las quemaduras** también desempeña un papel clave en el diagnóstico y tiene importantes implicaciones para el pronóstico. Las quemaduras que afectan a la cara, el cuello o las vías respiratorias superiores pueden provocar complicaciones respiratorias graves, sobre todo si se inhala humo o gases tóxicos. Estas quemaduras requieren un tratamiento rápido y especializado para prevenir el edema de las vías respiratorias y garantizar una oxigenación adecuada. Las quemaduras en manos, pies o articulaciones representan un mayor riesgo de contracturas y pérdida de función a largo plazo. En estos casos, el pronóstico funcional depende de la calidad de la rehabilitación y la cirugía reconstructiva, pero estos pacientes suelen requerir un seguimiento a largo plazo para evitar secuelas incapacitantes.

La evaluación de los **mecanismos de la quemadura** es otra parte importante del diagnóstico. Las quemaduras térmicas, químicas, eléctricas y radiológicas tienen características específicas que influyen en su evolución. Por ejemplo, las quemaduras eléctricas pueden parecer benignas en la superficie, pero provocar graves daños internos, como quemaduras musculares profundas, lesiones nerviosas y problemas cardíacos. Las quemaduras químicas pueden seguir destruyendo tejido mucho tiempo después del contacto inicial con el agente cáustico, lo que exige lavados prolongados y una vigilancia cuidadosa. Identificar con precisión la causa de la quemadura permite prever y tratar adecuadamente estas complicaciones específicas.

Un componente importante del diagnóstico de las quemaduras graves es la **monitorización de las constantes vitales y los parámetros biológicos**. Las quemaduras graves no sólo afectan a la piel, sino también al equilibrio interno del organismo. El paciente quemado corre riesgo de deshidratación, infección e insuficiencia orgánica, sobre todo en los casos en que la quemadura cubre gran parte del cuerpo. Es necesario realizar análisis de sangre periódicos para controlar los niveles de electrolitos y la función renal y hepática, así como para detectar cualquier descompensación que requiera una intervención inmediata. También hay que vigilar de cerca los signos de infección, ya que la septicemia es una de las principales causas de muerte en pacientes con quemaduras graves.

La importancia de un diagnóstico precoz y preciso radica también en sus **implicaciones para el pronóstico**. La profundidad y la extensión de las quemaduras están directamente relacionadas con las posibilidades de supervivencia y la calidad de vida tras la recuperación. Las quemaduras superficiales suelen tener un buen pronóstico, curándose en pocas semanas con cicatrices mínimas o inexistentes. En cambio, las quemaduras profundas o extensas tienen un pronóstico más reservado, con mayores riesgos de infección, fallo orgánico y secuelas funcionales importantes. La calidad de los cuidados iniciales, en particular la rapidez de la reanimación con líquidos y la prevención de la infección, desempeña un papel clave en la evolución del paciente.

El pronóstico también depende de factores externos como **la edad** y el estado general de salud **del** paciente. Los ancianos, cuya capacidad de cicatrización es menor y que a menudo padecen comorbilidades, tienen un pronóstico más reservado cuando se enfrentan a quemaduras graves. Del mismo modo, los niños pequeños, cuya piel es más fina y vulnerable, requieren cuidados especializados. Los pacientes que padecen enfermedades crónicas como diabetes o trastornos cardiovasculares también están más expuestos a complicaciones posquemaduras, y su pronóstico suele ser peor debido a su menor capacidad para hacer frente al estrés fisiológico causado por las quemaduras.

Por último, las implicaciones psicológicas deben tenerse en cuenta en el pronóstico general. Las quemaduras graves suelen tener repercusiones emocionales importantes, sobre todo debido a las cicatrices permanentes y a los cambios en la imagen corporal. Por lo tanto, el apoyo psicológico a los pacientes quemados es esencial para mejorar su calidad de vida a largo plazo. Controlar el dolor, los trastornos de ansiedad y los síntomas depresivos, así como ayudar a los pacientes a aceptar su nuevo aspecto, son factores clave para garantizar un pronóstico psicológico positivo.

Fases en el tratamiento de pacientes quemados

• La fase aguda: gestión de los primeros auxilios

La **fase aguda** en la atención a los pacientes con quemaduras graves es una etapa crucial, ya que determina en gran medida su pronóstico inmediato y a largo plazo. Las primeras horas tras una quemadura grave son especialmente críticas, ya que están marcadas por una cascada de reacciones fisiopatológicas complejas que afectan no sólo a la piel, sino a todos los sistemas del organismo. El objetivo principal durante esta fase es estabilizar al paciente, limitar la propagación de las lesiones y prevenir las complicaciones sistémicas. La gestión de los primeros auxilios debe ser rápida, organizada y basada en protocolos precisos para maximizar las posibilidades de supervivencia y minimizar las secuelas a largo plazo.

El primer reto en la fase aguda es **la evaluación inicial** del estado del paciente. Esta evaluación sigue el protocolo ABCDE, que prioriza las funciones vitales: vías respiratorias, respiración, circulación, incapacidad y exposición para evaluar el alcance de las quemaduras. Cuando un paciente llega a urgencias o al lugar de un accidente, el primer paso es asegurarse de que las vías respiratorias están despejadas y de que la respiración es adecuada.

Esto es especialmente importante para los pacientes con quemaduras en la cara o la garganta, que pueden desarrollar edema de las vías respiratorias por inhalación de humo o sustancias tóxicas. En estos casos, puede ser necesaria una intubación precoz para evitar la obstrucción respiratoria.

Una vez aseguradas las vías respiratorias, se hace hincapié en la **respiración** y la oxigenación. Los pacientes que han inhalado humos tóxicos, sobre todo procedentes de incendios domésticos o industriales, corren el riesgo de desarrollar lesiones pulmonares o intoxicación por monóxido de carbono, que pueden provocar hipoxia. La administración de altas concentraciones de oxígeno suele ser necesaria para restablecer una oxigenación adecuada y evitar complicaciones pulmonares. Pueden realizarse gasometrías arteriales para controlar los niveles de oxigenación y la función respiratoria.

La gestión de **la circulación** también es prioritaria. En las quemaduras extensas, la pérdida de líquido a través de la piel dañada puede conducir rápidamente a un **shock hipovolémico**, una situación en la que el volumen de sangre circulante desciende peligrosamente, provocando un fallo orgánico. Las quemaduras profundas destruyen la barrera cutánea, lo que provoca una pérdida importante de plasma. Esta pérdida de líquido debe compensarse rápidamente mediante la reanimación con líquidos, que consiste en administrar soluciones intravenosas (normalmente Ringer lactato) para mantener la perfusión tisular y evitar el fallo multiorgánico. La cantidad de líquido administrada se calcula mediante fórmulas específicas, como la fórmula de Parkland, que tiene en cuenta el porcentaje de superficie corporal quemada y el peso del paciente.

Además de estabilizar las funciones vitales, **el tratamiento local de las quemaduras** es otra prioridad durante la fase aguda. En cuanto se estabiliza el estado del paciente, es esencial tratar directamente las zonas quemadas para minimizar la progresión de los daños. Esto comienza con el **enfriamiento de las quemaduras**, que ayuda a limitar el daño térmico. Este enfriamiento debe realizarse con agua tibia durante 10 a 20 minutos, ya que el uso de agua demasiado fría puede provocar vasoconstricción y empeorar el estado del paciente, además de suponer un riesgo de hipotermia. Debe prestarse especial atención a la temperatura corporal general del paciente, ya que las quemaduras, especialmente las extensas, pueden alterar la regulación térmica del organismo.

A continuación, las quemaduras deben **cubrirse con apósitos estériles**, idealmente no adherentes, para proteger las zonas lesionadas de la infección y mantener cierta cantidad de humedad para favorecer la cicatrización. Proteger al paciente de la infección es crucial, ya que la pérdida de integridad de la piel convierte a las quemaduras en un punto de entrada privilegiado para los patógenos. Por lo tanto, a menudo son necesarios los cuidados estériles y la administración profiláctica de antibióticos, sobre todo en pacientes con quemaduras extensas o profundas. Además, se toman muestras bacteriológicas periódicas para detectar cualquier infección emergente.

El tratamiento del dolor es un aspecto esencial de los primeros auxilios, ya que las quemaduras suelen ser extremadamente dolorosas. El dolor, si no se trata adecuadamente, puede provocar un sufrimiento intolerable, un shock y más complicaciones sistémicas. Los analgésicos, a menudo a base de morfina u otros opiáceos, se administran precozmente para aliviar este dolor. Al mismo tiempo, las medidas no farmacológicas, como la tranquilización psicológica y el apoyo moral, son igualmente importantes. El trauma emocional causado por la quemadura y el dolor es intenso, y la atención psicológica debe comenzar en esta fase inicial.

Otro aspecto clave de la fase aguda es la **vigilancia de las complicaciones secundarias**. Además del shock hipovolémico y la infección, los pacientes corren el riesgo de sufrir complicaciones específicas en función de la causa y la extensión de la quemadura. Las quemaduras eléctricas, por ejemplo, pueden causar arritmias cardiacas, que requieren una monitorización electrocardiográfica constante. Del mismo modo, las quemaduras químicas requieren una irrigación prolongada para neutralizar el agente corrosivo, y su evolución debe vigilarse estrechamente para evitar lesiones profundas progresivas. Los cuidadores también deben estar atentos a las complicaciones respiratorias en pacientes que han inhalado humos, vigilando los signos de edema pulmonar o síndrome de dificultad respiratoria aguda (SDRA).

Por último, más allá del tratamiento médico inmediato, es esencial integrar **una coordinación multidisciplinar** a partir de esta fase aguda. En la unidad de quemados participa un equipo formado por cirujanos plásticos, reanimadores, fisioterapeutas, psicólogos, enfermeras y auxiliares de cuidados, que colaboran estrechamente para optimizar la atención del paciente. Desde el principio, debe adoptarse una visión a largo plazo de la rehabilitación del paciente, que integre no sólo la gestión de los cuidados inmediatos, sino también la planificación de futuras intervenciones quirúrgicas, la prevención de secuelas funcionales y el apoyo psicológico.

- La fase de estabilización: el papel de los cuidados intensivos

La **fase de estabilización** de los pacientes quemados se produce después de la fase aguda, cuando se han asegurado inicialmente las funciones vitales del paciente. Se trata de una etapa esencial, en la que se hace hincapié en el mantenimiento de la estabilidad fisiológica y la prevención de complicaciones. Esta fase, que puede durar varios días o incluso semanas, es crucial porque determina la evolución del paciente a medio plazo. Los cuidados intensivos desempeñan un papel central en este periodo, proporcionando una monitorización continua y respondiendo a las necesidades específicas de cada paciente quemado, cuyo estado puede seguir siendo precario durante mucho tiempo.

En **las unidades de cuidados intensivos** dedicadas a las quemaduras, los pacientes son sometidos a una vigilancia constante para controlar su estado general, su función respiratoria, circulatoria y renal, así como la evolución de sus quemaduras. Uno de los principales objetivos de esta fase es **mantener el equilibrio hemodinámico**, un aspecto que suele estar alterado en los pacientes quemados. Las pérdidas de líquidos a través de las quemaduras profundas continúan durante varios días después del accidente, lo que requiere una reanimación prolongada con líquidos. El reto en cuidados intensivos es ajustar la ingesta de líquidos para compensar estas pérdidas sin provocar una sobrecarga de líquidos, lo que podría dar lugar a complicaciones como un edema pulmonar. Los equipos de cuidados utilizan protocolos precisos basados en la monitorización de los signos clínicos (tensión arterial, diuresis, frecuencia cardiaca) y los parámetros biológicos (electrolitos, función renal) para adaptar la cantidad de líquidos administrados.

Otro aspecto fundamental de la estabilización es la **monitorización respiratoria**, sobre todo en pacientes que han inhalado humo o han sufrido quemaduras faciales. Estos pacientes corren el riesgo de sufrir un edema de las vías respiratorias superiores o daños pulmonares causados por la inhalación de gases tóxicos. Las quemaduras por inhalación pueden provocar complicaciones respiratorias graves, como el síndrome de dificultad respiratoria aguda (SDRA), que requiere tratamiento especializado. En algunos casos, los pacientes necesitan ventilación mecánica para garantizar una oxigenación adecuada y permitir que los pulmones se recuperen. El objetivo es mantener niveles de oxígeno suficientes evitando agravar el daño pulmonar ya presente. Los cuidados intensivos respiratorios no sólo incluyen la ventilación asistida, sino también tratamientos para prevenir infecciones respiratorias, como la neumonía nosocomial, muy frecuente en pacientes encamados con ventilación prolongada.

El **tratamiento de las propias quemaduras** sigue siendo un reto importante durante esta fase. Los cuidados locales de las quemaduras, que ya habían comenzado en la fase aguda, continúan de forma intensiva en la unidad de cuidados intensivos. Los apósitos se cambian regularmente, bajo estrictas condiciones de esterilidad para minimizar el riesgo de infección. Los cambios de apósitos pueden ser especialmente dolorosos y a menudo deben realizarse bajo sedación o anestesia ligera para limitar el sufrimiento del paciente. Los equipos asistenciales deben estar especialmente atentos a los signos de infección, ya que las quemaduras son puntos de entrada de patógenos. Si no se tratan rápidamente, las infecciones de las heridas pueden convertirse en septicemia, una complicación potencialmente mortal en los pacientes quemados. Por eso son esenciales la toma periódica de muestras y un seguimiento clínico riguroso para detectar cualquier infección en una fase temprana e intervenir rápidamente con los antibióticos adecuados.

La atención nutricional es otro pilar fundamental de los cuidados intensivos en esta fase. Los pacientes quemados tienen unas necesidades nutricionales extremadamente altas, ya que su organismo gasta mucha energía intentando curar las quemaduras y combatir las infecciones. La tasa metabólica basal de los pacientes quemados suele aumentar drásticamente, lo que significa que necesitan una ingesta de calorías y proteínas mucho mayor que un paciente no quemado. Si no se satisfacen estas necesidades nutricionales, el paciente corre el riesgo de desarrollar un estado de catabolismo, en el que sus músculos y tejidos corporales se degradan para proporcionar energía, lo que debilita considerablemente su estado general y compromete su capacidad de curación. A menudo se prefiere la alimentación enteral, administrada directamente en el tubo digestivo a través de una sonda nasogástrica, para garantizar una ingesta constante y adecuada. En los casos en que la alimentación enteral es imposible (por ejemplo, en caso de parálisis intestinal), puede recurrirse a la nutrición parenteral, administrando los nutrientes directamente por vía intravenosa.

Además de los cuidados físicos, los **cuidados psicológicos** desempeñan un papel central en esta fase de estabilización. El trauma de una quemadura grave no es sólo físico, sino también profundamente emocional y psicológico. Los pacientes suelen despertarse en un entorno médico, enfrentados a un dolor intenso y a una inmovilidad prolongada, y empiezan a darse cuenta de la magnitud de sus lesiones. El choque psicológico de la situación puede provocar ansiedad, depresión y pérdida de orientación. En esta fase, los equipos de cuidados intensivos trabajan en colaboración con psicólogos para ofrecer apoyo emocional a los pacientes, ayudándoles a controlar su dolor y a superar el trauma inicial. Este apoyo temprano es esencial para fomentar la resiliencia ante futuros retos, como la cirugía y la rehabilitación.

Por último, la fase de estabilización es también el momento en que empezamos a planificar los **procedimientos quirúrgicos** necesarios para reconstruir las zonas quemadas. Las quemaduras profundas (de segundo y tercer grado) suelen requerir injertos de piel para permitir la cicatrización. Durante esta fase, los cirujanos trabajan en estrecha colaboración con los equipos de cuidados intensivos para determinar el momento óptimo para intervenir, teniendo en cuenta el estado general del paciente. Estas intervenciones, cuyo objetivo es cubrir las heridas abiertas con piel sana, ya sea autóloga (tomada del propio paciente) o de un donante, son cruciales para prevenir infecciones y acelerar la cicatrización. La planificación quirúrgica también tiene en cuenta las necesidades estéticas y funcionales del paciente, con el objetivo de minimizar las cicatrices y preservar al máximo la movilidad de las articulaciones afectadas.

- La fase de rehabilitación: reconstrucción y autonomía del paciente

La **fase** de **rehabilitación** de los pacientes quemados representa un momento crucial en el proceso de curación, en el que la atención pasa de la supervivencia inmediata a la **reconstrucción física** y el **restablecimiento de** la **autonomía** del paciente. Esta fase, a menudo larga y compleja, comienza en cuanto se estabilizan las funciones vitales y las quemaduras empiezan a cicatrizar. Sin embargo, la rehabilitación no se limita a la curación de las heridas visibles. También abarca un aspecto profundamente humano: ayudar a los pacientes a reconstruir sus vidas, no sólo físicamente, sino también psicológica y socialmente, para que puedan volver a llevar una vida lo más normal posible.

La reconstrucción física es uno de los primeros retos de la rehabilitación. Tras quemaduras graves, la piel dañada puede cicatrizar de forma incorrecta, dando lugar a cicatrices hipertróficas, contracturas o adherencias que limitan la movilidad. Las zonas del cuerpo afectadas por las quemaduras suelen ser rígidas y las articulaciones pueden perder gran parte de su flexibilidad, sobre todo si las quemaduras afectan a zonas funcionales como las manos, los pies o la cara. La reconstrucción quirúrgica se convierte entonces en un paso clave. Esto puede implicar **injertos de piel**, en los que se extrae piel sana de otra parte del cuerpo para sustituir zonas quemadas profundas, o **cirugía reconstructiva** para aflojar contracturas y mejorar la movilidad articular. Estos procedimientos se planifican gradualmente y pueden constar de varias fases, con periodos de recuperación entre cada operación.

Además de la cirugía, la **fisioterapia** y la **terapia ocupacional** desempeñan un papel vital en la rehabilitación física. En cuanto el estado del paciente lo permite, se inician ejercicios de rehabilitación para prevenir la rigidez articular y fomentar la movilidad activa. Estos ejercicios suelen ser dolorosos, sobre todo cuando las quemaduras afectan a zonas o articulaciones sensibles. Sin embargo, son esenciales para mantener la independencia del paciente. La fisioterapia no se limita a restablecer la movilidad; también pretende fortalecer los músculos debilitados por la inmovilidad prolongada y mejorar la coordinación. La terapia ocupacional, por su parte, se centra en la reeducación de actividades cotidianas esenciales como comer, vestirse y escribir. El objetivo es que los pacientes recuperen la mayor independencia posible en sus actividades cotidianas, aunque persistan secuelas permanentes.

En este contexto, **las prendas de compresión** también desempeñan un papel crucial en el control de las cicatrices. Tras una quemadura, la piel suele cicatrizar formando cicatrices gruesas, conocidas como cicatrices hipertróficas, que pueden causar picor, dolor y contracturas. Para minimizar estos efectos, a los pacientes se les colocan prendas de compresión, que ejercen una presión uniforme sobre las zonas quemadas, favoreciendo una cicatrización más suave y reduciendo la aparición de cicatrices excesivas. Estas prendas deben llevarse casi constantemente durante varios meses o incluso años, lo que requiere una gran disciplina y cooperación por parte del paciente. Aunque pueden resultar incómodas de llevar, son esenciales para mejorar el aspecto estético de las cicatrices y la funcionalidad de las zonas quemadas.

Otro aspecto fundamental de la rehabilitación es el **apoyo psicológico**. Las víctimas de quemaduras se enfrentan a cambios drásticos en su aspecto físico, lo que puede provocar problemas de imagen corporal, ansiedad e incluso depresión. El impacto psicológico de una quemadura suele ser tan profundo como la lesión física. Afrontar las cicatrices, a veces desfigurantes, y las limitaciones funcionales puede erosionar la autoestima y crear un sentimiento de desapego o frustración. Por eso es esencial el apoyo psicológico, no sólo para ayudar a los pacientes a aceptar su nuevo cuerpo, sino también para ayudarles a proyectarse en el futuro con esperanza. Los psicólogos, psiquiatras y grupos de apoyo desempeñan un papel clave en esta fase, ofreciendo un lugar donde escuchar y ayudando a los pacientes a reconstruir su identidad. El apoyo de la familia y los amigos también es crucial en este proceso, ya que puede fomentar la resiliencia y la adaptación a una nueva realidad.

La **reintegración social** es otro componente importante de esta fase. Los pacientes con quemaduras a menudo tienen que aprender a adaptarse a una nueva forma de vivir con sus cicatrices, tanto física como socialmente. Retomar una vida normal, ya sea volver al trabajo, reanudar las actividades sociales o recuperar cierto grado de independencia, puede estar plagado de dificultades. A veces, la sociedad tiene una visión estigmatizadora de las personas con cicatrices visibles, lo que puede hacer que los pacientes se sientan aún más aislados. Por ello, los profesionales de la rehabilitación no sólo trabajan en la recuperación física, sino también en **la rehabilitación social**. Se pueden organizar talleres y terapias de grupo para ayudar a los pacientes a compartir sus experiencias, apoyarse mutuamente y prepararse para la vuelta a la vida laboral. También pueden preverse campañas de sensibilización dirigidas a empresarios y escuelas para ayudar a los pacientes a reintegrarse en la sociedad.

Por último, la **rehabilitación a largo plazo** implica un seguimiento continuo del estado del paciente. Las quemaduras pueden tardar varios años en curarse y las cicatrices en madurar. Durante este periodo, puede ser necesario realizar ajustes, ya sea en el tratamiento, la cirugía o el apoyo psicológico. Un seguimiento regular ayuda a prevenir complicaciones tardías, como cicatrices retractivas o dolor crónico, y a garantizar que el paciente progrese hacia una mejor calidad de vida. El papel de los cuidadores y especialistas es permanecer atentos a las necesidades del paciente, que pueden cambiar con el tiempo, y ajustar las intervenciones en consecuencia.

Complicaciones asociadas a las quemaduras

- Infecciones: principales riesgos y prevención

Las infecciones son uno de los principales riesgos para los pacientes quemados, sobre todo los que sufren quemaduras profundas y extensas. La piel, que normalmente actúa como barrera protectora contra los agentes patógenos, está gravemente dañada en estos pacientes, lo que expone los tejidos internos a los microbios. Este peligro se ve agravado por la debilidad del sistema inmunitario de los pacientes quemados, debilitado por la agresión térmica y la importante pérdida de líquidos. En este contexto, la prevención de las infecciones se convierte en una prioridad absoluta, ya que pueden convertirse rápidamente en complicaciones graves e incluso mortales, como la septicemia.

Las quemaduras crean **condiciones ideales para el desarrollo de infecciones**. Cuando se destruye la piel, los microorganismos -en particular bacterias como *Staphylococcus aureus*, *Pseudomonas aeruginosa* o *Acinetobacter* baumannii- pueden colonizar fácilmente las heridas abiertas. Además, las quemaduras provocan la acumulación de líquidos, creando un entorno húmedo que favorece la proliferación bacteriana. Esta situación es aún más peligrosa si se tiene en cuenta que las bacterias presentes en los hospitales, sobre todo en las unidades de cuidados intensivos para quemados, suelen ser multirresistentes a los antibióticos. Por lo tanto, la gestión de las infecciones requiere una vigilancia constante, combinada con medidas estrictas para prevenir la contaminación.

La prevención de las infecciones depende en primer lugar de unos protocolos de **asepsia e higiene** rigurosos, que todo el personal asistencial debe aplicar sin descanso. Cada procedimiento realizado en pacientes quemados, ya sea el cambio de apósitos, la administración de medicación o la manipulación de dispositivos médicos, debe llevarse a cabo en condiciones de máxima esterilidad. El lavado de manos y el uso de guantes, mascarillas y batas estériles son esenciales para evitar la transmisión de gérmenes. El entorno hospitalario, especialmente las habitaciones de los pacientes quemados, debe desinfectarse periódicamente para minimizar el riesgo de contaminación por bacterias u hongos oportunistas. En algunos casos, se **aísla a** los pacientes, no sólo para protegerlos de infecciones externas, sino también para evitar la transmisión de gérmenes entre pacientes.

Uno de los momentos más críticos en la prevención de infecciones son los **cambios de apósito**, que deben realizarse de acuerdo con estrictos protocolos de cuidados estériles. Las heridas por quemaduras, sobre todo cuando son profundas o extensas, son un punto de entrada directo para las bacterias. Al cambiar los apósitos, es esencial limpiar bien la herida, aplicar los antisépticos adecuados y estar atento a cualquier signo de infección incipiente, como enrojecimiento, mal olor o presencia de pus. Los propios apósitos desempeñan un papel importante en la prevención de la infección: actualmente existen apósitos antimicrobianos, como los que contienen plata, que liberan agentes antisépticos de forma continua y ayudan a controlar la proliferación bacteriana.

El uso de **profilaxis antibiótica** puede considerarse en determinados casos, especialmente en pacientes con quemaduras muy extensas o con alto riesgo de infección. Sin embargo, no se recomienda el uso sistemático de antibióticos, ya que puede favorecer la aparición de resistencias bacterianas. Los antibióticos deben prescribirse de forma selectiva, en función de los resultados de los cultivos microbiológicos tomados de las heridas. Si se sospecha una infección, se toman regularmente muestras de tejido quemado o hisopos de la herida para identificar los gérmenes responsables y ajustar en consecuencia el tratamiento antibiótico. El seguimiento de parámetros biológicos como el recuento de glóbulos blancos, la fiebre y los resultados de los hemocultivos también es esencial para detectar signos precoces de infección sistémica.

Una de las complicaciones más graves en los pacientes quemados es **la sepsis**, que se produce cuando las bacterias de una herida infectada entran en el torrente sanguíneo y se propagan por todo el cuerpo. La sepsis es una urgencia médica que puede provocar un fallo multiorgánico y la muerte si no se trata rápidamente. Los pacientes quemados son especialmente vulnerables a esta complicación debido a la pérdida de la barrera cutánea y al debilitamiento de su sistema inmunitario. Los signos de alarma de la sepsis son fiebre alta, aumento de la frecuencia cardiaca, respiración rápida y presión arterial baja. El tratamiento de la sepsis requiere la administración rápida y masiva de antibióticos de amplio espectro, combinada con cuidados intensivos para estabilizar las funciones vitales.

Además de los cuidados locales y la administración de antibióticos, la **nutrición** desempeña un papel clave en la prevención de infecciones. Los pacientes quemados tienen mayores necesidades nutricionales, ya que su organismo tiene que movilizar grandes cantidades de energía para curar las heridas y combatir las infecciones. Una nutrición inadecuada debilita el sistema inmunitario y ralentiza la cicatrización, aumentando el riesgo de infección. Por eso es esencial una nutrición adecuada, rica en proteínas, calorías y micronutrientes esenciales como el zinc y las vitaminas C y A, para favorecer la respuesta inmunitaria del paciente.

La **rehabilitación temprana** y la movilización de los pacientes también son factores importantes para prevenir las infecciones. La inmovilización prolongada aumenta el riesgo de complicaciones infecciosas, en particular infecciones pulmonares como la neumonía. Animar a los pacientes a moverse en cuanto su estado lo permita, a hacer ejercicios respiratorios y a cambiar de posición con regularidad ayuda a prevenir las infecciones relacionadas con la estasis pulmonar y la baja motilidad intestinal.

- Shock hipovolémico y daño multisistémico

El shock hipovolémico es una de las complicaciones más temidas en pacientes con quemaduras graves, y suele producirse en las primeras horas tras una quemadura extensa y profunda. Este shock está causado por una pérdida masiva de líquido a través de las zonas quemadas de la piel, lo que provoca una rápida disminución del volumen sanguíneo circulante. La piel, como barrera esencial, normalmente impide la pérdida excesiva de fluidos, pero cuando se destruye, los fluidos corporales escapan en grandes cantidades, provocando una deshidratación grave. Si esta situación no se controla rápidamente, puede provocar graves **daños multisistémicos**, comprometiendo la supervivencia del paciente.

El mecanismo del shock hipovolémico en pacientes quemados se basa en una serie de respuestas fisiopatológicas complejas. Cuando una quemadura destruye la piel, se produce una **pérdida directa de plasma** (líquido intravascular) y la formación de edema alrededor de las zonas quemadas. Esta pérdida de líquido

54

se ve amplificada por la inflamación masiva inducida por la quemadura, que aumenta la permeabilidad de los vasos sanguíneos y permite que los líquidos se acumulen en el tejido dañado. Como resultado, se pierde una cantidad significativa de líquido de los vasos sanguíneos, lo que reduce el volumen de sangre circulante. Este estado de **shock hipovolémico** provoca un descenso de la presión arterial, una reducción de la perfusión de los órganos y una disminución del suministro de oxígeno a los tejidos vitales.

Los signos clínicos del shock hipovolémico aparecen rápidamente: el paciente experimenta **hipotensión** (descenso de la tensión arterial), **taquicardia** (aumento de la frecuencia cardiaca) y **piel fría y húmeda** debido a la vasoconstricción periférica. El descenso del volumen sanguíneo también provoca **oliguria** (menor producción de orina), ya que los riñones, al recibir menos sangre, reducen la filtración de líquidos en un intento de preservar las reservas de agua. Sin un tratamiento rápido, esta falta de perfusión de los órganos provoca daños sistémicos irreversibles, con un mayor riesgo de fallo multiorgánico.

La base del tratamiento del shock hipovolémico es **la reanimación con líquidos**. Consiste en compensar la pérdida de líquidos mediante la administración rápida de fluidos intravenosos, normalmente Ringer lactato, una solución que se aproxima a la composición del plasma y ayuda a restablecer el volumen sanguíneo manteniendo el equilibrio electrolítico. La cantidad de líquido que debe administrarse se calcula mediante fórmulas específicas, como la fórmula de Parkland, que tiene en cuenta la superficie corporal quemada y el peso del paciente. El objetivo es mantener una perfusión adecuada de los órganos vitales, controlando indicadores clave como la tensión arterial, la diuresis (la cantidad de orina producida) y la frecuencia cardiaca.

Además de la reanimación con líquidos, la **monitorización hemodinámica** es esencial para ajustar la ingesta de líquidos en función de la respuesta del paciente. Lograr un equilibrio es crucial, ya que una ingesta excesiva de líquidos puede provocar complicaciones como **el edema pulmonar**, en el que el líquido se acumula en los pulmones y compromete la función respiratoria. Al mismo tiempo, pueden utilizarse agentes vasopresores en casos graves para mantener la presión arterial y mejorar la perfusión de los órganos en caso de hipotensión persistente.

Si el shock hipovolémico no se corrige rápidamente, puede provocar graves **daños multisistémicos** que afecten a varios órganos vitales. Uno de los primeros órganos en sufrir es el **riñón**, debido a la reducción de la perfusión sanguínea. Esta disminución del flujo sanguíneo renal puede provocar una **insuficiencia renal aguda**, caracterizada por una reducción drástica de la filtración glomerular, lo que provoca una acumulación de toxinas en la sangre. Si esta insuficiencia renal no se corrige rápidamente, puede evolucionar a una insuficiencia renal completa, que requiera diálisis para eliminar los productos de desecho del organismo.

El **sistema digestivo** también es vulnerable a los efectos del shock hipovolémico. La reducción del flujo sanguíneo a los intestinos puede causar daños en la mucosa intestinal, lo que provoca **isquemia** (falta de oxígeno) de los tejidos y un mayor riesgo de ulceración y perforación intestinal. Esta situación es especialmente peligrosa, ya que puede favorecer el paso de bacterias intestinales al torrente sanguíneo, contribuyendo a la **septicemia**. Además, la hipoperfusión hepática puede provocar **insuficiencia hepática**, con consecuencias para el metabolismo de los medicamentos y la producción de proteínas vitales, como los factores de coagulación.

El **sistema respiratorio** tampoco se libra de las consecuencias del shock hipovolémico. La reducción de la perfusión pulmonar, combinada con los efectos inflamatorios de las quemaduras, puede provocar complicaciones respiratorias graves, como **el síndrome de dificultad respiratoria aguda (SDRA)**. El SDRA es una afección en la que los pulmones están gravemente dañados, lo que altera el intercambio gaseoso y provoca una hipoxemia grave (falta de oxígeno en la sangre). En estos casos, los pacientes suelen necesitar asistencia respiratoria, con ventilación mecánica para garantizar una oxigenación adecuada.

El **sistema cardiovascular** está, por supuesto, en el centro del problema. Sin un volumen sanguíneo suficiente, el corazón se esfuerza por bombear la sangre y puede sobrecargarse, provocando una **insuficiencia cardiaca**. Esto puede ser especialmente preocupante en pacientes con antecedentes de cardiopatías. La taquicardia compensatoria, si persiste demasiado tiempo, puede agotar las reservas del corazón y empeorar la situación.

Además, el **sistema nervioso** central es extremadamente sensible a las fluctuaciones del flujo sanguíneo y a la hipoxia. Si el cerebro no recibe suficiente oxígeno, pueden producirse **alteraciones neurológicas** que van desde la confusión a la pérdida de conciencia y, en los casos más graves, lesiones cerebrales irreversibles. Por lo tanto, la monitorización del estado mental del paciente es un valioso indicador de la evolución del shock hipovolémico y de la perfusión cerebral.

- Cicatrización y formación de queloides

La cicatrización es un proceso complejo y esencial en la curación de las quemaduras, pero suele ir acompañado de complicaciones, como la formación de **queloides**. Este proceso, aunque natural, es especialmente delicado en las víctimas de quemaduras debido a la extensión y profundidad de las lesiones cutáneas. La cicatrización eficaz de las heridas tiene por objeto restablecer la integridad de la piel, pero los desequilibrios en este mecanismo pueden dar lugar a la formación de cicatrices hipertróficas o queloides, anomalías en la cicatrización de las heridas que pueden tener importantes repercusiones funcionales, estéticas y psicológicas para el paciente.

La cicatrización tiene lugar en varias fases interdependientes: **inflamación**, **proliferación** celular y **maduración**. Estas fases, aunque necesarias para la regeneración de los tejidos, son más

57

largas y complejas en los pacientes que sufren quemaduras graves.

1. **Fase inflamatoria**: Se produce inmediatamente después de la quemadura y dura unos días. Se trata de la respuesta natural del organismo a la lesión, con la activación de las células inmunitarias que eliminan los restos y el tejido muerto al tiempo que preparan la herida para la cicatrización. Esta fase está marcada por una infiltración de células inflamatorias, como macrófagos y neutrófilos, que limpian la zona y segregan citoquinas, señales químicas que atraen a otras células para que inicien la reparación del tejido. La inflamación es necesaria, pero cuando se vuelve excesiva puede ralentizar la cicatrización y aumentar el riesgo de complicaciones como la infección.

2. **Fase de proliferación**: Esta fase, que dura de varios días a varias semanas, corresponde a la formación de nuevo tejido. Se reclutan células llamadas fibroblastos para producir colágeno, una proteína que forma el andamiaje del nuevo tejido cutáneo. Al mismo tiempo, las células endoteliales crean nuevos vasos sanguíneos (angiogénesis) para nutrir la zona de cicatrización. Las células epidérmicas migran para cubrir la herida. Esta fase es crucial para el cierre de la herida, pero también determina la calidad de la cicatriz final. Si la producción de colágeno es excesiva o desorganizada, la cicatriz puede volverse gruesa e irregular.

3. **Fase de maduración**: Esta fase final, que puede durar varios meses o incluso años, es cuando el colágeno recién formado se reorganiza y contrae para dar a la piel su estructura definitiva. Sin embargo, este proceso de maduración suele interrumpirse en los pacientes con quemaduras. En la cicatrización normal de las heridas, el colágeno se degrada gradualmente y la cicatriz se vuelve más fina y flexible. Sin embargo, en algunos pacientes,

este mecanismo regulador se altera, lo que conduce a la formación de cicatrices hipertróficas o queloides.

Formación de queloides

Los queloides son excrecencias de tejido cicatricial que se desarrollan excesivamente más allá de los límites de la herida inicial. A diferencia de las cicatrices hipertróficas, que permanecen dentro de los límites de la herida pero son gruesas y elevadas, los queloides suelen extenderse de forma invasiva hacia el tejido circundante, formando grandes masas antiestéticas. Son el resultado de una producción excesiva e incontrolada de colágeno, mucho más allá de lo necesario para reparar la herida.

La formación de queloides suele estar desencadenada por una **respuesta anormal en el proceso de cicatrización**, en el que la inflamación y la proliferación de fibroblastos persisten más tiempo del necesario. Este fenómeno puede estar relacionado con factores genéticos, ya que determinadas poblaciones, en particular las personas de piel oscura, son más propensas a los queloides. Los queloides suelen aparecer varios meses después de que la herida haya cicatrizado y siguen creciendo con el tiempo, incluso después de que la herida inicial se haya cerrado por completo.

Los queloides no sólo pueden ser antiestéticos, sino también **dolorosos** y **molestos** desde el punto de vista funcional. Cuando se forman en zonas articulares como las manos, los codos o las rodillas, pueden restringir el movimiento, causando rigidez y limitando la independencia de los pacientes. Además, los queloides pueden causar picor persistente y dolor punzante, lo que aumenta el malestar del paciente.

Prevención y tratamiento de los queloides

La **prevención de** los queloides comienza en las fases más tempranas de la cicatrización. La gestión adecuada de la inflamación y la proliferación celular es crucial para evitar que la cicatrización se descontrole. Una de las medidas preventivas más eficaces es el uso de **apósitos de compresión**, que se aplican en cuanto la herida empieza a cicatrizar. Estos apósitos ejercen una presión constante sobre la zona quemada, ayudando a controlar la producción de colágeno y a prevenir la formación de cicatrices hipertróficas o queloides. Las prendas de compresión, que a menudo se hacen a medida para que se ajusten perfectamente al paciente, deben llevarse durante varios meses o incluso años para que sean eficaces.

Además de los vendajes compresivos, la aplicación de **geles o láminas de silicona** sobre las cicatrices puede ayudar a mantener un entorno húmedo propicio para una cicatrización más ordenada. Estos tratamientos suelen utilizarse junto con la compresión para maximizar las posibilidades de prevenir los queloides.

Cuando los queloides ya se han formado, existen varias opciones de tratamiento, aunque los resultados pueden variar. Las inyecciones de **corticoesteroides** directamente en la cicatriz suelen utilizarse para reducir la inflamación y ralentizar el crecimiento del queloide. Los corticoides actúan inhibiendo la proliferación de fibroblastos y la producción de colágeno, lo que puede hacer que la cicatriz sea más plana y menos visible. Sin embargo, a menudo es necesario repetir estas inyecciones para mantener el efecto, y los resultados pueden variar de un paciente a otro.

Para los queloides de mayor tamaño, pueden considerarse técnicas como la **cirugía** o el tratamiento **con láser**. Sin embargo, la cirugía conlleva un riesgo significativo de recidiva, ya que la nueva herida quirúrgica puede desencadenar por sí misma la formación de un nuevo queloide. Por ello, la cirugía suele combinarse con otras terapias, como la radioterapia postoperatoria, para reducir el riesgo de recidiva.

Por último, las terapias emergentes, como el uso de **láseres fraccionados** o las **terapias biológicas** dirigidas a las vías de señalización responsables de la formación de queloides, ofrecen perspectivas interesantes para mejorar el tratamiento de estas cicatrices problemáticas. Sin embargo, estos tratamientos aún están en fase de desarrollo y su accesibilidad sigue siendo limitada en determinados contextos.

El impacto psicológico y social de los queloides

Más allá de los aspectos físicos, la formación de queloides puede tener un **profundo impacto psicológico** en los pacientes. Las cicatrices queloides, sobre todo cuando están en partes visibles del cuerpo como la cara, el cuello o las manos, pueden afectar a la autoestima y provocar estigmatización social. Los pacientes pueden sentirse avergonzados de su aspecto, lo que puede provocar **aislamiento social** e incluso trastornos del estado de ánimo como ansiedad o depresión.

A menudo se necesita apoyo psicológico para ayudar a los pacientes a gestionar el impacto emocional de las cicatrices queloides. Los grupos de apoyo, la terapia cognitiva y el asesoramiento pueden desempeñar un papel clave en el proceso de rehabilitación, ayudando a los pacientes a aceptar su nuevo aspecto y a superar las dificultades con su imagen corporal.

Capítulo 2

Cuidados básicos en la Unidad de Quemados

Preparación del entorno asistencial

- El papel crucial de la higiene y la asepsia

La **higiene** y la **asepsia** desempeñan un papel fundamental en el cuidado de los pacientes quemados, ya que constituyen la primera línea de defensa contra las infecciones, que son una de las complicaciones más temidas en este contexto. En los pacientes quemados, la destrucción de la piel, que normalmente actúa como barrera protectora, expone los tejidos subyacentes a los agentes patógenos, haciéndolos especialmente vulnerables a las infecciones locales y sistémicas. En este contexto, deben observarse escrupulosamente protocolos estrictos de higiene y asepsia para limitar el riesgo de infección y garantizar la seguridad del paciente durante toda su estancia en el hospital.

En cuanto el paciente llega a la unidad de quemados, se aplican medidas **de asepsia** para evitar cualquier contaminación de las heridas. La asepsia consiste en crear y mantener un entorno estéril, libre de gérmenes susceptibles de causar infecciones. Cada miembro del equipo sanitario debe cumplir protocolos rigurosos para minimizar el riesgo de transmisión de microorganismos. El simple acto de **lavarse las manos** se convierte en un procedimiento crítico, realizado sistemáticamente antes de cualquier contacto con el paciente o el equipo asistencial. El uso de guantes, mascarillas, batas estériles y, en ocasiones, gorros y chanclos, también es esencial para cada procedimiento asistencial, ya sea el cambio de apósitos, la administración de medicación o la manipulación de dispositivos médicos.

El entorno inmediato del paciente también debe mantenerse impecablemente limpio. Las superficies de las habitaciones, los equipos y el instrumental médico deben desinfectarse periódicamente para evitar la proliferación de gérmenes. **Las salas de quemados** suelen ser entornos controlados, en los que la temperatura, la humedad y la calidad del aire se vigilan estrechamente para limitar la contaminación por bacterias u hongos transportados por el aire. En algunos casos, los pacientes pueden ser sometidos **a aislamiento protector** para minimizar el contacto con fuentes externas de infección, sobre todo si tienen quemaduras especialmente extensas o profundas, ya que su sistema inmunitario suele estar debilitado.

Uno de los momentos más críticos en la prevención de infecciones es el **vendaje**. El cambio de apósitos es un procedimiento delicado, que debe realizarse en condiciones de máxima asepsia. La herida dejada por la quemadura es un caldo de cultivo para las bacterias, por lo que cada tratamiento debe orquestarse meticulosamente para limitar los riesgos. Antes de retirar o aplicar un nuevo apósito, la zona quemada se limpia cuidadosamente, a menudo con soluciones antisépticas, para reducir la carga bacteriana. Los cuidadores deben asegurarse de utilizar materiales completamente estériles y proteger la herida durante todo el tratamiento. Los apósitos modernos, a menudo enriquecidos con sustancias antimicrobianas como la plata, también desempeñan un papel activo en la lucha contra la infección al liberar agentes antisépticos que ayudan a mantener estéril la herida.

No se puede subestimar la importancia de la **asepsia quirúrgica** cuando se requieren procedimientos quirúrgicos, como injertos de piel, para tratar quemaduras profundas. El quirófano, ya sometido a estrictas normas de asepsia, debe cumplir normas aún más estrictas en el caso de los pacientes quemados, ya que cualquier infección postoperatoria podría comprometer la toma y cicatrización del injerto. Cada etapa del procedimiento, desde la preparación del paciente hasta el vendaje de los cirujanos, debe seguir un protocolo riguroso. La más mínima contaminación podría provocar una infección, con graves consecuencias como el fracaso del injerto o complicaciones sistémicas.

La prevención de infecciones en la unidad de quemados no se limita a la asistencia directa, sino que también abarca la gestión del material utilizado para la asistencia. Todos los instrumentos y dispositivos médicos deben **esterilizarse** después de cada uso. A menudo se prefieren los equipos de un solo uso para reducir el riesgo de transmisión de patógenos entre pacientes. Las soluciones intravenosas, los catéteres y otros dispositivos invasivos, que se utilizan habitualmente en pacientes quemados, deben manipularse con sumo cuidado, ya que también son posibles puntos de entrada de infecciones.

Además de la higiene ambiental y la asepsia en los cuidados, es esencial **la formación continua** de los equipos asistenciales en protocolos de higiene y en los últimos avances en prevención de infecciones. El cumplimiento estricto de los protocolos depende de la vigilancia de cada miembro del equipo, y es crucial que todos estén constantemente informados y formados en las mejores prácticas. Hay que concienciar a los cuidadores de la importancia de su papel en la prevención de infecciones y del impacto que cada gesto, por trivial que sea, puede tener en la recuperación de un paciente.

Los propios pacientes deben participar en este proceso. Tan pronto como su estado lo permita, es esencial **educarles** sobre la importancia de la higiene personal y el cuidado de las heridas, sobre todo cuando los cuidados continúan en casa tras el alta hospitalaria. Los cuidadores deben proporcionar a los pacientes y a sus familiares instrucciones detalladas sobre cómo mantener una higiene rigurosa en casa, incluyendo el lavado de manos, la desinfección de superficies y el cambio de apósitos. Esta enseñanza permite extender las medidas de asepsia e higiene más allá del hospital, reduciendo así el riesgo de infecciones secundarias.

Por último, los protocolos de **higiene y asepsia** son esenciales no sólo para prevenir infecciones, sino también para garantizar la seguridad del propio personal asistencial. Los cuidadores están expuestos con frecuencia a agentes patógenos, y las medidas de higiene también protegen su propia salud, sobre todo cuando manipulan pacientes con infecciones o agentes infecciosos en el curso de su trabajo.

- Preparar y organizar el área de trabajo de acuerdo con el protocolo estéril.

La **preparación y organización del espacio de trabajo** de acuerdo con el protocolo estéril son pasos cruciales en el cuidado de los pacientes quemados, ya que garantizan que la atención prestada se lleve a cabo en un entorno seguro, limpio y sin riesgo de contaminación. Un espacio de trabajo correctamente organizado no sólo ayuda a prevenir las infecciones, sino que también optimiza la eficacia de las intervenciones, permitiendo a los profesionales sanitarios actuar con rapidez al tiempo que cumplen las normas de asepsia. En la unidad de quemados, donde los pacientes son especialmente vulnerables a las infecciones debido a la pérdida de su barrera cutánea, es esencial prestar atención a los detalles en la preparación de la zona de cuidados.

Antes de cualquier intervención en un paciente quemado, el primer paso es **asegurarse de que el entorno es estéril**. Esto comienza con una limpieza rigurosa de la sala o zona de tratamiento. Todas las superficies de trabajo, mesas, carros y equipos utilizados deben desinfectarse cuidadosamente con soluciones antisépticas adecuadas. Los cuidadores procuran eliminar cualquier riesgo de contaminación cruzada asegurándose de que el entorno esté limpio antes de introducir el material estéril. Esto se aplica no sólo a las superficies visibles, sino también a los equipos que se tocan con frecuencia, como los tiradores de las puertas, los monitores o los dispositivos médicos. Cada elemento debe estar libre de gérmenes para limitar el riesgo de transmisión.

Uno de los elementos clave en la preparación del espacio de trabajo es la organización del **carro**. El carro debe disponerse de forma que todos los instrumentos y productos estén al alcance de la mano y sean fácilmente accesibles, respetando al mismo tiempo las normas de esterilidad. El material estéril, como pinzas, compresas, apósitos o soluciones antisépticas, debe colocarse de forma ordenada y cubrirse con paños estériles hasta que se necesite. Los objetos no estériles, como bolígrafos u hojas de seguimiento, deben estar claramente separados de la zona de tratamiento propiamente dicha, para evitar cualquier riesgo de contaminación accidental. Esta organización es crucial para garantizar la continuidad de los cuidados sin interrupción, minimizando al mismo tiempo el riesgo de errores.

La propia **zona estéril** debe delimitarse y protegerse cuidadosamente. Una vez que el equipo estéril está listo, sólo debe ser tocado por personas que lleven equipo estéril, como guantes, batas y mascarillas. Los cuidadores deben tener cuidado de no cruzar nunca esta zona estéril sin la protección adecuada, ya que un simple contacto con un objeto no estéril puede comprometer todo el protocolo de cuidados. Cada gesto debe ser medido y considerado cuidadosamente para evitar romper la asepsia. Por ejemplo, al manipular un apósito estéril, hay que procurar tocar únicamente la parte que va a entrar en contacto con la herida, sin contaminar nunca la superficie exterior.

La **ergonomía del espacio** también desempeña un papel clave en la organización. El espacio de trabajo debe organizarse de forma que facilite los movimientos de los cuidadores, sobre todo cuando varias personas trabajan simultáneamente. Es esencial disponer las mesas, los carros y el instrumental de forma que se limiten los movimientos innecesarios y se garantice la accesibilidad a cada elemento sin comprometer la esterilidad. Los cuidadores deben poder moverse con facilidad alrededor del paciente manteniendo al mismo tiempo una zona de trabajo estéril. Esto significa pensar en la distribución de la habitación y la disposición de los equipos en función de las necesidades específicas de la operación. Por ejemplo, al cambiar los vendajes de un paciente quemado, es importante que los cuidadores puedan acceder a todas las superficies quemadas sin tener que tocar objetos no estériles entre cada manipulación.

La **elección del equipo** forma parte integrante de la preparación del espacio de trabajo. En el servicio de quemados, a menudo se prefiere el uso de material de un solo uso para reducir el riesgo de infección. Cada apósito, compresa o instrumento se abre justo antes de su uso, asegurándose de que no ha estado expuesto a contaminantes. Si se necesitan instrumentos reutilizables, deben haber sido esterilizados mediante procesos adecuados, como el autoclave, y permanecer protegidos hasta su uso. La gestión de materiales también incluye el control de las fechas de caducidad de los productos estériles y la comprobación de la integridad de los envases, ya que un envase dañado puede comprometer la esterilidad de su contenido.

Otro aspecto importante es la **preparación personal de los cuidadores** antes de entrar en la zona estéril. Cada cuidador debe seguir un riguroso protocolo de lavado de manos y vendaje. El lavado de manos, a menudo con una solución hidroalcohólica o jabón antiséptico, debe realizarse meticulosamente, prestando especial atención a cada parte de las manos y las muñecas. Una vez finalizada esta etapa, los cuidadores se colocan guantes estériles, una bata estéril y una mascarilla para evitar cualquier riesgo de contaminación por partículas en suspensión en el aire o contacto accidental. El pelo también debe cubrirse con un gorro para evitar que se depositen partículas en la zona de tratamiento. Este proceso, aunque pueda parecer repetitivo, es esencial para garantizar que el personal asistencial no sea en sí mismo una fuente de contaminación.

Por último, la **gestión de residuos** también forma parte integrante de la organización del lugar de trabajo. Todos los residuos, ya sean apósitos sucios, instrumentos de un solo uso o envases, deben eliminarse inmediatamente en contenedores adecuados. Los residuos infecciosos se colocan en bolsas especiales para su eliminación segura, mientras que los objetos punzantes, como las agujas, se depositan en contenedores rígidos para evitar accidentes. Esta gestión ayuda a mantener un entorno limpio y seguro, al tiempo que se cumplen los protocolos de higiene del hospital.

- Gestión de equipos específicos: mesas, carros, equipos médicos, etc.

La **gestión del equipamiento específico** del servicio de quemados es un componente esencial para garantizar una asistencia de calidad en condiciones óptimas de seguridad y eficacia. Estos equipos incluyen **mesas de tratamiento**, **carros** y diversos **materiales médicos**, todos los cuales desempeñan un papel crucial en la atención al paciente. Una buena gestión de estos equipos no sólo permite llevar a cabo procedimientos complejos con precisión, sino que también ayuda a prevenir infecciones, mejorar la fluidez de la asistencia y facilitar el trabajo de los cuidadores, al tiempo que garantiza la comodidad del paciente.

La **mesa de curas** es uno de los elementos centrales en el tratamiento de los pacientes quemados, ya que es en esta superficie donde se llevan a cabo los cuidados críticos, como los cambios de apósito, los injertos de piel o la cirugía menor. La camilla debe ser ergonómica, regulable en altura y lo suficientemente ancha para acomodar al paciente, al tiempo que permite a los cuidadores acceder fácilmente a todas las partes del cuerpo. Además de la seguridad y la comodidad, la camilla debe estar diseñada para ayudar a mantener la asepsia. Por eso suele cubrirse con paños estériles y limpiarse a fondo con soluciones desinfectantes entre cada intervención, para evitar la contaminación cruzada.

Los cuidadores deben prestar especial atención a la **disposición del material** alrededor de la mesa. Todo el material necesario para los cuidados debe estar al alcance de la mano, pero debidamente organizado para respetar los protocolos de asepsia. El carro de asistencia, que suele acompañar a la camilla, debe prepararse cuidadosamente antes de cada intervención. Contiene el instrumental estéril, los apósitos, las soluciones antisépticas y otros productos necesarios para los cuidados específicos de las quemaduras. La organización del carro es crucial para evitar una manipulación excesiva y movimientos innecesarios, que aumentan el riesgo de contaminación. El material estéril se coloca en la parte superior del carro, mientras que los productos no estériles, como guantes o tarjetas médicas, se colocan aparte, en un compartimento inferior o en un segundo carro, para minimizar el riesgo de contacto entre el material contaminado y las zonas estériles.

La gestión de **los equipos médicos** también es vital en la unidad de quemados, ya que garantiza que los cuidados puedan llevarse a cabo con precisión y en condiciones óptimas. Todos los instrumentos utilizados deben estar esterilizados o ser de un solo uso, y comprobarse cuidadosamente antes de cada intervención. Instrumentos como pinzas, tijeras quirúrgicas, compresas estériles o catéteres deben colocarse en envases estériles y abrirse sólo en el momento de su uso, siguiendo un protocolo estricto que evite cualquier riesgo de contaminación. Los cuidadores deben asegurarse de que cada instrumento esté dispuesto de forma lógica y accesible, para garantizar que los procedimientos se desarrollen sin problemas. Por ejemplo, al cambiar un apósito, los instrumentos deben colocarse en el orden en que se van a utilizar, para que el cuidador pueda cogerlos rápidamente sin romper la asepsia.

El control y el mantenimiento de los equipos son otros aspectos fundamentales de la gestión de equipos. Equipos técnicos como los monitores de pacientes, las bombas de infusión o los dispositivos de ventilación asistida deben ser revisados periódicamente para garantizar su correcto funcionamiento. El más mínimo fallo en cualquiera de estos dispositivos puede comprometer la seguridad del paciente, especialmente en un contexto tan delicado como el de los pacientes quemados. Por lo tanto, el mantenimiento preventivo es esencial: consiste en comprobar periódicamente que los equipos están en buen estado, limpiar los dispositivos después de cada uso y seguir las recomendaciones del fabricante en cuanto a revisión y sustitución de piezas.

Los carros de emergencia también merecen especial atención. Estos carros deben estar permanentemente disponibles, bien organizados y reabastecidos periódicamente para hacer frente a cualquier situación crítica. Están equipados con el material necesario para la reanimación, como medicamentos, desfibriladores, catéteres y máscaras de oxígeno. Una buena gestión de estos carros garantiza una respuesta rápida en caso de complicaciones, como dificultad respiratoria o parada cardiaca, que son riesgos mayores para los pacientes que sufren quemaduras graves, sobre todo si han inhalado humos tóxicos o tienen lesiones internas asociadas.

La trazabilidad es un elemento fundamental en la gestión de equipos específicos. Cada instrumento esterilizado, cada lote de material médico, debe identificarse y registrarse. Esta trazabilidad garantiza que todo el material utilizado se ha preparado correctamente y es estéril. También es esencial para identificar rápidamente un lote defectuoso o una anomalía, y tomar las medidas correctivas necesarias en caso de problema. Este seguimiento riguroso contribuye directamente a la seguridad de los cuidados.

La **formación continua** del personal en el uso y manejo de los equipos es un aspecto central para garantizar una atención óptima. Los cuidadores deben recibir formación no sólo sobre técnicas de atención, sino también sobre el uso de equipos específicos. Un buen conocimiento de las funciones de los instrumentos y dispositivos médicos permite utilizarlos de forma óptima, reduciendo así los errores y mejorando la eficacia de las intervenciones. La formación periódica en nuevas tecnologías y protocolos de asepsia también ayuda al personal a mantenerse al día y adaptarse a los constantes cambios en los equipos médicos.

Por último, la gestión de los **residuos** y equipos médicos después de su uso es igual de crucial. Los apósitos sucios, los guantes, las compresas y cualquier equipo que haya estado en contacto con las heridas de un paciente deben eliminarse siguiendo estrictos protocolos de gestión de residuos infecciosos. Los objetos punzantes, como agujas y bisturíes, se depositan en contenedores especiales para evitar lesiones y contaminaciones accidentales. Una gestión eficaz de los residuos contribuye a mantener limpio el entorno sanitario, evitar la propagación de gérmenes y proteger tanto a los pacientes como a los cuidadores.

Aseo de pacientes quemados

- Técnicas básicas para manipular pacientes con seguridad

El manejo de pacientes en la unidad de quemados requiere un dominio particular de las técnicas básicas, ya que estos pacientes presentan vulnerabilidades específicas ligadas a sus quemaduras extensas, dolor y movilidad a menudo reducida. Manipular a estos pacientes con seguridad es esencial para su bienestar, prevenir lesiones secundarias y garantizar una curación óptima. Los cuidadores deben estar formados en técnicas precisas, que no sólo protejan al paciente, sino también al personal, ya que las posturas inadecuadas o el esfuerzo excesivo pueden provocar lesiones a los propios cuidadores.

La primera regla básica en el manejo de pacientes quemados es **preservar la integridad de la zona quemada**. Las quemaduras, ya sean superficiales o profundas, son heridas abiertas extremadamente vulnerables a la fricción, la presión y el estiramiento. En consecuencia, cada movimiento debe medirse y realizarse con mucha suavidad para evitar desgarrar el tejido en curación o mover los apósitos. Antes de manipular a un paciente, es fundamental asegurarse de que las heridas están debidamente protegidas. Los apósitos deben fijarse y ajustarse, las extremidades deben estar bien sujetas y cada parte del cuerpo debe manipularse con cuidado para no agravar las lesiones existentes.

El **principio de comunicación** también es fundamental para garantizar una manipulación segura. Antes de cualquier movimiento, el cuidador debe explicar al paciente lo que se va a hacer. Un enfoque tranquilo y empático ayuda a reducir la ansiedad del paciente, ya que puede temer el dolor o las molestias asociadas a la movilización. Al explicar cada paso, los cuidadores dan al paciente la oportunidad de prepararse mental y físicamente, y de anticipar las acciones que vendrán. También permite al paciente identificar las zonas de dolor o malestar, lo que permite a los cuidadores adaptar sus técnicas en consecuencia.

En segundo lugar, una de las principales técnicas de manipulación segura se basa en **el** principio de la **ergonomía y la elevación asistida**. Para evitar lesiones tanto al paciente como al cuidador, es esencial adoptar posturas correctas y utilizar equipos adecuados, como sábanas de transferencia o grúas de pacientes. Cuando haya que mover a un paciente, por ejemplo para recolocarlo en la cama o trasladarlo a una mesa de tratamiento, se recomienda utilizar **técnicas de transferencia en equipo**, para repartir la carga y evitar un esfuerzo excesivo. Los cuidadores deben doblar las rodillas, mantener la espalda recta y utilizar la fuerza de las piernas más que la de la espalda para levantar al paciente. El uso de una sábana deslizante o de una grúa mecánica reduce el esfuerzo físico del personal al tiempo que garantiza una manipulación suave del paciente.

Para un paciente que necesita **movilizarse con regularidad**, como suele ser el caso para prevenir las úlceras por presión o favorecer la rehabilitación, la **técnica del pivote** es un método eficaz. Esta técnica consiste en hacer pivotar al paciente sobre su cama o silla sin levantar todo el cuerpo, lo que reduce el esfuerzo necesario y minimiza el riesgo de rozaduras en las zonas quemadas. El cuidador se coloca en el lado hacia el que se va a girar al paciente, y acompaña suavemente el movimiento del paciente manteniendo un apoyo constante de las extremidades afectadas.

Las técnicas **de reposicionamiento** también son cruciales en el tratamiento de los pacientes quemados. Debido a la inmovilidad prolongada de algunos pacientes y al dolor asociado a las quemaduras, corren el riesgo de desarrollar complicaciones como úlceras por presión o contracturas musculares. Para evitar estos problemas, es necesario cambiar a los pacientes de posición con regularidad, a menudo cada dos horas. Esta manipulación debe realizarse con cuidado, procurando no ejercer presión sobre zonas sensibles o quemadas. Al cambiar de posición a un paciente encamado, el uso de cojines o soportes ayuda a distribuir los puntos de presión y a evitar que determinadas zonas del cuerpo estén sometidas a una presión excesiva.

Otra técnica utilizada a menudo es la **movilización pasiva de las extremidades**, sobre todo en pacientes que no pueden moverse por sí mismos debido al dolor o a la extensión de las quemaduras. La movilización pasiva consiste en manipular suavemente los brazos, las piernas o las articulaciones del paciente para mantenerlos flexibles y evitar la rigidez. Esta técnica es esencial para evitar contracturas, sobre todo en zonas articulares como los codos, las rodillas o las muñecas. La movilización pasiva debe realizarse siempre con suavidad, y conviene vigilar atentamente las reacciones del paciente para evitar causarle más dolor.

Ayudar al paciente a desplazarse es otro aspecto clave. Cuando un paciente puede moverse, a menudo necesita ayuda para levantarse o caminar, debido al dolor, la debilidad o los vendajes voluminosos. En estos casos, el cuidador debe adoptar una postura estable, manteniendo un agarre seguro sin ejercer presión sobre las zonas quemadas. A menudo es aconsejable sujetar al paciente por debajo de los brazos o colocando una mano detrás de su espalda, al tiempo que se le permite conservar cierto grado de independencia, por ejemplo apoyándose en un andador o en barras de apoyo. Es crucial estar siempre listo para intervenir si el paciente muestra signos de fatiga o desequilibrio, para evitar cualquier riesgo de caída.

El uso de **barandillas** y dispositivos de asistencia, como correas de elevación, también es habitual en las salas que atienden a pacientes quemados. Estos dispositivos permiten a los pacientes utilizar la fuerza de sus brazos o piernas para levantarse o moverse con la ayuda del personal asistencial, evitando al mismo tiempo forzar las partes quemadas de su cuerpo. Ayudan a mantener a salvo a los pacientes al tiempo que fomentan su independencia, que es esencial para la rehabilitación.

Por último, no hay que subestimar la importancia de la **coordinación entre los cuidadores** a la hora de manipular a los pacientes. Cuando varios miembros del equipo participan en la movilización de un paciente, es esencial coordinar los movimientos y trabajar de forma sincronizada para garantizar una manipulación fluida. Los cuidadores deben establecer señales claras, como cuentas atrás o comandos de movimiento, para que cada movimiento se realice simultáneamente y en armonía. Así se minimiza el riesgo de errores o movimientos bruscos, que podrían provocar dolor o lesiones al paciente.

- La importancia de la delicadeza y la atención durante las manipulaciones dolorosas

No se puede subestimar la **importancia de la delicadeza y el cuidado** durante las manipulaciones dolorosas en pacientes quemados. El dolor, omnipresente en estos pacientes, es uno de los aspectos más difíciles de gestionar, tanto para el cuidador como para el paciente. Las quemaduras, sobre todo cuando son profundas o extensas, provocan lesiones nerviosas que vuelven la piel hipersensible, y cualquier gesto, por trivial que sea, puede provocar un dolor agudo. En este contexto, toda manipulación debe realizarse con extremo cuidado y rigurosa delicadeza, no sólo para minimizar el sufrimiento físico, sino también para preservar la dignidad del paciente y reforzar la relación de confianza entre éste y el cuidador.

La primera dimensión de **un** tratamiento **suave** es la necesidad de **controlar el dolor**. Los pacientes con quemaduras graves ya suelen tomar analgésicos, pero aunque estos tratamientos suelen ser eficaces, no siempre pueden eliminar por completo el dolor que se siente durante el tratamiento. Por lo tanto, las acciones de los cuidadores deben ser calculadas y llevarse a cabo lentamente, teniendo en cuenta la mayor sensibilidad del paciente. Es importante comprender que cada manipulación -ya sea cambiar un apósito, mover una extremidad o recolocar al paciente en la cama- puede ser fuente de dolor intenso. Un abordaje rápido o brusco, aunque sea involuntario, puede agravar este dolor y hacer que el paciente tema el tratamiento.

Escuchar al paciente es otro elemento fundamental para garantizar un tratamiento suave. Antes de cada intervención, es esencial comunicarse con el paciente para explicarle lo que se le va a hacer. Esto ayuda a preparar mentalmente al paciente, dándole la oportunidad de señalar zonas especialmente sensibles o de pedir un descanso si el dolor es demasiado intenso. Esta comunicación, marcada por la atención y la empatía, refuerza el vínculo de confianza entre el cuidador y el paciente. Tranquiliza al paciente, que se siente escuchado y respetado, y le permite seguir participando en su propio cuidado, a pesar del dolor.

Una manipulación suave implica también **un dominio perfecto de los gestos técnicos**. Los cuidadores deben estar formados en los movimientos más adecuados para minimizar la tensión sobre la piel quemada y los músculos contraídos por el dolor. Por ejemplo, al cambiar de posición, es esencial apoyar correctamente los miembros quemados, evitando dejarlos colgar o tirar de ellos. El uso de técnicas de elevación asistida, como las sábanas deslizantes, ayuda a limitar la fricción sobre la piel, al tiempo que proporciona un apoyo óptimo a las zonas vulnerables. Cada movimiento debe ser fluido y preciso, sin brusquedades, para evitar añadir una tensión mecánica innecesaria a las heridas.

Además de los gestos técnicos, es fundamental prestar atención a **las reacciones** del **paciente**. Durante la manipulación, el cuidador debe permanecer atento a los signos de dolor, ya sean verbales o no verbales. Los gemidos, los puños cerrados, la cara tensa o un movimiento de retirada son indicios de dolor o sufrimiento del paciente. Cuando aparecen estos signos, es esencial ralentizar o adaptar la manipulación, o incluso hacer una pausa para permitir que el paciente recupere el aliento e indique su nivel de dolor. Esta capacidad de reacción ante el dolor del paciente demuestra no sólo la habilidad técnica del cuidador, sino también su empatía, que es esencial para prestar una atención humanitaria.

El tacto también es clave. El simple contacto con la piel quemada puede causar dolor, pero la forma en que se realiza marca una diferencia significativa. Un tacto ligero y tranquilizador, incluso durante un tratamiento doloroso, puede calmar a los pacientes y reducir su ansiedad. Por el contrario, un toque torpe o demasiado firme puede amplificar la percepción del dolor y crear tensión en el paciente, dificultando aún más los cuidados. Por tanto, los cuidadores deben ser especialmente conscientes de cómo utilizan sus manos, tanto para manipular al paciente como para reconfortarlo.

Preparar al paciente mental y psicológicamente antes de cualquier manipulación es otra forma de cuidado. Antes de cualquier tratamiento doloroso, es importante dedicar un momento a explicar los pasos que se van a dar, tranquilizar al paciente sobre lo que va a ocurrir y ofrecerle apoyo moral. Esta preparación ayuda a reducir la ansiedad y el miedo asociados al dolor, que pueden exacerbar el sufrimiento físico. La presencia de un cuidador atento y reconfortante también ayuda al paciente a sentirse seguro, incluso en los momentos más difíciles.

Además, **el tratamiento farmacológico del dolor** es un elemento esencial que complementa la suavidad y el cuidado del procedimiento. Antes del tratamiento, a menudo es necesario administrar analgésicos, o incluso sedantes suaves, para reducir el dolor previsto. El momento de administración de estos fármacos es crucial: deben administrarse con suficiente antelación para que sean eficaces en el momento del tratamiento. Sin embargo, los fármacos por sí solos no siempre bastan para controlar el dolor, de ahí la importancia de una manipulación suave y cuidadosa que complemente este tratamiento farmacológico.

Por último, la delicadeza y la atención durante las manipulaciones dolorosas tienen un profundo **impacto psicológico**. Cuando los cuidados se asocian a dolor intenso y manipulación brusca, los pacientes pueden sentirse indefensos y temerosos, temiendo cada intervención. Adoptando un enfoque suave, respetuoso y empático, el cuidador no sólo puede aliviar el dolor físico, sino también ayudar al paciente a tener una mejor experiencia de los cuidados. Este enfoque no sólo alivia el cuerpo, sino también la mente del paciente, permitiéndole superar esta difícil prueba con mayor serenidad y resistencia.

- Apósitos: tipos, protocolos y frecuencia

Los apósitos desempeñan un papel fundamental en el cuidado de las víctimas de quemaduras, ya que protegen las heridas, previenen las infecciones y favorecen una cicatrización óptima. Al destruir la barrera cutánea, las quemaduras dejan los tejidos subyacentes vulnerables a las agresiones externas, incluidos los agentes patógenos, la deshidratación y los traumatismos mecánicos. La gestión de los apósitos, ya sea en cuanto a la elección del tipo de apósito, el cumplimiento de los protocolos o la frecuencia de los cambios, es por tanto una etapa crucial en el proceso asistencial. Cada tipo de quemadura y cada fase de cicatrización requieren unos cuidados adaptados a las necesidades específicas del paciente.

Tipos de vendajes

La elección del apósito depende de varios factores: la profundidad y la extensión de la quemadura, la fase de cicatrización y el riesgo de infección. Existen distintos tipos de apósitos, cada uno con propiedades específicas adaptadas a las necesidades de los pacientes quemados.

1. **Compresas de gasa**: Son los apósitos más habituales y suelen utilizarse en los primeros días tras una quemadura. Las compresas de gasa se impregnan con soluciones antisépticas o pomadas, como la sulfadiazina de plata, para proteger la herida y controlar al mismo tiempo la proliferación bacteriana. Sin embargo, estos apósitos pueden adherirse a la herida y causar dolor al retirarlos, por lo que son menos adecuados para las quemaduras superficiales que aún están cicatrizando.

2. **Apósitos hidrocoloides**: Estos apósitos suelen utilizarse para quemaduras superficiales y moderadas. Crean un

entorno húmedo propicio para la cicatrización, al tiempo que protegen la herida de infecciones. Su capacidad para mantener la humedad acelera la regeneración de los tejidos y permite una cicatrización más rápida, con menos dolor al retirarlos. Los apósitos hidrocoloides suelen ser transparentes, por lo que se puede vigilar la herida sin tener que cambiarlos con frecuencia.

3. **Apósitos de hidrogel**: Indicados para quemaduras superficiales o de segundo grado, los apósitos de hidrogel proporcionan un entorno húmedo y refrescante, ideal para aliviar el dolor. Ayudan a mantener una hidratación óptima de la herida, favoreciendo la disolución del tejido necrótico y la cicatrización. Los hidrogeles se utilizan a menudo en quemaduras dolorosas o secas, ya que calman el tejido al tiempo que ayudan a rehidratar las células.

4. **Apósitos de plata**: estos apósitos están impregnados de sulfatos de plata, un eficaz agente antimicrobiano que ayuda a prevenir y tratar las infecciones, un riesgo importante en los pacientes quemados. Se utilizan sobre todo en quemaduras profundas y heridas con alto riesgo de infección. La plata libera gradualmente sus iones antibacterianos, ofreciendo una protección continua contra los gérmenes. Estos apósitos suelen preferirse en las primeras fases de cicatrización de la herida, cuando el riesgo de infección es especialmente alto.

5. **Apósitos oclusivos**: Estos apósitos, que incluyen películas transparentes o semipermeables, se utilizan para las quemaduras superficiales. Crean una barrera protectora al tiempo que mantienen un entorno húmedo que acelera la cicatrización. Aunque no son adecuados para quemaduras profundas o extensas, son eficaces para proteger pequeñas quemaduras y abrasiones cutáneas.

6. **Apósitos biológicos e injertos cutáneos**: En caso de quemaduras profundas, pueden utilizarse injertos de piel o

sustitutos cutáneos. El objetivo es sustituir la piel destruida por tejido sano, ya sea tomado del paciente (autoinjerto), de donantes o de tejido biológico sintético. Estos procedimientos son esenciales para restaurar la barrera cutánea y prevenir infecciones, al tiempo que favorecen la cicatrización de los tejidos profundos.

Protocolos asistenciales

El cumplimiento de **los protocolos** de aplicación de apósitos es esencial para garantizar su eficacia y evitar complicaciones. Cada paso debe realizarse en **rigurosas condiciones de asepsia**, porque la piel quemada, sin su protección natural, es extremadamente vulnerable a las infecciones. El personal asistencial debe seguir procedimientos estériles, desde la limpieza de la herida hasta la aplicación del apósito.

1. **Limpieza de la herida**: Antes de aplicar un nuevo apósito, es vital limpiar a fondo la herida para eliminar restos, células muertas y exudado. Este paso, a menudo realizado con una solución antiséptica suave, reduce la carga bacteriana y prepara la piel para la cicatrización. Es importante no utilizar productos demasiado agresivos que puedan retrasar la cicatrización o irritar el tejido quemado.

2. **Aplicación de un producto antiséptico**: Según el tipo de quemadura, puede ser necesario aplicar un antiséptico o una pomada antes de colocar el apósito. Estos productos, como la crema de sulfadiazina de plata u otros geles antibacterianos, ayudan a limitar la proliferación bacteriana y favorecen un entorno saludable para la regeneración de los tejidos.

3. **Aplicación del apósito** : El apósito debe aplicarse respetando estrictamente las condiciones de esterilidad. El cuidador debe asegurarse de que el apósito quede bien ajustado, no comprima excesivamente la zona quemada y

cubra completamente la herida para evitar la exposición al aire, que podría favorecer la infección.

4. **Fijación del apósito** : Para garantizar que el apósito permanezca en su sitio, se fija con esparadrapo o tiras especiales, teniendo cuidado de no apretarlo demasiado, para no impedir la circulación sanguínea ni causar más dolor. También es importante asegurarse de que el paciente pueda moverse cómodamente sin que se mueva el apósito.

Frecuencia de los cambios de apósito

La **frecuencia de los cambios de apósito** depende de varios factores: el estado de la herida, el tipo de apósito utilizado, la fase de cicatrización y si la herida está infectada o no. En general, los apósitos se cambian con más frecuencia en los primeros días tras una quemadura, cuando el riesgo de infección es mayor y las heridas producen más exudado.

1. **Apósitos todos los días o cada dos días**: En las fases iniciales de una quemadura, cuando las heridas exudan y corren riesgo de infección, a menudo es necesario cambiar los apósitos **todos** los días o cada dos días. Este estrecho seguimiento ayuda a controlar el proceso de cicatrización y a prevenir la infección.

2. **Apósitos prolongados**: Algunos tipos de apósitos, como los hidrocoloides o los de plata, pueden dejarse durante varios días, a veces hasta cinco, dependiendo de la cantidad de exudado y del estado de la herida. Estos apósitos, diseñados para mantener un entorno húmedo, no necesitan cambiarse con frecuencia, a menos que se saturen o se sospeche una infección.

3. **Adaptación al proceso de cicatrización**: A medida que la quemadura cicatriza, puede reducirse la frecuencia de los cambios de apósito. Cuando la herida empieza a secarse y

la cicatrización está bien avanzada, el apósito puede cambiarse con menos frecuencia, lo que minimiza la necesidad de manipular la herida y permite que la piel se reconstruya de forma natural.

Nutrición e hidratación

• La importancia de la nutrición en la cicatrización de heridas

La nutrición desempeña un papel fundamental en la curación, sobre todo en los pacientes que sufren quemaduras graves. Tras una quemadura, el organismo está sometido a un estrés extremo, por lo que necesita un mayor aporte energético y nutricional para favorecer el proceso de curación. Dado que la piel, como barrera protectora, ha quedado destruida, el organismo tiene que movilizar numerosos recursos para regenerar el tejido dañado, luchar contra las infecciones y restablecer el equilibrio metabólico. Por tanto, una dieta adecuada es esencial para optimizar la cicatrización, reforzar el sistema inmunitario y prevenir complicaciones.

Las mayores necesidades energéticas de las víctimas de quemaduras

La curación de las quemaduras es un proceso que consume mucha energía. Debido a la destrucción de la piel, que desempeña un papel crucial en la regulación de la temperatura corporal, los pacientes con quemaduras suelen sufrir **pérdidas de calor** y tienen que quemar más calorías para mantener su temperatura corporal normal. Este fenómeno, conocido como **hipercatabolismo**, corresponde a un aumento de la tasa metabólica basal. En función de la gravedad y la extensión de sus lesiones, los pacientes quemados pueden experimentar un aumento del 50-100% de su tasa metabólica en comparación con la normal. Este estado de catabolismo intenso conduce a una rápida degradación de las reservas proteínicas y energéticas, lo que puede provocar un desgaste muscular, un debilitamiento del sistema inmunitario y una recuperación más lenta si no se cubren las necesidades nutricionales.

Para satisfacer estas mayores necesidades energéticas, es esencial proporcionar una dieta **rica en calorías**, bien equilibrada y adaptada a la fase de curación del paciente. Los hidratos de carbono, las grasas y las proteínas son los principales macronutrientes necesarios para la reparación de los tejidos, la regeneración celular y el mantenimiento de las funciones metabólicas. En particular, **los hidratos de carbono** son necesarios para proporcionar energía rápida a las células en proliferación, mientras que **los lípidos** proporcionan una fuente concentrada de energía, esencial para los pacientes con tasas metabólicas elevadas.

El papel clave de las proteínas en la cicatrización de heridas

Entre los macronutrientes, **las proteínas** desempeñan un papel esencial en el proceso de curación de las quemaduras. Son los principales bloques de construcción del tejido corporal, y su papel en la reparación del tejido dañado es fundamental. Tras una quemadura, el organismo utiliza las proteínas para sintetizar **colágeno**, una proteína estructural que es el pilar de la regeneración de los tejidos. El colágeno ayuda a fortalecer la nueva piel y a restaurar la barrera cutánea, que es esencial para proteger el organismo contra las infecciones y otras agresiones externas.

Las necesidades proteínicas de los pacientes quemados son significativamente superiores a las normales. En los casos de quemaduras graves, los pacientes pueden necesitar **entre 1,5 y 2 gramos de proteínas por kilogramo de peso corporal** al día, muy por encima de las necesidades normales. Este aumento es necesario para compensar la pérdida de proteínas ligada al hipercatabolismo y permitir una rápida regeneración de los tejidos. Se recomiendan especialmente las proteínas de alta calidad que contengan todos los aminoácidos esenciales. Estas proteínas pueden proceder de fuentes animales (carne magra, huevos, pescado) o vegetales (soja, legumbres), en función de las preferencias alimentarias del paciente.

Micronutrientes esenciales para la cicatrización de heridas

Además de los macronutrientes, algunos **micronutrientes** desempeñan un papel decisivo en la curación de las quemaduras. Entre ellos, **las vitaminas** y los **minerales** son esenciales para reforzar el sistema inmunitario, favorecer la síntesis de colágeno y acelerar la cicatrización de las heridas.

- **La vitamina C** es un potente antioxidante, crucial para la síntesis de colágeno. Ayuda a mantener la integridad del tejido conjuntivo y desempeña un papel en la regeneración celular. Al estimular la producción de colágeno, ayuda a reparar el tejido dañado. Los pacientes con quemaduras suelen tener mayores necesidades de vitamina C, y puede ser necesario administrar suplementos para maximizar la curación.

- **La vitamina A** también es esencial en el proceso de cicatrización, ya que ayuda a estimular la proliferación de las células epidérmicas y favorece la diferenciación de las células cutáneas. Desempeña un papel clave en la modulación de la respuesta inflamatoria y ayuda a formar nuevos vasos sanguíneos en la herida (angiogénesis), lo que es esencial para nutrir los tejidos en reparación.

- **El zinc** es un mineral esencial para la síntesis de proteínas y la división celular. Es especialmente importante para la cicatrización de heridas, ya que ayuda a formar colágeno y estimula la respuesta inmunitaria. Una carencia de zinc puede ralentizar considerablemente la cicatrización y aumentar el riesgo de infección.

- **El cobre** es otro mineral importante, ya que interviene en la estabilización del colágeno y la angiogénesis. A menudo se pasa por alto su papel, pero es crucial para mantener la integridad de los tejidos.

Estos micronutrientes pueden aportarse a través de la dieta o mediante suplementos, en función de las necesidades específicas del paciente. El control periódico de los niveles de vitaminas y minerales es esencial para garantizar que la ingesta es suficiente y que la curación progresa de forma óptima.

La importancia de la hidratación

La hidratación es otro aspecto fundamental de la curación de las quemaduras. Las quemaduras provocan una pérdida importante de líquidos, no sólo por la pérdida de piel, sino también por el proceso inflamatorio que acompaña a la cicatrización. Por ello, los pacientes quemados deben ser rehidratados continuamente, tanto por vía oral como, si es necesario, mediante infusión intravenosa. Una hidratación adecuada ayuda a mantener la elasticidad de los tejidos, favorece la cicatrización y evita complicaciones renales, que pueden producirse si el paciente no recibe suficientes líquidos.

El papel del apoyo nutricional

En los casos graves, en los que los pacientes pueden ser incapaces de alimentarse por sí mismos debido a su estado general o a la extensión de las quemaduras, se introduce la **nutrición enteral** o **parenteral** para garantizar el aporte nutricional necesario. A menudo se prefiere la nutrición enteral, que consiste en administrar nutrientes directamente en el tubo digestivo mediante una sonda, ya que permite mantener el funcionamiento normal del tracto gastrointestinal. Si este método no es posible, se recurre a la nutrición parenteral, que consiste en una infusión intravenosa, para suministrar los nutrientes esenciales.

Estas estrategias de apoyo nutricional son cruciales para prevenir **la desnutrición**, una complicación frecuente en pacientes quemados, que puede ralentizar considerablemente la cicatrización, aumentar el riesgo de infección y prolongar la estancia hospitalaria.

El impacto psicológico de la nutrición

Por último, es importante señalar que **la nutrición** también desempeña un papel en el bienestar psicológico del paciente. El periodo de recuperación tras una quemadura es largo y difícil, y la nutrición puede tener un efecto calmante, sobre todo si se adapta a los gustos y preferencias del paciente. Debe prestarse especial atención al estado emocional del paciente, ya que el estrés y la depresión pueden influir en el apetito y, en consecuencia, en la ingesta nutricional.

- Asistencia con nutrición enteral o parenteral

La nutrición enteral o parenteral asistida desempeña un papel crucial en el cuidado de los pacientes quemados, sobre todo de aquellos que no pueden comer por vía oral debido a la gravedad de sus lesiones, complicaciones médicas o el impacto de las quemaduras en su estado general. Estos métodos garantizan que los pacientes reciban los nutrientes esenciales para la curación y el mantenimiento de sus funciones vitales, a pesar de su incapacidad temporal para comer con normalidad. La gestión nutricional se convierte entonces en un pilar central de la terapia, con el objetivo de mantener una ingesta adecuada de calorías, proteínas, vitaminas y minerales, al tiempo que se favorece el aumento del metabolismo de los pacientes quemados.

Alimentación enteral: el enfoque preferido

La alimentación enteral suele ser la primera opción considerada cuando la alimentación oral es imposible o insuficiente. Consiste en administrar los nutrientes directamente en el aparato digestivo, ya sea a través de una **sonda nasogástrica** (introducida por la nariz hasta el estómago) o de una **sonda de gastrostomía** (introducida directamente en el estómago a través de la pared abdominal). Este método es preferible porque utiliza el tubo digestivo, lo que favorece una absorción más fisiológica de los nutrientes y mantiene la integridad de la mucosa intestinal.

En los pacientes con quemaduras graves, la alimentación enteral suele iniciarse muy pronto, a veces incluso 24 horas después de la quemadura. Es esencial comenzar rápidamente, ya que la desnutrición puede aparecer rápidamente en estos pacientes debido al **metabolismo hipercatabólico** inducido por las quemaduras. Esto se debe a que sus cuerpos movilizan grandes cantidades de energía para reparar el tejido dañado y apoyar la respuesta inmune, lo que resulta en un aumento significativo de las necesidades nutricionales. La alimentación enteral ayuda a cubrir estas necesidades aportando suficientes **calorías y proteínas** para favorecer la cicatrización y evitar la degradación muscular.

Las soluciones nutricionales utilizadas en la alimentación enteral están diseñadas para ser completas y equilibradas. Contienen **proteínas** en forma de péptidos o aminoácidos libres, **hidratos de carbono** en forma de maltodextrinas o hidratos de carbono simples, **lípidos**, así como **vitaminas y minerales** esenciales para la curación. Estas soluciones pueden adaptarse en función del estado del paciente: algunas mezclas son más ricas en proteínas para satisfacer las elevadas necesidades de los pacientes quemados, mientras que otras pueden enriquecerse con ácidos grasos omega-3, que tienen un efecto antiinflamatorio, o zinc y vitamina C, para favorecer la cicatrización.

La **alimentación enteral** se **administra** gradualmente. Es importante empezar con flujos bajos para evitar complicaciones gastrointestinales como náuseas, vómitos o diarrea. A continuación, la velocidad de alimentación se aumenta gradualmente hasta alcanzar las necesidades calóricas totales del paciente. Dependiendo de la tolerancia del paciente, el alimento puede administrarse de forma continua mediante una bomba de alimentación, o en forma de bolo a intervalos regulares. El seguimiento clínico es esencial durante todo este periodo para garantizar que el paciente tolera bien los alimentos, que la ingesta es suficiente y que el tubo digestivo funciona correctamente.

Las ventajas de la alimentación enteral incluyen una mejor absorción de nutrientes, la estimulación del sistema inmunitario intestinal y la prevención de la atrofia de la mucosa intestinal, que puede producirse cuando no se utiliza el tubo digestivo. Además, este enfoque reduce el riesgo de infecciones sistémicas, ya que mantiene la integridad de la barrera intestinal, limitando así la translocación bacteriana (el paso de bacterias intestinales al torrente sanguíneo).

Nutrición parenteral: apoyo vital en casos de intolerancia enteral

La **nutrición parenteral** se utiliza cuando la nutrición enteral es imposible o insuficiente. Puede ser el caso cuando el paciente tiene **complicaciones gastrointestinales** importantes, como obstrucción intestinal, parálisis intestinal, vómitos persistentes o situaciones en las que el tubo digestivo no puede utilizarse eficazmente. Consiste en administrar nutrientes directamente en el torrente sanguíneo por vía intravenosa central, a menudo a través de un catéter venoso central colocado en una vena de gran calibre (como la subclavia o la yugular).

La nutrición parenteral es un método más invasivo y presenta ciertos riesgos, en particular un mayor riesgo de infección debido a la presencia de un catéter. Sin embargo, sigue siendo esencial en determinadas situaciones en las que la alimentación digestiva es imposible. Aporta todos los nutrientes necesarios para compensar la pérdida de energía y mantener las funciones vitales.

Las soluciones nutricionales parenterales se componen de **glucosa**, para aportar la energía necesaria, **lípidos** (generalmente en forma de emulsiones de triglicéridos de cadena media y larga), **proteínas** (en forma de aminoácidos), así como **vitaminas y minerales**. Estas soluciones se formulan para satisfacer las necesidades específicas de los pacientes y se administran de forma controlada para evitar complicaciones metabólicas, como la hiperglucemia o los desequilibrios electrolíticos.

La monitorización durante la nutrición parenteral es especialmente importante. Los equipos asistenciales deben vigilar de cerca los parámetros biológicos del paciente, incluidos los niveles de glucosa, electrolitos (como potasio, sodio y calcio), así como la función hepática y renal, para garantizar que los alimentos se toleran bien y que el organismo utiliza correctamente los nutrientes. Periódicamente se realizan ajustes en función de los resultados de los análisis para evitar sobrecargas metabólicas o carencias nutricionales.

Aunque la nutrición parenteral se percibe a menudo como un método de último recurso, puede **favorecer el metabolismo** de los pacientes con quemaduras graves y prevenir la desnutrición, especialmente en las primeras fases críticas de los cuidados, cuando la nutrición enteral está contraindicada. En cuanto la función digestiva lo permita, es aconsejable reintroducir gradualmente la nutrición enteral u oral, para estimular la función gastrointestinal y limitar los riesgos asociados a la nutrición parenteral prolongada, como infecciones o trastornos metabólicos.

Apoyo al paciente y coordinación de la asistencia

Ya sea por vía enteral o parenteral, el **apoyo al paciente** es esencial para garantizar una atención óptima. Los cuidadores, en particular los dietistas y nutricionistas, desempeñan un papel clave en la gestión de estos enfoques. Evalúan periódicamente las necesidades nutricionales del paciente en relación con su estado clínico, ajustan las fórmulas y los ritmos de alimentación y garantizan el cumplimiento de los objetivos nutricionales.

Los cuidados de enfermería también son esenciales en la gestión diaria de la nutrición enteral y parenteral. Las enfermeras garantizan la higiene rigurosa de los dispositivos utilizados, como sondas gástricas y catéteres intravenosos, para minimizar el riesgo de infección. También controlan la tolerancia del paciente a los alimentos y los posibles efectos secundarios (como dolor abdominal, diarrea o desequilibrios metabólicos), y hacen los ajustes necesarios en colaboración con el equipo médico.

También es esencial **preparar psicológicamente** a los pacientes para estas técnicas de alimentación, sobre todo cuando deben mantenerse durante un periodo prolongado. Un enfoque empático e informativo ayuda a reducir la ansiedad de los pacientes, que pueden enfrentarse a sensaciones nuevas o incómodas relacionadas con la presencia de sondas o tubos. Por lo tanto, el apoyo psicológico, la escucha de las preocupaciones del paciente y un seguimiento regular son esenciales para mejorar el cumplimiento del tratamiento nutricional por parte del paciente.

- Control de la ingesta de agua y del equilibrio electrolítico

El control de la ingesta de líquidos y **del equilibrio electrolítico** es una parte esencial del tratamiento de los pacientes con quemaduras graves. Las quemaduras, al dañar la barrera cutánea, provocan una pérdida masiva de líquidos corporales y electrolitos, lo que puede comprometer rápidamente el equilibrio interno del paciente. Por lo tanto, mantener una ingesta adecuada de líquidos y un equilibrio electrolítico estable es fundamental para prevenir complicaciones graves como el shock hipovolémico, los trastornos cardíacos y la insuficiencia renal. Para garantizar la estabilidad hemodinámica y apoyar el proceso de curación, es necesario un seguimiento cuidadoso y ajustes continuos de la ingesta de líquidos.

Importancia de controlar la ingesta de agua

Tras una quemadura grave, el cuerpo pierde una cantidad significativa de líquidos debido a la destrucción de la piel y a la intensa respuesta inflamatoria que le sigue. La **pérdida de agua por evaporación** de las zonas quemadas, combinada con la fuga de plasma de los vasos sanguíneos dañados a los tejidos circundantes (edema), puede provocar una rápida disminución del volumen intravascular. Esta pérdida de líquido puede provocar un **shock hipovolémico**, una emergencia médica en la que la presión arterial desciende, comprometiendo la perfusión de órganos vitales como el cerebro, los riñones y el corazón.

Para prevenir estas complicaciones, es esencial **rehidratar** al paciente **rápida y adecuadamente**. El volumen de líquido que debe administrarse suele calcularse en función de la **superficie corporal (SC) quemada** y del peso del paciente, utilizando fórmulas específicas como **la fórmula de Parkland**. Según esta fórmula, se administran aproximadamente **4 ml de solución cristaloide (Ringer lactato) por kilogramo de peso corporal y por porcentaje de superficie corporal quemada** durante las primeras 24 horas. La mitad de este volumen se administra durante las primeras 8 horas, un periodo crítico para prevenir el shock hipovolémico.

Sin embargo, es esencial **vigilar continuamente** el **estado de hidratación** del paciente para ajustar estas ingestas en función de la respuesta clínica del paciente. El control regular de la **diuresis** (cantidad de orina producida) es uno de los mejores indicadores de la adecuación de la ingesta de líquidos. En un adulto con quemaduras, la diuresis debe mantenerse en torno a **0,5 a 1 ml/kg/hora**, señal de que los riñones reciben suficiente sangre y de que el volumen circulante es suficiente para asegurar una buena perfusión tisular. Si la diuresis disminuye, puede ser un signo de hipovolemia que requiera un aumento de la ingesta de líquidos.

Además de la diuresis, los signos **clínicos** como la tensión arterial, la frecuencia cardiaca, el estado de la piel y el estado de alerta del paciente también se vigilan para detectar signos de desequilibrio de líquidos. La **hipotensión** persistente o la **taquicardia** pueden indicar hipovolemia, mientras que la sobrecarga de líquidos puede manifestarse como edema generalizado, aumento de la presión venosa central o dificultades respiratorias debidas a un edema pulmonar.

Mantener el equilibrio electrolítico

Además de la rehidratación, es fundamental **corregir los desequilibrios electrolíticos**. Los electrolitos -como el sodio, el potasio, el calcio y el magnesio- desempeñan un papel clave en muchas funciones vitales, como la contracción muscular, la transmisión nerviosa y el equilibrio ácido-base. En los pacientes quemadosla , pérdida significativa de agua va acompañada de una pérdida concomitante de electrolitos, lo que puede provocar graves alteraciones metabólicas.

El sodio suele ser el electrolito más afectado. La pérdida de plasma de los tejidos puede provocar **hiponatremia** (descenso del nivel de sodio en la sangre), que se manifiesta con síntomas como confusión, debilidad muscular y, en casos graves, convulsiones o coma. La hiponatremia debe corregirse gradualmente, evitando una reposición demasiado rápida, que podría provocar un edema cerebral.

El potasio es otro electrolito que hay que vigilar de cerca. En los primeros días tras la quemadura, puede producirse **hiperpotasemia** (exceso de potasio en la sangre) debido a la destrucción de las células, que liberan su contenido intracelular, incluido el potasio, en la sangre. Esta hiperpotasemia puede causar problemas cardíacos graves, como arritmias e incluso paradas cardíacas. La monitorización electrocardiográfica suele ser necesaria para detectar estas anomalías. Cuando el paciente empieza a curarse y a rehidratarse, puede aparecer **hipopotasemia** (descenso del potasio), ya que el potasio se elimina por la orina. La hipopotasemia se corrige administrando suplementos de potasio, bajo estricta vigilancia de los niveles séricos y la función cardiaca.

También hay que vigilar **el calcio** y el **magnesio**, ya que los desequilibrios pueden provocar complicaciones neuromusculares y cardiacas. La hipocalcemia (carencia de calcio) puede provocar espasmos musculares o arritmias, mientras que la hipomagnesemia (carencia de magnesio) puede agravar las anomalías cardiacas inducidas por el desequilibrio de potasio. El magnesio suele administrarse al mismo tiempo que el potasio, ya que una hipomagnesemia no corregida puede dificultar el restablecimiento de los niveles normales de potasio.

Control biológico y ajuste del tratamiento

La monitorización biológica es un elemento clave para mantener el equilibrio de líquidos y electrolitos. Se realizan análisis de sangre periódicos para medir las concentraciones séricas de sodio, potasio, calcio, magnesio y bicarbonatos, así como la función renal y el equilibrio ácido-base. Estos resultados se utilizan para ajustar la ingesta de agua y electrolitos según el estado metabólico del paciente.

La **gasometría** suele utilizarse para evaluar el equilibrio ácido-base del paciente, sobre todo en casos graves en los que las alteraciones de la perfusión tisular pueden provocar acidosis metabólica (exceso de ácido en la sangre). La administración de bicarbonatos puede ser necesaria para corregir esta situación si el pH sanguíneo es demasiado bajo, y una rehidratación adecuada sigue siendo esencial para restablecer la perfusión tisular normal y corregir la acidosis de forma natural.

La reevaluación diaria de la **ingesta de líquidos** es esencial para mantener un equilibrio óptimo. Se realizan **evaluaciones de entrada y salida** para valorar los volúmenes de fluidos administrados (por vía oral, enteral o intravenosa) y las pérdidas del paciente (diuresis, pérdidas insensibles a través de la piel y los pulmones, así como cualquier pérdida gastrointestinal). Estas evaluaciones permiten ajustar los volúmenes de infusión y compensar las pérdidas excesivas para prevenir las complicaciones relacionadas con la hipovolemia o la sobrecarga de líquidos.

Prevención de complicaciones y gestión proactiva

La gestión proactiva del equilibrio de líquidos y electrolitos en pacientes quemados es esencial para prevenir complicaciones potencialmente mortales. Una monitorización continua y cuidadosa puede detectar anomalías de forma precoz y ajustar el tratamiento en consecuencia. Los cuidadores deben permanecer atentos a los signos clínicos de **desequilibrios electrolíticos** o **sobrecarga de líquidos**, como edemas, problemas respiratorios, cambios en la frecuencia cardiaca o alteraciones neurológicas.

La **colaboración interdisciplinar** también es crucial en este proceso. Médicos, enfermeros, dietistas y farmacéuticos colaboran estrechamente para adaptar los tratamientos a las necesidades cambiantes del paciente. Cada cambio en el estado del paciente, ya sea el avance de la cicatrización, una infección o un cambio en la función renal, puede requerir ajustes en la ingesta de líquidos y electrolitos.

Capítulo 3

Técnicas de vendaje y ayuda a la cicatrización de heridas

Los distintos tipos de vendajes

- Apósitos grasos, alginatos, hidrocoloides: sus usos específicos

Los apósitos grasos, los **alginatos** y **los hidrocoloides** son tipos de apósitos con propiedades específicas, cada uno de ellos adaptado a distintas fases de la cicatrización de heridas y a tipos de heridas bien definidos. Para los pacientes con quemaduras graves, la elección del apósito es crucial para promover una cicatrización óptima, prevenir la infección y mejorar la comodidad del paciente. Cada apósito tiene indicaciones específicas en función de la naturaleza de la quemadura, la cantidad de exudado producido, el riesgo de infección y la fase de cicatrización. Conocer las características específicas de estos apósitos permite ofrecer una atención personalizada, adaptada a las necesidades específicas de las quemaduras y las heridas asociadas.

Aliños grasos

Los apósitos grasos son dispositivos no adherentes impregnados de sustancias grasas, generalmente parafina, que crean una barrera protectora sobre la herida al tiempo que favorecen la cicatrización. Suelen utilizarse para **quemaduras superficiales** o **de segundo grado**, así como para injertos de piel. Su principal ventaja es que **no son adherentes**, por lo que pueden retirarse o cambiarse sin causar dolor ni traumas a la herida en cicatrización. Son especialmente adecuados para zonas de piel frágil o delicada, en las que es preciso estimular la cicatrización sin que el apósito se adhiera a la herida.

Estos apósitos también se utilizan para mantener un **entorno húmedo en** la herida, lo que es beneficioso para la cicatrización de las quemaduras. La humedad favorece la regeneración de las células cutáneas y evita la formación de una costra seca que podría ralentizar el proceso de curación. Además, los apósitos grasos ayudan a aliviar las quemaduras reduciendo el dolor, manteniendo la piel flexible y evitando la deshidratación de los tejidos.

El apósito de aceite de parafina suele combinarse con otros tipos de apósitos para crear un entorno protector que evite el traumatismo mecánico y controle al mismo tiempo los exudados. En las quemaduras superficiales, es habitual aplicar un apósito graso directamente sobre la herida, cubriéndola después con un apósito secundario absorbente para controlar las secreciones. Su uso se recomienda en las primeras fases de la cicatrización, cuando la protección frente a la fricción es esencial y las heridas no están produciendo un exudado excesivo.

Apósitos de alginato

Los alginatos son apósitos biológicos derivados de las algas marinas, especialmente utilizados en heridas **exudativas** y quemaduras que producen grandes cantidades de líquido. Su principal ventaja radica en su **gran capacidad de absorción**: al entrar en contacto con el exudado, los alginatos forman un gel que retiene líquidos, ayudando a mantener un entorno húmedo en la herida al tiempo que absorben el exceso de fluidos. Esto los convierte en la opción preferida para las quemaduras de moderadas a profundas, sobre todo las que producen abundante exudado en las primeras fases de cicatrización.

Los apósitos de alginato también se utilizan en situaciones en las que las heridas corren riesgo de infección o ya están infectadas, ya que tienen **propiedades antimicrobianas naturales** y crean un entorno que inhibe el crecimiento bacteriano. De hecho, su capacidad para formar un gel ayuda a impedir la proliferación de bacterias y a reducir el riesgo de infección.

La ventaja de los alginatos radica también en su capacidad para **promover la detersión natural de** la herida, es decir, para eliminar el tejido necrótico de forma atraumática. Al absorber el exudado y mantener una cierta cantidad de humedad, los alginatos permiten que la herida se limpie suavemente, sin necesidad de procedimientos invasivos. Esto resulta especialmente útil en las quemaduras profundas, en las que el proceso de cicatrización puede verse retrasado por la presencia de tejido muerto o costras.

Sin embargo, como estos apósitos absorben una gran cantidad de líquido, no son adecuados para heridas secas o poco exudativas, en las que pueden resecar la herida y ralentizar la cicatrización. En estos casos, es preferible utilizar apósitos que mantengan un entorno más húmedo, como los apósitos oleosos o los hidrocoloides.

Apósitos hidrocoloides

Los apósitos hidrocoloides son dispositivos semioclusivos, que suelen utilizarse en quemaduras con escasa exudación o en la fase de **cicatrización activa**, cuando la producción de líquido ha disminuido pero sigue siendo necesario mantener un entorno húmedo. Se componen de sustancias absorbentes que, al entrar en contacto con el exudado, forman un gel que mantiene la herida húmeda al tiempo que la protege frente a agresores externos como las bacterias o la fricción. Esta formación de gel favorece el proceso de **cicatrización húmeda de la herida**, acelerando la regeneración de los tejidos y reduciendo el riesgo de formación de cicatrices gruesas.

Los apósitos hidrocoloides están especialmente indicados para quemaduras **superficiales** y **de segundo grado**, ya que ayudan a **estimular la proliferación celular epidérmica**, facilitando el cierre rápido de la herida. Su característica semioclusiva permite la penetración de oxígeno al tiempo que retiene la humedad y evita que los contaminantes entren en contacto con la herida. Esta barrera es beneficiosa para la cicatrización, ya que reduce el riesgo de infección al tiempo que mantiene una temperatura óptima para el metabolismo celular.

Los hidrocoloides también ofrecen **una comodidad significativa** a los pacientes, ya que pueden permanecer en su sitio durante varios días sin necesidad de cambiarlos con frecuencia. Esto reduce la manipulación de la herida, limitando así el dolor asociado al cuidado de la misma. También son relativamente fáciles de aplicar, y como suelen ser transparentes, permiten **el control visual de la herida** sin tener que retirarlos. Por lo tanto, se utilizan con frecuencia en las fases intermedias de la cicatrización de heridas, cuando el riesgo de infección es bajo pero es necesario apoyar la regeneración tisular.

Sin embargo, no son adecuados para heridas muy exudativas o infectadas, ya que su capacidad de absorción es limitada en comparación con los alginatos. Si la herida produce demasiado líquido, el apósito hidrocoloide puede saturarse rápidamente, con la consiguiente acumulación de líquido y riesgo de infección. En estas situaciones, puede ser necesario un apósito más absorbente o un cambio más frecuente del hidrocoloide.

- Protocolo de cambio de apósitos según la fase de cicatrización

El **cambio de apósitos** es una etapa clave en el proceso de cicatrización de las quemaduras, que requiere un enfoque adaptado en función de la **fase de cicatrización**. Cada fase del proceso de cicatrización conlleva unas necesidades específicas para las heridas, ya sea para proteger contra la infección, promover la regeneración de los tejidos o mantener un entorno propicio para la cicatrización. El protocolo adecuado de cambio de apósitos no sólo acelera la cicatrización, sino que también minimiza el dolor y las complicaciones.

Las fases de curación

Las quemaduras cicatrizan en varias fases distintas: la **fase inflamatoria**, la **fase proliferativa** y la **fase de maduración**. En cada fase, el tipo de apósito, la frecuencia de cambio y los cuidados asociados evolucionan en función de las necesidades de la herida.

1. **Fase inflamatoria (inmediatamente después de la quemadura)** :

    ○ Esta fase suele durar entre 24 y 48 horas tras la quemadura, pero puede prolongarse en función de la gravedad de la herida. Se caracteriza por una respuesta inflamatoria intensa, con acumulación de líquidos (edema), exudados abundantes y un mayor riesgo de infección.

    ○ **Objetivos de los apósitos** : Proteger la herida de infecciones, absorber el exudado, mantener la humedad controlada y minimizar el dolor.

2. **Protocolo de cambio de apósitos** :

    ○ **Tipos de apósitos**: Durante esta fase, las heridas por quemaduras suelen tratarse con **pomadas antimicrobianas** (como la sulfadiazina de plata) y **apósitos oleosos**, o **alginatos** si la herida es muy exudativa.

    ○ **Frecuencia de cambio** : Los apósitos deben cambiarse con frecuencia, normalmente **una o dos veces al día**, para controlar la herida, eliminar el exudado y evitar la proliferación bacteriana. Cada cambio de apósito debe realizarse en condiciones de estricta asepsia.

    ○ **Técnica**: El cuidador debe empezar retirando suavemente el apósito, con cuidado de no desgarrar el frágil tejido. A continuación se limpia la herida con suero fisiológico o un antiséptico suave y se seca con cuidado. El nuevo apósito se aplica tras una comprobación visual de la herida para asegurarse de que no hay signos de infección (enrojecimiento, secreción purulenta).

    ○ **Dolor y comodidad**: deben administrarse analgésicos antes de los cambios de apósito, ya que esta fase suele ser dolorosa debido a la

102

inflamación y la sensibilidad de los tejidos expuestos.

3. **Fase proliferativa (de unos días a unas semanas después de la quemadura)**:

- ○ Esta fase se caracteriza por la formación de tejido nuevo (granulación) y el inicio de la reepitelización. Las heridas siguen produciendo exudados, pero en menor grado que al principio. El objetivo principal ahora es fomentar la proliferación de células epidérmicas y mantener un entorno húmedo propicio para una cicatrización rápida.
- ○ **Objetivos de los apósitos** : Estimular la cicatrización húmeda de la herida, absorber el exudado restante, proteger la formación de piel nueva y prevenir la infección.

4. **Protocolo de cambio de apósitos** :

- ○ **Tipos de apósitos** : Durante esta fase, se suelen utilizar **apósitos hidrocoloides** o **de hidrogel**. Estos apósitos crean un entorno húmedo que favorece la cicatrización al estimular la migración celular mientras absorben el exceso de exudado. Si la herida sigue produciendo mucho líquido, pueden seguir utilizándose **alginatos** para absorber las secreciones.
- ○ **Frecuencia de cambio** : Los apósitos hidrocoloides y de hidrogel pueden dejarse colocados durante más tiempo, a menudo **cada 3 a 5 días**, dependiendo de la cantidad de exudado. Esto minimiza la manipulación de la herida, reduciendo el riesgo de alterar el tejido en regeneración y el dolor asociado a los cuidados.
- ○ **Técnica**: Al cambiar los apósitos, es importante vigilar el progreso de la cicatrización. La piel

recién formada debe manipularse con cuidado, y la herida debe limpiarse suavemente con una solución salina para eliminar cualquier resto o exudado sin dañar el tejido granular. Los apósitos hidrocoloides, si no están saturados, permiten vigilar la evolución de la herida sin tener que retirarlos con frecuencia, ya que suelen ser semitransparentes.

- ○ **Comodidad y tratamiento del dolor**: Aunque las heridas suelen ser menos dolorosas en esta fase que durante la fase inflamatoria, puede seguir siendo necesario tomar analgésicos antes del tratamiento, sobre todo si la piel es frágil y sensible.

5. **Fase de maduración (semanas a meses después de la quemadura)** :

- ○ La fase de maduración marca el final de la cicatrización activa, con la reorganización de las fibras de colágeno y el cierre gradual de la herida. En esta fase, los exudados han disminuido en gran medida y el objetivo principal es proteger el tejido recién formado al tiempo que se optimiza el aspecto y la funcionalidad de las cicatrices.
- ○ **Objetivos de los apósitos** : Proteger las cicatrices en desarrollo, evitar la retracción y minimizar el riesgo de complicaciones cicatriciales como los queloides.

6. **Protocolo de cambio de apósitos** :

- ○ **Tipos de apósitos** : A menudo se utilizan **apósitos oleosos** o de **silicona** para favorecer la flexibilidad de la piel y prevenir las cicatrices hipertróficas. En algunos casos, también pueden aplicarse **apósitos de compresión** para minimizar los queloides o las cicatrices gruesas, ejerciendo una suave presión sobre la zona de la cicatriz.

- ○ **Frecuencia de cambio**: En esta fase, los apósitos suelen cambiarse **cada 5 a 7 días**, o incluso más si la cicatrización progresa bien. Los apósitos de silicona, que son eficaces para suavizar la cicatriz, pueden llevarse de forma continua durante varios días.
- ○ **Técnica**: El apósito se cambia con cuidado para evitar irritar las zonas cicatrizadas. Ya no es necesario limpiar a fondo la herida como en las fases iniciales, pero sigue siendo necesario un control visual para comprobar la evolución de las cicatrices. Si persisten zonas de fragilidad cutánea, deben tratarse con apósitos adecuados para evitar roces y traumatismos.
- ○ **Comodidad y prevención de complicaciones**: En esta fase, suele haber menos dolor, pero es esencial un cuidado suave para evitar comprometer el resultado estético de la cicatrización. Los pacientes pueden beneficiarse de la aplicación de cremas emolientes o hidratantes para mantener la piel flexible.

Otras consideraciones para los cambios de apósito

A lo largo del proceso de cicatrización, es fundamental adaptar la **frecuencia de los cambios de apósito** en función de la evolución de las heridas y del estado clínico del paciente. Los signos de infección, como la aparición de enrojecimiento, olores desagradables o secreción purulenta, requieren cambios de apósito más frecuentes y una reevaluación del tratamiento.

También es esencial **comunicarse con el paciente** antes y durante el cambio de apósito. Como las quemaduras suelen ser fuente de dolor y ansiedad, un enfoque empático, combinado con la administración de analgésicos adecuados, puede reducir el estrés y el sufrimiento asociados al tratamiento.

- Vigilancia de signos de complicación: necrosis, infección, etc.

La **vigilancia de los signos de complicaciones**, como **necrosis** e **infección**, es prioritaria en la atención a los pacientes con quemaduras graves. Estas complicaciones pueden retrasar la cicatrización, provocar graves secuelas e incluso poner en peligro la vida del paciente si no se detectan y tratan rápidamente. Un seguimiento riguroso y una evaluación constante de las heridas pueden prevenir o limitar los efectos nocivos de estas complicaciones. La detección precoz es esencial para adaptar los cuidados y garantizar un tratamiento adecuado.

Necrosis: signos y seguimiento

La necrosis es la muerte del tejido que se produce cuando las células dejan de recibir suficiente oxígeno o nutrientes como consecuencia de una lesión grave. En las quemaduras, la necrosis puede producirse en quemaduras profundas en las que el calor ha destruido las capas dérmica y subcutánea, impidiendo el riego sanguíneo necesario para la supervivencia del tejido. Se manifiesta como una zona de piel dura y negra, a menudo denominada **escara necrótica**, que debe tratarse rápidamente para evitar la propagación de la infección y favorecer la cicatrización.

Signos de necrosis a tener en cuenta:

1. **Aspecto de la herida**: La necrosis se caracteriza por una zona de piel negruzca, marrón oscura o grisácea. La piel se vuelve rígida y no flexible, lo que indica que las células subyacentes han muerto.
2. **Ausencia de hemorragia**: A diferencia de una herida que aún es viable, la zona necrótica no sangra cuando se raspa

106

o manipula ligeramente. Esto refleja la ausencia de circulación sanguínea en el tejido muerto.

3. **Olor desagradable**: Puede emanar un olor desagradable de la herida si la necrosis se extiende o se infecta. Este olor suele ser un signo de que el tejido muerto está empezando a descomponerse.

4. **Cambios de textura**: las zonas necróticas se vuelven más duras al tacto y pueden diferenciarse bastante del tejido sano circundante, que suele ser más blando y ligeramente rojizo debido a la inflamación.

5. **Dolor**: Paradójicamente, la necrosis en sí suele ser indolora, ya que se destruyen las terminaciones nerviosas de la zona. Sin embargo, el tejido circundante puede ser muy doloroso debido a la inflamación y los daños colaterales.

Seguimiento de la necrosis :

La necrosis requiere **una vigilancia continua** para garantizar que no se propague. Una vez identificada, debe tratarse rápidamente para evitar complicaciones graves. Los cuidados suelen incluir la **disuasión** mecánica, enzimática o quirúrgica, para eliminar el tejido muerto y permitir que la cicatrización continúe en condiciones favorables. Las zonas de necrosis deben limpiarse periódicamente con antisépticos suaves y deben aplicarse apósitos adecuados para evitar la sobreinfección. En algunos casos, puede ser necesario un **injerto de piel** para sustituir el tejido necrótico una vez que la zona se haya limpiado adecuadamente.

Infección: signos y seguimiento

La infección es una complicación importante en los pacientes quemados, ya que las quemaduras crean puntos de entrada para bacterias y otros patógenos, sobre todo cuando se destruye la barrera cutánea. Los pacientes quemados también son más vulnerables a las infecciones debido a la debilidad de su sistema inmunitario. La infección puede ralentizar considerablemente la cicatrización, aumentar el dolor y, en los casos más graves, provocar **una septicemia** (infección generalizada), que puede ser mortal. Por lo tanto, es necesario extremar la vigilancia para detectar los signos de infección tan pronto como aparezcan.

Signos de infección a tener en cuenta :

1. **Enrojecimiento y calor**: La infección de la herida suele provocar un enrojecimiento excesivo que se extiende alrededor de la zona quemada. La piel se calienta al tacto, signo de inflamación y de una respuesta inmunitaria activa.

2. **Secreción purulenta**: La presencia de secreción amarillenta o verdosa, a menudo maloliente, es un signo claro de infección bacteriana. Este exudado suele ser espeso y puede supurar de la herida a pesar de los apósitos.

3. **Aumento del dolor**: Un aumento repentino del dolor en la zona quemada, sin explicación aparente, suele ser un signo de infección. Las infecciones exacerban la respuesta inflamatoria y pueden hacer que la herida sea más sensible y dolorosa.

4. **Olor desagradable**: Al igual que en el caso de la necrosis, un olor desagradable procedente de la herida puede indicar la presencia de bacterias en descomposición o de una infección activa.

5. **Fiebre**: La infección sistémica puede causar **fiebre** en el paciente, a menudo acompañada de escalofríos, sudoración y fatiga. La fiebre inexplicable en un paciente quemado debe alertar siempre al equipo asistencial sobre una posible infección de la herida.

6. **Gangrena gaseosa**: En casos de infección grave, ciertas bacterias anaerobias pueden causar una infección necrotizante conocida como gangrena gaseosa, que se manifiesta como crepitación a la palpación debido a la producción de gas por las bacterias. Se trata de una urgencia médica que requiere una intervención quirúrgica inmediata.

Vigilancia de las infecciones :

Las heridas deben **examinarse diariamente** para vigilar la aparición o el desarrollo de estos signos de infección. Además de la inspección visual, pueden tomarse **muestras bacteriológicas** si se sospecha una infección, con el fin de identificar el germen causante y orientar la elección del tratamiento antibiótico. Si hay signos claros de infección, suelen prescribirse **antibióticos de amplio espectro** como tratamiento de primera línea, antes de adaptarlo en función de los resultados de los cultivos.

El control de los parámetros biológicos también es crucial. El **recuento de glóbulos blancos** y los análisis de sangre pueden revelar un aumento de los marcadores inflamatorios, signo de infección sistémica. En caso de sospecha de sepsis, pueden realizarse **hemocultivos** para detectar la presencia de bacterias en la sangre.

Gestión y prevención de complicaciones

La infección y la necrosis requieren un **tratamiento rápido** y adecuado. Si se detecta infección, la herida debe limpiarse a fondo con antisépticos, y pueden utilizarse **apósitos antimicrobianos** (como los apósitos de plata) para controlar la proliferación bacteriana. Debe prestarse especial atención al entorno estéril al cambiar los apósitos para evitar la introducción de nuevos gérmenes.

La prevención también es esencial. Se basa en medidas de **asepsia** estrictas durante los cuidados, la **vigilancia periódica de las heridas** y el uso de **pomadas antisépticas** o **antibióticos tópicos** cuando estén indicados. Además, debe optimizarse el **equilibrio nutricional** del paciente para reforzar el sistema inmunitario y favorecer la cicatrización, ya que un paciente bien alimentado tiene más posibilidades de combatir la infección.

Técnicas de desbridamiento

- Desbridamiento mecánico: el papel del auxiliar de enfermería durante estos procedimientos

El **desbridamiento mecánico** es un procedimiento esencial en el tratamiento de las quemaduras graves, que consiste en eliminar el tejido muerto o necrótico de la herida para favorecer la cicatrización y prevenir la infección. Este paso es crucial porque el tejido necrótico que permanece en el lugar proporciona un caldo de cultivo para las bacterias, retrasa la regeneración del tejido sano y aumenta el riesgo de complicaciones graves como infección o septicemia. **El papel del auxiliar de enfermería** durante estas operaciones es fundamental, tanto en términos de asistencia técnica como de apoyo emocional al paciente. Trabajando junto a enfermeros y médicos, el auxiliar de enfermería ayuda a garantizar que el procedimiento se lleve a cabo correctamente, asegurando al mismo tiempo la comodidad y el bienestar del paciente.

Desbridamiento mecánico: definición y objetivos

El desbridamiento mecánico consiste en eliminar manualmente el tejido muerto, las costras o los restos de una herida utilizando instrumentos quirúrgicos como fórceps, tijeras o curetas. Este método suele utilizarse cuando la herida es demasiado grande para el desbridamiento autolítico o enzimático, o cuando el tejido necrótico impide la cicatrización. El desbridamiento mecánico está especialmente indicado en el caso de **quemaduras** profundas **o infectadas**, en las que el tejido muerto crea un entorno desfavorable para la cicatrización.

Los objetivos del desbridamiento son :

- **Eliminar el tejido necrótico** que retrasa la cicatrización.
- **Reducir la carga bacteriana** eliminando las zonas muertas susceptibles de favorecer la infección.
- **Estimulan la cicatrización** al exponer el tejido sano, lo que permite que las células nuevas se regeneren más rápidamente.
- **Preparar la herida** para tratamientos posteriores, como el injerto de piel o la aplicación de apósitos avanzados.

El papel del auxiliar de enfermería antes de la operación

Antes del desbridamiento mecánico, el auxiliar de enfermería desempeña un papel fundamental en la **preparación del paciente** y del equipo necesario para el procedimiento. Se aseguran de que todo esté en su sitio para que el procedimiento se lleve a cabo en las mejores condiciones posibles, y de que el paciente esté física y emocionalmente preparado para someterse a este procedimiento, que puede ser doloroso y provocar ansiedad.

Preparación del paciente :

1. **Explicación del procedimiento**: El auxiliar de enfermería, en colaboración con el equipo asistencial, debe explicar al paciente en qué consiste el desbridamiento, en términos sencillos y tranquilizadores. Debe responder a las preguntas del paciente y procurar reducir su ansiedad, en particular explicándole la finalidad del procedimiento y haciendo hincapié en que este procedimiento es necesario para favorecer la cicatrización.
2. **Asistencia en el tratamiento del dolor**: Antes del desbridamiento, suelen administrarse **analgésicos** o sedantes para reducir el dolor. El cuidador se asegura de

que el paciente ha recibido estos fármacos y vigila cualquier signo de dolor o malestar. Es esencial comprobar que los analgésicos tienen un efecto suficiente antes de iniciar el procedimiento.

3. **Colocación del paciente** : La comodidad del paciente es una prioridad. El cuidador debe asegurarse de que el paciente se encuentra en una posición que permita al equipo de enfermería trabajar con eficacia, evitando al mismo tiempo molestias al paciente. El cuidador ajusta cojines, soportes y sábanas para garantizar la máxima comodidad y reducir la tensión en las zonas quemadas.

4. **Preparación psicológica**: El miedo al dolor o a lo desconocido puede hacer que la experiencia del desbridamiento sea aún más estresante. El auxiliar de enfermería proporciona **apoyo moral**, escuchando las preocupaciones del paciente y ofreciéndole apoyo psicológico. Su papel es crear una relación de confianza que tranquilice al paciente antes de esta delicada etapa.

Preparación del equipo :

El auxiliar de enfermería también se asegura de que todo el **equipo necesario** para la operación esté listo y a mano. Esto incluye :

- **Instrumental estéril** (pinzas, tijeras, curetas).
- **Soluciones antisépticas** para la limpieza de heridas.
- **Compresas** y apósitos **estériles** para cubrir la herida tras el desbridamiento.
- **Cubos de basura y contenedores** para la eliminación higiénica del tejido necrótico.

En colaboración con los enfermeros, el auxiliar de enfermería se asegura de que el entorno sea **estéril** y de que el instrumental esté organizado para facilitar la operación.

El papel del auxiliar de enfermería durante la operación

Durante el desbridamiento mecánico, el auxiliar de enfermería sigue desempeñando un papel central. Aunque el desbridamiento en sí lo realiza un médico o una enfermera especializada, el cuidador ayuda al equipo durante todo el procedimiento, sin dejar de estar atento a la comodidad del paciente.

Asistencia técnica :

1. **Ayudar en la manipulación del material**: El auxiliar de enfermería puede tener que proporcionar al enfermero o al médico el instrumental necesario, respetando las normas de asepsia. También debe asegurarse de que los instrumentos utilizados se reponen en condiciones estériles después de cada uso y de que los residuos biomédicos se eliminan correctamente.

2. **Gestión de fluidos**: Dependiendo de la cantidad de exudado o hemorragia menor asociada al procedimiento, el auxiliar de enfermería puede ayudar manteniendo compresas sobre la herida o utilizando torundas para absorber fluidos. Esto ayuda a mantener un campo quirúrgico despejado y facilita el trabajo del cuidador encargado del desbridamiento.

3. **Vigilancia del dolor**: El auxiliar de enfermería debe estar constantemente atento a las reacciones del paciente. Si el paciente muestra signos de dolor intenso o malestar, puede pedir una pausa para poder reevaluar el tratamiento del dolor y, si es necesario, administrar dosis adicionales de analgésicos.

4. **Apoyo activo al equipo**: Como apoyo logístico, el auxiliar de enfermería se asegura de que el equipo tenga todo lo que necesita durante el procedimiento. Si hay que cambiar o reponer artículos, actúan con rapidez para que el procedimiento se desarrolle sin contratiempos.

Apoyo emocional y psicológico :

La función tranquilizadora es esencial. El asistente sanitario suele ser quien permanece más cerca del paciente para hablarle, animarle y ofrecerle apoyo emocional durante todo el procedimiento. El desbridamiento puede ser un procedimiento aterrador, y la presencia tranquilizadora del asistente ayuda a reducir la tensión y a calmar al paciente.

El papel del auxiliar de enfermería tras la operación

Tras el desbridamiento, el auxiliar de enfermería participa en la **supervisión** y los **cuidados de seguimiento posteriores al procedimiento**.

Cuidados inmediatos y seguimiento :

1. **Aplicación de apósitos**: Una vez finalizado el desbridamiento, el auxiliar de enfermería ayuda a aplicar los apósitos adecuados para proteger la herida, respetando los protocolos de esterilidad. También pueden ayudar a preparar soluciones antisépticas o cremas antimicrobianas que se aplicarán a la herida antes de colocar el apósito.
2. **Control de las constantes vitales**: El auxiliar de enfermería se asegura de que el estado del paciente sea estable después del procedimiento. Esto incluye tomar **las constantes vitales** (frecuencia cardiaca, tensión arterial, saturación de oxígeno) y comprobar el estado general del paciente, sobre todo después de procedimientos dolorosos o estresantes.
3. **Control del dolor**: El tratamiento del dolor continúa después de la intervención. El auxiliar de enfermería vigila la intensidad del dolor y se asegura de que los tratamientos analgésicos se administran correctamente. Deben estar atentos a los signos de dolor no verbal, sobre

todo en pacientes que pueden estar demasiado cansados para expresar su malestar.

4. **Tranquilización y apoyo**: Tras el desbridamiento, el auxiliar de enfermería sigue desempeñando una función de apoyo emocional. Tranquiliza al paciente, le informa del éxito del procedimiento y permanece a su lado para ayudarle a recuperar la compostura.

- Colaboración con enfermeras y médicos para el desbridamiento quirúrgico

El desbridamiento quirúrgico es un procedimiento esencial en el tratamiento de las quemaduras graves, ya que elimina el tejido necrótico o dañado de forma más profunda y extensa que el desbridamiento mecánico. Este procedimiento, a menudo realizado en quirófano, es crucial para eliminar las zonas de tejido muerto, reducir el riesgo de infección y favorecer una cicatrización más rápida. El éxito de esta operación depende de la **estrecha colaboración entre** los distintos miembros del equipo asistencial: médicos, enfermeras y auxiliares de enfermería. Cada uno de ellos desempeña un papel específico pero complementario para garantizar una atención óptima al paciente, antes, durante y después de la intervención.

Antes de la operación: preparación del paciente y del entorno

Antes del desbridamiento quirúrgicola , **preparación del paciente** y del entorno asistencial es una etapa crucial, en la que la colaboración entre el auxiliar asistencial, el personal de enfermería y el médico es esencial para garantizar que todo transcurra con normalidad.

Evaluación inicial y planificación con el médico y el personal de enfermería

El médico, normalmente un cirujano o un especialista en quemaduras, evalúa la **gravedad de la quemadura**, la **extensión de la necrosis** y decide si es necesario un desbridamiento quirúrgico. En colaboración con el equipo de enfermería, elabora un plan de cuidados que tiene en cuenta las características específicas del paciente, como el estado general, los antecedentes médicos y la naturaleza de la quemadura. Durante esta fase de planificación, se informa al personal de enfermería y al auxiliar de cuidados de los detalles de la intervención para que puedan prepararse en consecuencia.

Preparación física y psicológica del paciente

El auxiliar de enfermería desempeña un papel esencial en la **preparación del paciente** para la intervención quirúrgica. Deben asegurarse de que el paciente se encuentra en el mejor estado físico y emocional posible para la operación. Esto implica :

1. **Informar al paciente**: El auxiliar de enfermería, en consulta con el personal de enfermería y el médico, explica al paciente las etapas de la intervención de forma clara y tranquilizadora. Aunque el cirujano ya haya explicado los detalles técnicos, el auxiliar ofrece apoyo emocional atendiendo a las preocupaciones del paciente, reduciendo así la ansiedad.

2. **Preparación del paciente**: El auxiliar de enfermería se asegura de que el paciente está correctamente sentado, está en ayunas si es necesario y ha recibido los tratamientos preoperatorios prescritos, como analgésicos o sedantes. También prepara el cuerpo del paciente, asegurándose de que las zonas que se van a operar están limpias, de que se han retirado los apósitos temporales y de que la zona que se va a tratar es accesible.

3. **Coordinación con el equipo de enfermería**: Los enfermeros, en estrecha colaboración con el camillero, preparan el quirófano, asegurándose de que **el**

instrumental esté esterilizado y de que se disponga de todo el material necesario (soluciones antisépticas, apósitos, bisturíes, dispositivos de aspiración). El auxiliar de enfermería también ayuda a transportar al paciente al quirófano, asegurándose de que esté cómodo y preparado para la operación.

Durante la operación: trabajo en equipo coordinado

Durante el desbridamiento quirúrgico, la **coordinación entre el médico, el personal de enfermería y el celador** es vital para garantizar que el procedimiento se desarrolle sin contratiempos. Aunque el cirujano es el responsable de la operación en sí, cada miembro del equipo desempeña un papel complementario de apoyo al procedimiento.

El papel del médico

El **cirujano** realiza el desbridamiento utilizando instrumentos quirúrgicos como escalpelos, pinzas o curetas para eliminar el tejido necrótico en profundidad. El objetivo es exponer el tejido sano, favoreciendo así la cicatrización. Dependiendo de la extensión de las quemaduras, el procedimiento puede incluir la preparación de la herida para un injerto de piel o la aplicación de apósitos especializados.

El papel de las enfermeras

Las enfermeras de quirófano o **las enfermeras especializadas en quemaduras** asisten directamente al cirujano. Preparan los instrumentos estériles, mantienen la esterilidad del campo operatorio y pasan las herramientas necesarias al cirujano. También controlan el estado del paciente en tiempo real, incluidas las constantes vitales, en colaboración con el anestesista si el paciente está bajo anestesia general. También se encargan de administrar los productos necesarios para controlar la hemostasia (detener la hemorragia) o para irrigar la herida durante el desbridamiento.

El papel del auxiliar de enfermería

Aunque el auxiliar de enfermería no participa directamente en la intervención quirúrgica, su papel es crucial para el **buen desarrollo de la logística** y el **apoyo general** al paciente. Intervienen de varias maneras durante la operación:

1. **Asistencia logística**: los auxiliares de enfermería garantizan que el entorno de trabajo se mantenga limpio y ordenado. Ayudan a gestionar los residuos médicos y se aseguran de que el material usado se elimine correctamente. También pueden traer material adicional si es necesario y asegurarse de que el equipo tiene todo lo que necesita.

2. **Apoyo a la comodidad del paciente**: En el caso de un procedimiento con anestesia local, el asistente sanitario se asegura de que el paciente permanezca cómodo, esté bien colocado y no sienta ningún dolor adicional. También actúa como **apoyo moral**, tranquilizando al paciente si está consciente, explicándole lo que está ocurriendo y manteniéndole informado del progreso del procedimiento.

3. **Coordinación con el personal de enfermería**: El camillero trabaja en estrecha colaboración con el personal de enfermería para satisfacer las necesidades del equipo de quirófano. Por ejemplo, si hay que reponer productos o realizar cambios en el quirófano, se encarga de ayudar rápidamente al equipo de enfermería.

Después de la operación: cuidados postoperatorios y seguimiento

Una vez finalizado el desbridamiento quirúrgico, el papel del auxiliar de enfermería pasa a ser fundamental en el **tratamiento postoperatorio** del paciente, en estrecha colaboración con el personal de enfermería y el médico. Esta etapa es crucial para garantizar una buena recuperación y prevenir complicaciones.

Seguimiento postoperatorio

El auxiliar de enfermería vigila de cerca al paciente para asegurarse de que se despierta o se recupera bien tras la anestesia. Se encargan de **controlar las constantes vitales**, comprobando la frecuencia cardiaca, la tensión arterial y la respiración, al tiempo que permanecen alerta ante cualquier signo de dolor o malestar.

Gestión del dolor y el confort

Tras una intervención quirúrgica, el dolor puede ser importante. El auxiliar de enfermería se asegura de que el paciente reciba los tratamientos analgésicos prescritos por el médico e informa al equipo de enfermería de cualquier signo de dolor no controlado. También se ocupan de que el paciente esté **cómodo** en la cama o en una silla después de la operación, de que los vendajes no se compriman y de que el paciente pueda descansar.

Control de heridas y cambio de apósitos

El auxiliar de enfermería ayuda a los enfermeros en el seguimiento postoperatorio de las heridas. Participan en los **cambios de apósitos**, garantizando el cumplimiento de los protocolos de asepsia y ayudando a los enfermeros a limpiar las heridas y volver a aplicar los apósitos adecuados. También vigilan las heridas para detectar signos de complicaciones, como infección o reaparición de necrosis.

Colaboración y comunicación permanente

El éxito del desbridamiento quirúrgico depende de **una comunicación fluida** entre los miembros del equipo. El camillero, el personal de enfermería y el médico deben intercambiar constantemente información sobre el estado del paciente, la evolución de la cicatrización y los ajustes necesarios en los cuidados postoperatorios. El auxiliar de enfermería desempeña un papel clave en esta comunicación al ser los **ojos y**

oídos del equipo médico junto a la cama del paciente, informando de cualquier signo de complicación o mejoría.

- Tratamiento del dolor durante estos procedimientos

El tratamiento del dolor durante procedimientos como **el desbridamiento** quirúrgico o mecánico en pacientes quemados es un aspecto central de la atención al paciente. El dolor asociado a las quemaduras es intenso y a menudo crónico, por lo que requiere un enfoque riguroso y multidimensional para ofrecer a los pacientes el máximo confort y permitir al mismo tiempo una atención eficaz. El dolor puede verse amplificado por el estrés, la ansiedad y la extrema sensibilidad de las heridas, y sin un tratamiento adecuado puede dar lugar a importantes complicaciones psicológicas y físicas, como reticencia a buscar asistencia, depresión e incluso retraso en la cicatrización.

El tratamiento del dolor durante procedimientos dolorosos se basa en un **enfoque multimodal**, que combina **tratamientos farmacológicos**, **métodos no farmacológicos** y **apoyo psicológico**, cada uno de los cuales desempeña un papel crucial para garantizar el bienestar del paciente antes, durante y después del procedimiento.

Tipos de dolor en las víctimas de quemaduras

Los pacientes con quemaduras graves experimentan distintos tipos de dolor:

1. **Dolor de fondo**: es el dolor constante que se siente incluso en ausencia de manipulación. Suele estar presente debido a las propias quemaduras, que dejan al descubierto las terminaciones nerviosas.
2. **Dolor de procedimiento**: es el dolor causado por el propio tratamiento, en particular los cambios de apósito, los desbridamientos o los procedimientos quirúrgicos.
3. **Dolor relacionado con el movimiento**: todo movimiento, ya sea voluntario o necesario para el tratamiento, puede

120

ser doloroso debido a la tensión ejercida sobre el tejido quemado.

Preparación para la intervención: anticipación y tratamiento preventivo

La preparación para el tratamiento del dolor empieza mucho antes de la propia operación. El éxito del tratamiento del dolor depende de una previsión rigurosa de las necesidades del paciente.

Evaluación inicial del dolor

Antes de cualquier intervención, debe realizarse una evaluación completa del dolor del paciente. El auxiliar de enfermería, en colaboración con las enfermeras y los médicos, utiliza **escalas de evaluación del dolor**, adaptadas a cada paciente, para identificar el nivel de dolor que siente, su localización y su intensidad. Esta evaluación permite adaptar el protocolo de alivio del dolor a las necesidades individuales del paciente.

Tratamiento farmacológico preventivo

Antes del desbridamiento o de cualquier otro procedimiento doloroso, es vital empezar administrando **analgésicos** y asegurarse de que éstos son suficientemente eficaces para limitar el dolor durante el procedimiento. Dependiendo de la intensidad del dolor, puede utilizarse una combinación de varias clases de medicamentos:

1. **Analgésicos de nivel 1 (no opioides)**: Incluyen fármacos como el paracetamol o los antiinflamatorios no esteroideos (AINE). Se utilizan para el dolor moderado y pueden administrarse como medida preventiva para reducir el dolor de fondo.

2. **Analgésicos de nivel 2 (opioides débiles)**: Fármacos como el tramadol se utilizan cuando el dolor es más intenso, pero aún manejable sin recurrir a opioides fuertes.

3. **Analgésicos de nivel 3 (opiáceos potentes)**: Para los procedimientos más dolorosos, incluido el desbridamiento quirúrgico, pueden administrarse opiáceos potentes como la morfina o el fentanilo. Estos opiáceos pueden administrarse por vía oral, intravenosa o a veces en infusiones continuas para mantener un alivio prolongado. En algunos casos, pueden utilizarse anestésicos locales o regionales para adormecer la zona a tratar.

4. **Ansiolíticos y sedantes**: Estos fármacos suelen añadirse al protocolo para reducir la ansiedad asociada al dolor anticipado. Reducen la percepción del dolor y facilitan la tolerancia al tratamiento.

Fomentar la confianza de los pacientes

Junto a los tratamientos farmacológicos, el aspecto **psicológico** del tratamiento del dolor es igual de importante. El auxiliar de enfermería desempeña un papel esencial tranquilizando al paciente antes de la operación, explicándole claramente cada etapa del tratamiento y respondiendo a cualquier pregunta. Un paciente bien informado y apoyado emocionalmente suele estar menos tenso y, por tanto, es menos sensible al dolor. Este apoyo psicológico es un factor clave para optimizar la eficacia de los tratamientos analgésicos.

Durante la operación: tratamiento continuo del dolor

Durante la propia operación, el tratamiento del dolor debe **ajustarse en tiempo real** en función de las reacciones del paciente. Para ello es necesario **un seguimiento minucioso** por parte de todo el equipo asistencial, incluidos médicos, enfermeras y auxiliares de enfermería.

Vigilancia de los signos de dolor

Aunque algunos pacientes pueden verbalizar su dolor, otros, sobre todo los que están bajo sedación o anestesia ligera, expresan su malestar mediante signos no verbales. Los cuidadores deben estar atentos a estos signos, que incluyen :

- **Muecas o expresiones** faciales.
- **Tensión muscular** o inquietud.
- **Cambios en la respiración** o el ritmo cardíaco.

Estos signos son indicadores de que el dolor no se está controlando adecuadamente. El equipo asistencial puede entonces ajustar las dosis de analgésicos o administrar dosis adicionales para mejorar el confort del paciente.

Apoyo psicológico durante la operación

El asistente sanitario suele permanecer cerca del paciente durante el procedimiento para ofrecerle **apoyo moral y psicológico continuo**. Hablar con calma al paciente, explicarle lo que está ocurriendo y recordarle que el equipo está haciendo todo lo posible para minimizar su dolor puede tener un efecto tranquilizador. Este **vínculo humano** es especialmente importante para los pacientes conscientes, ya que reduce su estrés y les ayuda a tolerar mejor el dolor.

Uso de técnicas no farmacológicas

Además de los analgésicos, durante los cuidados pueden utilizarse **técnicas no farmacológicas** para reducir la percepción del dolor. Entre ellas se incluyen :

- **Distracción**: Utilizar técnicas de distracción, como escuchar música o visualizar, puede ayudar a algunos pacientes a desviar su atención del dolor.
- **Relajación**: aprender técnicas de respiración profunda o relajación muscular puede reducir la ansiedad y disminuir la intensidad percibida del dolor.

Después de la operación: seguimiento y alivio posprocedimiento

El tratamiento del dolor no termina al final de la operación. Hay que prestar especial atención al **tratamiento posterior a la intervención**, ya que el dolor puede persistir o incluso intensificarse una vez finalizada la asistencia.

Seguimiento postoperatorio

Tras la operación, el auxiliar de enfermería se asegura de que el paciente esté cómodo y controla las constantes vitales para garantizar que el tratamiento del dolor siga siendo adecuado. **El control del dolor** continúa, con evaluaciones periódicas para ajustar las dosis de analgésicos si es necesario.

Evaluación continua del dolor

Los cuidadores deben seguir utilizando escalas de evaluación del dolor, pidiendo regularmente a los pacientes que registren sus niveles de dolor y comprobando si hay signos de dolor residual o agudo. El objetivo es adaptar rápidamente el tratamiento analgésico para evitar que el dolor se vuelva insoportable o interfiera en la curación.

Apoyo emocional y preparación para futuros cuidados

El auxiliar asistencial también prepara al paciente para la continuación de los cuidados. Para un paciente que sabe que volverán los cuidados dolorosos (como los cambios de apósito u otros desbridamientos), es crucial mantener una relación de confianza. Al tranquilizar al paciente, explicándole que se mejorará el tratamiento del dolor si es necesario y que el objetivo de cada tratamiento es acelerar la curación, el cuidador ayuda a reducir la ansiedad anticipatoria, que puede empeorar la percepción del dolor durante el tratamiento futuro.

Uso de la terapia de presión negativa

* Indicaciones y contraindicaciones

Las indicaciones y contraindicaciones son elementos esenciales que hay que tener en cuenta antes de decidir sobre cualquier intervención, tratamiento o procedimiento médico. Contribuyen a garantizar que la atención prestada sea adecuada al estado del paciente y optimice las posibilidades de éxito, minimizando al mismo tiempo los riesgos. Ya se trate de tratamientos farmacológicos, tratamientos específicos como el desbridamiento, o procedimientos quirúrgicos, un buen conocimiento de las indicaciones y contraindicaciones es esencial para garantizar la seguridad y eficacia de los cuidados dispensados.

Indicaciones: ¿cuándo intervenir?

Las indicaciones se refieren a las situaciones o condiciones en las que se recomienda un procedimiento o tratamiento. Se basan en criterios clínicos, fisiopatológicos y pronósticos que justifican la aplicación de un tratamiento específico. Las indicaciones deben ser claras para garantizar que el paciente obtenga el máximo beneficio del tratamiento.

Indicaciones médicas generales

En medicina, las indicaciones pueden ser múltiples, en función de la patología, del estado general del paciente y de los objetivos del tratamiento. Pueden incluir :

1. **Tratamiento del dolor**: Cuando un paciente sufre dolor agudo o crónico, los analgésicos están indicados para aliviar el sufrimiento y mejorar el confort. Por ejemplo, en pacientes quemados, los opioides pueden estar indicados en caso de dolor intenso durante un tratamiento invasivo.

2. **Reducción del riesgo de infección**: En presencia de una herida, el uso de antisépticos o antibióticos está justificado para prevenir o tratar una infección existente. Por ejemplo, en el caso de quemaduras graves, los apósitos de plata están indicados por su efecto antimicrobiano.

3. **Mejora de la cicatrización**: En determinadas situaciones, están indicados apósitos específicos (como hidrocoloides o alginatos) para favorecer un entorno de cicatrización húmedo y proteger la herida de agresiones externas.

Indicaciones para el desbridamiento quirúrgico

El desbridamiento quirúrgico está especialmente indicado en determinadas situaciones clínicas:

1. **Presencia de tejido necrótico**: Una de las principales indicaciones para el desbridamiento es la eliminación del tejido necrótico o desvitalizado que impide la cicatrización. Este tejido muerto es un caldo de cultivo para las bacterias, lo que aumenta el riesgo de infección.

2. **Infecciones graves de la** herida: Cuando la herida está infectada y los tratamientos tópicos o con antibióticos son insuficientes para controlar la infección, se hace necesario

el desbridamiento para eliminar las zonas infectadas y prevenir nuevas infecciones.

3. **Preparación para un injerto de piel**: Antes de realizar un injerto de piel, es esencial eliminar todo el tejido necrótico para proporcionar un lecho limpio para que los injertos se fijen y favorezcan una buena cicatrización.

4. **Retraso en la cicatrización**: En determinadas heridas crónicas, como úlceras o escaras, puede estar indicado el desbridamiento para estimular la cicatrización eliminando el tejido no viable y favoreciendo la regeneración del tejido sano.

Contraindicaciones: ¿cuándo no intervenir?

Las contraindicaciones son situaciones en las que un tratamiento o procedimiento presenta riesgos que superan los beneficios esperados. Pueden ser **contraindicaciones absolutas**, en las que el tratamiento está formalmente desaconsejado, o **contraindicaciones relativas**, en las que hay que actuar con cautela y tomar una decisión médica tras evaluar los riesgos.

Contraindicaciones generales en medicina

Algunas contraindicaciones comunes pueden ser

1. **Alergia a un medicamento**: Si un paciente tiene una alergia conocida a un medicamento o a un componente activo, este medicamento está contraindicado. Por ejemplo, un paciente alérgico a la sulfadiazina no debe recibir apósitos impregnados con este producto para tratar una quemadura.

2. **Insuficiencia renal o hepática**: Muchos fármacos y tratamientos son metabolizados por los riñones o el hígado. En presencia de insuficiencia renal o hepática

grave, algunos tratamientos pueden estar contraindicados debido al riesgo de acumulación tóxica.

3. **Embarazo**: Algunos tratamientos están contraindicados en mujeres embarazadas por los riesgos que entrañan para el feto. Por ejemplo, algunos antibióticos y antiinflamatorios no esteroideos deben evitarse durante el embarazo.

Contraindicaciones del desbridamiento quirúrgico

El desbridamiento quirúrgico también tiene sus contraindicaciones, que deben evaluarse cuidadosamente antes de llevar a cabo el procedimiento. Estas contraindicaciones tienen por objeto evitar complicaciones graves que puedan comprometer la salud del paciente.

1. **Heridas poco exudativas o limpias**: El desbridamiento no está indicado en heridas en las que no hay tejido necrótico ni infección. El desbridamiento innecesario puede dañar el tejido sano y prolongar la cicatrización.

2. **Mal estado general del paciente**: Si el paciente tiene un estado médico inestable, como shock séptico o insuficiencia cardiaca grave, el desbridamiento quirúrgico está contraindicado, ya que puede empeorar el estado general. En estos casos, la prioridad es estabilizar al paciente antes de considerar la cirugía.

3. **Heridas con vascularización insuficiente**: Cuando una herida está insuficientemente vascularizada (como en los casos de trastornos circulatorios graves), el desbridamiento puede ser arriesgado, ya que el tejido sano no puede regenerarse correctamente en ausencia de una perfusión sanguínea adecuada.

4. **Trastornos de la coagulación**: En pacientes con **trastornos de la coagulación** o que toman

anticoagulantes, el desbridamiento puede provocar hemorragias graves potencialmente mortales. Por lo tanto, está contraindicado en estos casos sin una gestión específica de los riesgos hemorrágicos.

Gestión de las contraindicaciones relativas

En algunos casos, las contraindicaciones no son absolutas, sino relativas. Esto significa que, aunque haya riesgos, el procedimiento puede considerarse si los beneficios potenciales superan a los peligros. La decisión se basa entonces en una **evaluación médica exhaustiva de** las ventajas e inconvenientes. Por ejemplo, el desbridamiento quirúrgico puede considerarse en un paciente en mal estado general, siempre que sea la única solución para controlar una infección potencialmente mortal.

- Instalación y control

La **instalación y el seguimiento de dispositivos médicos** son pasos cruciales en el cuidado de los pacientes, sobre todo los que sufren patologías complejas como quemaduras graves. Estos dispositivos incluyen una variedad de equipos como infusiones, catéteres, dispositivos de oxigenoterapia, vendajes especializados y equipos de monitorización continua. Una instalación adecuada no sólo garantiza que los cuidados se administren correctamente, sino que también evita complicaciones como infecciones, colocación incorrecta o mal funcionamiento de los equipos. **La monitorización** permite detectar precozmente los problemas y actuar con rapidez para garantizar la seguridad y comodidad del paciente.

Instalación del dispositivo: una etapa clave para una asistencia segura

La **instalación de un producto sanitario** debe realizarse siempre en condiciones óptimas para garantizar su eficacia y la seguridad del paciente. Una instalación incorrecta puede acarrear complicaciones que van desde molestias hasta consecuencias graves como infecciones, daños tisulares o fallos de funcionamiento.

Preparar el entorno y el equipo

Antes de instalar cualquier dispositivo, es esencial preparar **el entorno asistencial** y el equipo necesario.

1. **Higiene y esterilidad**: La instalación de dispositivos médicos como catéteres venosos, sondas o infusiones requiere unas estrictas condiciones de asepsia para evitar infecciones. Es esencial cumplir los protocolos de higiene, como **lavarse las manos**, llevar guantes estériles y utilizar material estéril. Por ejemplo, al instalar un catéter venoso central, debe prestarse especial atención a la desinfección de la piel y al mantenimiento de un campo quirúrgico estéril.

2. **Preparación del equipo**: Antes de instalar un dispositivo, es importante comprobar la integridad y funcionalidad de todo el equipo utilizado. Esto incluye comprobar las fechas de caducidad, los envases estériles y los dispositivos de monitorización. En el caso de dispositivos como infusiones o bombas de infusión, también es necesario preparar las **soluciones y los medicamentos**, y conectarlos al dispositivo sin comprometer la esterilidad.

Instalación técnica del dispositivo

El procedimiento de instalación varía según el tipo de dispositivo, pero algunos pasos generales se aplican a la mayoría de los dispositivos.

1. **Infusiones y catéteres**: Al establecer una **infusión intravenosa**, es esencial elegir un buen lugar de inserción, a menudo una vena periférica, y llevar a cabo una desinfección rigurosa antes de insertar el catéter. Una vez

130

insertado, hay que fijarlo bien con un apósito estéril y comprobar que la vía de infusión esté bien conectada y funcione. La velocidad de infusión se ajusta de acuerdo con la orden médica y se realizan controles visuales periódicos para garantizar que no haya fugas ni complicaciones como hematomas.

2. **Apósitos complejos y dispositivos de cicatrización de heridas**: Cuando se colocan dispositivos de cicatrización de heridas, como **apósitos hidrocoloides**, deben seguirse protocolos de aplicación estrictos para evitar el roce, el desprendimiento precoz o la infección. La elección del apósito depende de la fase de cicatrización, la cantidad de exudado y el estado de la herida. Es fundamental asegurarse de que el apósito se aplica correctamente, sin pliegues ni bolsas de aire que puedan favorecer el roce o los puntos de presión.

3. **Catéteres y drenajes**: La instalación de **catéteres urinarios** o **drenajes quirúrgicos** también requiere un enfoque metódico. Una desinfección cuidadosa del lugar de inserción, una fijación segura pero no restrictiva y una colocación correcta son esenciales para evitar fugas o irritaciones. La colocación de los dispositivos también debe permitir al paciente una relativa movilidad sin riesgo de desplazamiento.

Educación y colaboración con los pacientes

Cuando se instala un dispositivo, es esencial **comunicarse con el paciente**. Hay que informarles de la naturaleza del dispositivo, su función y las precauciones que deben tomar para evitar complicaciones. Esta colaboración mejora el cumplimiento de los cuidados por parte del paciente y le permite informar rápidamente de cualquier molestia o mal funcionamiento.

Monitorización continua del dispositivo: prevención de complicaciones

Una vez colocado el dispositivo, **el seguimiento** es esencial para garantizar su correcto funcionamiento y detectar precozmente cualquier anomalía. El seguimiento consiste en comprobar que el paciente **tolera bien** el dispositivo, asegurarse de que **funciona correctamente** y prevenir posibles complicaciones.

Seguimiento clínico y técnico

La supervisión del dispositivo implica tanto **la observación clínica** del paciente como la **verificación técnica** del equipo.

1. **Supervisión del lugar de inserción o aplicación** :

   ○ **Enrojecimiento, dolor e hinchazón**: Cualquier enrojecimiento, dolor o hinchazón alrededor del lugar de inserción de un catéter o sonda puede indicar una infección o una complicación local (flebitis, hematoma). El auxiliar de enfermería debe inspeccionar regularmente estos signos e informar de cualquier anomalía a la enfermera o al médico.

   ○ **Cambios de apósitos**: En el caso de dispositivos como catéteres venosos o apósitos complejos, **los apósitos** deben **cambiarse** con regularidad y en condiciones estériles para evitar infecciones. El auxiliar de enfermería también debe asegurarse de que el apósito permanezca en su sitio y limpio.

2. **Control del flujo y la funcionalidad** :

   ○ **Infusiones** : En el caso de los dispositivos de infusión, es esencial controlar el caudal y asegurarse de que se corresponde con las prescripciones. Un flujo demasiado rápido o demasiado lento puede tener graves consecuencias para el estado clínico del paciente, como la sobrecarga de líquidos o la deshidratación.

- ○ **Dispositivos electrónicos**: dispositivos como bombas de infusión o dispositivos de asistencia respiratoria deben revisarse periódicamente para garantizar que funcionan correctamente. Esto incluye comprobar las alarmas, los niveles de batería y los parámetros de funcionamiento.

3. Control de desagües y sondas :

- ○ **Cantidad y calidad de los fluidos drenados**: En el caso de los drenajes quirúrgicos o las sondas urinarias, el auxiliar de enfermería debe controlar la cantidad y calidad de los fluidos recogidos. Un descenso repentino del flujo o un cambio de color (presencia de sangre, pus) pueden indicar una complicación, como una obstrucción en el drenaje o una infección.
- ○ **Colocación**: Los catéteres y drenajes deben permanecer correctamente colocados para evitar desplazamientos accidentales. Su fijación debe comprobarse periódicamente para asegurarse de que no causan irritación ni úlceras por presión.

Prevención de infecciones

La **prevención de las infecciones** es una prioridad en la gestión de los productos sanitarios. La inserción de un catéter, una sonda o un apósito expone al paciente al riesgo de infecciones nosocomiales, sobre todo cuando se rompe la barrera cutánea. La **vigilancia de los signos infecciosos** incluye :

- • **Temperatura**: Una fiebre inexplicable puede ser el primer signo de una infección relacionada con el dispositivo.
- • **Dolor y secreción** : Cualquier aumento del dolor o secreción purulenta en el lugar de inserción debe alertar al equipo sanitario.

Comunicación permanente con el paciente

El paciente desempeña un papel activo en el control del dispositivo. Se le debe informar de los signos a los que debe estar atento y animarle a que comunique cualquier molestia, dolor o sensación anormal lo antes posible. Esta colaboración permite **tratar rápidamente** las posibles complicaciones.

Gestión de las complicaciones

A pesar de un seguimiento riguroso, pueden surgir complicaciones. Por eso es esencial detectarlas pronto y tratarlas eficazmente para evitar consecuencias graves.

1. **Fallos técnicos**: En caso de problema técnico (velocidad de infusión incorrecta, obstrucción del catéter), el asistente sanitario debe reaccionar rápidamente, ya sea ajustando el dispositivo o llamando al equipo de enfermería o médico para que intervenga de inmediato.

2. **Infecciones**: Si se sospecha una infección (fiebre, enrojecimiento, secreción), es vital informar al médico inmediatamente para que se pueda considerar un cambio de dispositivo, la administración de antibióticos u otras intervenciones.

3. **Sustitución de dispositivos**: algunos dispositivos, como los catéteres venosos, deben sustituirse periódicamente para evitar complicaciones. Los cuidadores se aseguran de que se respeten los plazos de sustitución y de que los dispositivos no permanezcan colocados más tiempo del necesario.

- Educación del paciente y la familia sobre el tratamiento

Educar a los pacientes y sus familias sobre el tratamiento es una parte esencial de la asistencia, especialmente en situaciones médicas complejas como la atención a las víctimas de quemaduras. Mantener a los pacientes y a sus familias bien informados sobre el curso del tratamiento, las etapas de recuperación y las prácticas que deben seguir en casa no sólo les ayuda a adherirse más eficazmente a su tratamiento, sino que también aumenta su autonomía y mejora su bienestar general. Esta educación debe adaptarse a las necesidades individuales del paciente, a su nivel de comprensión y a su entorno familiar, procurando abordar los aspectos médicos, emocionales y prácticos de los cuidados.

Importancia de la educación del paciente y la familia

El objetivo de la educación es **informar a** los pacientes y sus familias sobre los cuidados necesarios, **tranquilizarles** sobre el proceso de recuperación y darles las herramientas que necesitan para participar activamente en el tratamiento. También les permite comprender mejor los riesgos y las precauciones que deben tomar, reduciendo así el riesgo de complicaciones y favoreciendo una recuperación más rápida.

1. **Autonomía y confianza**: al explicar claramente los cuidados y responder a las preguntas, el equipo asistencial ayuda a los pacientes y sus familias a ser más autónomos. Esto les da confianza para gestionar ciertos aspectos de los cuidados en casa o para informar rápidamente de señales de alarma.

2. **Cumplimiento del tratamiento**: Una educación exhaustiva permite a los pacientes comprender la importancia de seguir escrupulosamente las recomendaciones médicas, ya sea en lo que se refiere a tomar la medicación, acudir a las citas o seguir una dieta específica. Una buena comprensión de lo que está en juego mejora la adherencia al tratamiento.

3. **Reducir la ansiedad**: Las situaciones médicas graves, como las quemaduras, pueden ser fuente de ansiedad e incertidumbre para los pacientes y sus familias. Una educación clara y comprensiva ayuda a disipar dudas y disipar temores, explicando que cada paso es un paso hacia la recuperación.

El enfoque educativo: adaptar la comunicación

La educación debe adaptarse a las **necesidades individuales** del paciente y su familia. Cada persona tiene un nivel diferente de comprensión, creencias culturales y expectativas que influyen en la forma en que recibe la información. Por lo tanto, es esencial adoptar un enfoque de comunicación adaptado.

1. **Comprender las expectativas y preocupaciones**: Antes de empezar, es importante hablar con el paciente y sus allegados para entender sus **preocupaciones**, **dudas** y **preguntas**. Esto permitirá adaptar las explicaciones a sus necesidades. Algunos pacientes pueden estar especialmente preocupados por la gestión del dolor, mientras que a otros les pueden inquietar las cicatrices o las consecuencias estéticas. Al tener en cuenta estas expectativas, la educación puede ser más específica y pertinente.

2. **Utilice un lenguaje claro y sencillo**: los términos médicos complejos pueden resultar confusos para los pacientes y sus familiares. Es importante **simplificar** los conceptos médicos y utilizar ejemplos concretos para que la información sea más accesible. Por ejemplo, al explicar la importancia de mantener limpia una herida, es mejor hablar en términos sencillos: "mantener la herida limpia ayuda a evitar infecciones que pueden ralentizar la cicatrización."

3. **Tranquilizar sin minimizar**: es esencial ser honesto sobre la gravedad de las situaciones, ofreciendo al mismo

tiempo una perspectiva tranquilizadora. Hay que informar a los pacientes de los **riesgos potenciales** (como infecciones o complicaciones del vendaje), pero también de las medidas que se están tomando para prevenirlos y garantizar su seguridad. Explicando los pasos con claridad, el paciente puede entender que, aunque el proceso sea a veces difícil, está bajo control.

4. **Fomentar las preguntas**: La educación nunca debe ser unilateral. Es importante crear un **clima de confianza** en el que los pacientes y sus familiares se sientan cómodos haciendo preguntas. La comunicación abierta mejora su comprensión y les permite obtener aclaraciones sobre aspectos que quizá no hayan entendido del todo.

Aspectos médicos que deben abordarse

El cuidado de un paciente con quemaduras, o de cualquier persona que requiera cuidados a largo plazo, presenta una serie de aspectos que el paciente y su familia deben comprender para participar eficazmente en el proceso de curación.

Cuidado de heridas y tratamiento de apósitos

Uno de los aspectos más importantes es el **tratamiento de las heridas**. Los pacientes y sus familias deben estar informados sobre cómo cuidar las heridas y los apósitos en casa.

1. **Cambio de apósitos**: Si los cambios de apósito deben realizarse en casa, es fundamental enseñar a la familia cómo hacerlo de forma aséptica, evitando infecciones. Los pasos deben explicarse detalladamente, con una demostración si es posible. Por ejemplo, cómo limpiar la herida con una solución salina, aplicar un nuevo apósito estéril y vigilar la zona para detectar signos de infección.

2. **Vigilancia de los signos de complicación**: Los pacientes y sus familias deben ser capaces de reconocer **los signos**

de infección (enrojecimiento, hinchazón, secreción purulenta, fiebre), así como los signos de retraso en la cicatrización. Se les debe animar a que se pongan en contacto inmediatamente con sus cuidadores si aparece alguno de estos signos.

Tratamiento del dolor

El dolor es un componente importante en el tratamiento de las quemaduras. Es importante explicar al paciente y a su familia cómo se tratará el dolor y qué métodos pueden utilizarse para aliviarlo.

1. **Uso de la medicación**: Los pacientes deben comprender la importancia de tomar **los analgésicos** prescritos a intervalos regulares para prevenir la aparición de dolor intenso. El equipo asistencial debe explicar las dosis, los horarios y los posibles efectos secundarios de la medicación para garantizar un tratamiento óptimo del dolor.

2. **Técnicas no farmacológicas**: Además de la medicación, puede ser útil introducir **técnicas no farmacológicas de tratamiento del dolor**, como técnicas de relajación, ejercicios de respiración profunda o el uso de frío en determinadas zonas para aliviar el dolor leve.

Higiene y prevención de infecciones

Los pacientes y **sus** familiares deben ser informados de las **precauciones higiénicas** que deben tomarse para evitar infecciones, sobre todo si hay colocados dispositivos médicos como catéteres o drenajes.

1. **Lavado de manos**: El lavado riguroso de las manos antes de cualquier cuidado o manipulación de los apósitos es esencial para prevenir la infección. El equipo asistencial puede enseñar la técnica correcta para lavarse las manos con una solución hidroalcohólica o con agua y jabón.

2. **Mantener limpio el entorno**: los pacientes y sus familias deben comprender la importancia de mantener limpio el entorno doméstico, sobre todo alrededor de las zonas de cuidados, para evitar la contaminación de las heridas.

Aspectos prácticos y organización en casa

Una vez de vuelta en casa, los pacientes y sus familias tendrán que gestionar ciertos aspectos prácticos de los cuidados cotidianos. Es esencial anticiparse a estas necesidades para garantizar una transición fluida.

Organización de la asistencia a domicilio

Es posible que los familiares no estén familiarizados con la gestión de los cuidados médicos a domicilio. Por lo tanto, es necesario explicarles cómo organizar un **entorno de atención** domiciliaria, definiendo espacios limpios y organizando el equipo necesario para la atención de forma accesible.

Programación de citas médicas

Es importante informar a los pacientes y sus familias de la importancia de **acudir a las citas médicas** para controlar la recuperación y ajustar el tratamiento si es necesario. También deben recibir instrucciones sobre cómo actuar en situaciones de emergencia y los datos de contacto a los que llamar en caso de complicaciones.

Apoyo emocional y psicológico

Por último, un aspecto a menudo pasado por alto pero igualmente crucial es el **apoyo psicológico**. Las quemaduras, por ejemplo, pueden tener graves secuelas físicas y emocionales.

1. **Apoyo al paciente**: es esencial animar a los pacientes a **expresar sus emociones** y a buscar ayuda si experimentan ansiedad o depresión relacionadas con su enfermedad. El equipo sanitario también debe ser capaz de derivar a la familia a recursos de apoyo psicológico en caso necesario.

2. **Apoyo familiar**: La familia del paciente también puede necesitar apoyo. Vivir con un familiar convaleciente, sobre todo después de quemaduras graves, puede ser física y emocionalmente agotador. El equipo asistencial debe animarles a descansar y a pedir ayuda cuando sea necesario, recordándoles al mismo tiempo que desempeñan un papel esencial en la recuperación de su ser querido.

Capítulo 4

Tratamiento del dolor y apoyo psicológico

Evaluación del dolor en pacientes quemados

• Métodos de evaluación del dolor: escalas y observaciones conductuales

La evaluación del dolor es un componente crucial en el tratamiento de los pacientes, en particular los que sufren lesiones graves como quemaduras, en las que el dolor suele ser intenso, persistente y difícil de tratar. Una evaluación precisa no sólo permite adaptar eficazmente el tratamiento analgésico, sino también controlar los cambios en el dolor a lo largo del tiempo, lo que ayuda a ajustar los cuidados y mejorar el confort del paciente. Para medir el dolor se utilizan varios **métodos de evaluación** que combinan **escalas subjetivas** y **observaciones del comportamiento**.

Escalas de evaluación del dolor: el enfoque subjetivo

Las escalas de evaluación del dolor son herramientas utilizadas para recoger la autoevaluación de los pacientes sobre la intensidad del dolor que experimentan. Son sencillas de utilizar y proporcionan una medida subjetiva pero reproducible que puede utilizarse para controlar los cambios en el dolor a lo largo de varios días o semanas. Estas escalas son adecuadas para pacientes capaces de verbalizar o expresar su dolor de forma coherente, y desempeñan un papel fundamental en el seguimiento clínico.

Escala numérica (EN)

La **escala numérica** es uno de los métodos más comunes y sencillos de evaluar el dolor. Consiste en pedir a los pacientes que **valoren su dolor** en una escala de 0 a 10, donde 0 representa la ausencia total de dolor y 10 el máximo dolor imaginable. Este método es fácil de utilizar con adultos y adolescentes capaces de comprender el concepto de escala numérica.

- **Ventajas**: Esta escala es rápida de utilizar y no requiere herramientas complejas. Proporciona una evaluación inmediata y es fácil de entender para la mayoría de los pacientes.
- **Limitaciones**: La escala numérica depende totalmente de la capacidad del paciente para expresar su dolor de forma objetiva. Algunos pacientes pueden tener dificultades para asignar un valor numérico a su dolor, en particular los niños muy pequeños o los ancianos con problemas cognitivos.

Escala visual analógica (EVA)

La **escala analógica visual** es otro método utilizado habitualmente para medir la intensidad del dolor. Consiste en una **línea recta de 10 cm**, en la que un extremo representa "ausencia de dolor" y el otro "dolor insoportable". Se pide al paciente que marque en esta línea el punto que corresponde a la intensidad de su dolor. A continuación se mide la posición del punto y se convierte en un valor numérico comprendido entre 0 y 10.

- **Ventajas**: Este método proporciona una medición más precisa que la escala numérica, ya que ofrece un rango continuo en lugar de valores discretos. Suele utilizarse en estudios clínicos para controlar los efectos de los tratamientos analgésicos.
- **Limitaciones**: Al igual que la escala numérica, requiere que el paciente comprenda bien el concepto de medida y sea capaz de visualizar y cuantificar su dolor. Puede ser difícil de utilizar para personas con déficits cognitivos o problemas de comunicación.

Escala verbal simple (EVS)

La **escala verbal simple** ofrece una serie de palabras que describen distintos niveles de intensidad del dolor (ausencia de dolor, dolor leve, dolor moderado, dolor intenso, dolor muy intenso, dolor insoportable). El paciente elige la palabra que mejor describe cómo se siente.

143

- **Ventajas**: Este método es especialmente útil para las personas mayores o los pacientes que tienen dificultades para utilizar escalas numéricas o visuales. Las palabras son más concretas y permiten una mejor comunicación para algunos pacientes.
- **Limitaciones**: Es menos preciso, ya que no permite cuantificar con mucha precisión el dolor sentido entre dos descripciones.

La escala facial de Wong-Baker

Esta escala está especialmente indicada para **niños** y **personas con dificultades de comunicación**. Presenta una serie de caras que van desde una cara sonriente (ausencia de dolor) hasta una cara llorosa (dolor máximo). El paciente elige la cara que mejor representa su dolor.

- **Ventajas**: El aspecto visual y la sencillez de la escala la convierten en una herramienta muy accesible para niños pequeños o personas con deterioro cognitivo leve.
- **Limitaciones**: Este método es menos adecuado para adultos, ya que puede carecer de precisión y percibirse como simplista para pacientes capaces de verbalizar su dolor con mayor detalle.

Observaciones del comportamiento: un enfoque objetivo para pacientes no comunicativos

En algunos casos, los pacientes no pueden expresar su dolor verbalmente ni utilizar escalas, ya sea por deterioro cognitivo, edad muy temprana o estado alterado de conciencia (coma, sedación). En estas situaciones, la evaluación del dolor se basa en **observaciones del comportamiento**. Estas observaciones son especialmente útiles en pediatría, geriatría y cuidados intensivos.

Tabla de observación del comportamiento doloroso

Los cuidadores pueden utilizar **rejillas de observación del comportamiento** para evaluar el dolor en pacientes incapaces de expresarse. Estas rejillas se basan en varios criterios, como :

1. **Expresiones faciales**: muecas, cejas fruncidas, mandíbulas apretadas u otros signos de tensión facial son indicadores clave de dolor.
2. **Movimientos corporales**: la agitación, los movimientos defensivos para evitar el movimiento doloroso o la inmovilidad inusual pueden indicar dolor. Por ejemplo, un niño que protege una zona del cuerpo o se niega a que le toquen puede estar experimentando un dolor importante.
3. **Comportamiento verbal**: Incluso sin poder expresar claramente su dolor, algunos pacientes pueden gemir, gritar o quejarse de forma inespecífica, lo que sugiere sufrimiento.
4. **Cambios fisiológicos**: la respiración acelerada, la taquicardia (aumento del ritmo cardíaco) o los sudores fríos también pueden ser signos indirectos de dolor.

Estos criterios se anotan y permiten al cuidador cuantificar el dolor en una escala predefinida.

Escala conductual del dolor (BPS) para pacientes intubados o ventilados

La **escala conductual del dolor** se utiliza a menudo en cuidados intensivos para pacientes intubados o sedados. Esta escala se basa en tres elementos principales: expresión facial, movimientos de las extremidades superiores y tolerancia a la ventilación. Cada criterio se puntúa de 1 a 4, y la suma de las puntuaciones se utiliza para evaluar el nivel de dolor.

- **Ventajas**: Esta herramienta es especialmente útil para pacientes en cuidados intensivos, donde la comunicación suele ser imposible debido a la intubación o la sedación. Permite una monitorización continua y regular del dolor.

145

- **Limitaciones**: La interpretación sigue siendo subjetiva y depende de la experiencia del observador. Además, algunos signos pueden confundirse con otras respuestas fisiológicas relacionadas con la propia enfermedad.

Escala EDIN (Escala de malestar y dolor del recién nacido)

La **escala EDIN** está especialmente diseñada para evaluar el dolor en los **recién nacidos**, que son incapaces de verbalizar sus sentimientos. La escala se basa en la observación de cinco criterios de comportamiento: expresión facial, calidad del sueño, actividad, llanto y respuesta a la manipulación.

- **Ventajas**: La escala EDIN está adaptada a las necesidades específicas de los lactantes, cuyos signos de dolor suelen ser sutiles y difíciles de interpretar. Permite un seguimiento constante del dolor en bebés hospitalizados en neonatología o pediatría.
- **Limitaciones**: Como cualquier escala conductual, requiere una observación continua, y las puntuaciones pueden variar de un cuidador a otro en función de la interpretación.

Uso combinado de métodos de valoración

En la práctica clínica, a menudo es aconsejable utilizar una **combinación de métodos de** evaluación del dolor para obtener una imagen completa y precisa. Por ejemplo, en un paciente que aún puede comunicarse pero está cansado o estresado, una escala numérica puede complementarse con la observación del comportamiento para garantizar que el dolor está bien controlado.

- Colaboración con el personal de enfermería en la administración de analgésicos

La colaboración entre auxiliares de enfermería y enfermeros en la administración de analgésicos es esencial para garantizar un tratamiento eficaz del dolor de los pacientes, sobre todo en entornos en los que el dolor es intenso o prolongado, como en los

146

pacientes quemados. Aunque la administración de analgésicos es principalmente responsabilidad de las enfermeras, el papel del auxiliar de enfermería es fundamental para **ayudar en el proceso**, **controlar los efectos de** la medicación y **garantizar la comodidad del** paciente. Esta colaboración forma parte de una dinámica de equipo, en la que cada profesional sanitario aporta su experiencia para optimizar el tratamiento global del dolor.

El papel del asistente en la preparación y el seguimiento de los cuidados

Aunque el auxiliar de enfermería no puede administrar la medicación directamente, desempeña un papel crucial antes y después de la administración de analgésicos. Al permanecer en estrecho contacto con el personal de enfermería y observar atentamente el estado del paciente, el auxiliar de enfermería contribuye activamente a **un tratamiento eficaz del dolor**.

Evaluación inicial del dolor con enfermeras

Antes de administrar analgésicos, es necesaria una **evaluación precisa del dolor** para ajustar la dosis y el tipo de medicación. El auxiliar de enfermería, que suele estar más cerca del paciente en los cuidados diarios, desempeña un papel clave en esta evaluación. En colaboración con el personal de enfermería, puede observar los signos de dolor, recabar información sobre los sentimientos del paciente y utilizar **escalas de evaluación del dolor** para medir su intensidad.

- **Comunicación directa**: El cuidador suele ser quien más interactúa con el paciente en la vida diaria. Por ello, puede notar cambios sutiles en la actitud o el comportamiento del paciente que pueden indicar un aumento del dolor o un mal control del mismo. Esta información es esencial para que la enfermera pueda tomar decisiones informadas sobre la administración de analgésicos.

- **Control de los signos no verbales**: además de recoger datos subjetivos, el asistente sanitario puede observar signos no verbales de dolor, como muecas, agitación o posturas de protección. Estas observaciones se transmiten al personal de enfermería, que ajusta la medicación en consecuencia.

Preparar al paciente antes de administrarle analgésicos

Antes de administrar los analgésicos, el auxiliar de enfermería ayuda a **preparar al paciente** para que la operación se desarrolle en las mejores condiciones posibles.

- **Comodidad y posicionamiento**: El asistente sanitario se asegura de que el paciente esté en una posición cómoda antes de tomar la medicación, ya sea por vía oral, intravenosa o en forma de infusión. Una posición correcta optimiza la eficacia del tratamiento y reduce las molestias relacionadas con el dolor.
- **Tranquilizar al paciente**: Algunos pacientes, sobre todo los que sufren dolor crónico o agudo, pueden sentirse ansiosos al recibir tratamientos farmacológicos. El auxiliar de enfermería desempeña una función de apoyo explicando con calma cómo se administran los analgésicos, respondiendo a sus preguntas y tranquilizándoles en el sentido de que se aliviará su dolor.

Apoyo en la administración de analgésicos

Aunque no es directamente responsable de la administración de medicamentos, el auxiliar de enfermería suele estar presente durante este procedimiento y puede ayudar a la enfermera en determinadas tareas logísticas o en el acompañamiento del paciente.

- **Preparación del equipo**: El auxiliar de cuidados puede ayudar a preparar el equipo necesario para administrar

148

analgésicos, en particular asegurándose de que dispositivos como infusiones, jeringuillas o catéteres estén en su sitio y funcionen, siempre bajo la supervisión del personal de enfermería.

- **Ayudar en la administración**: En algunos casos, se puede pedir al auxiliar de enfermería que ayude al enfermero sujetando al paciente o ajustando su posición para facilitar la administración de la medicación, sobre todo si el paciente se encuentra en una situación de movilidad difícil o con molestias importantes. Esto incluye, por ejemplo, sostener el brazo del paciente cuando se le administra una inyección intravenosa o asegurarse de que está bien hidratado antes de tomar un analgésico oral.

Control de los efectos de los analgésicos

Una vez administrados los analgésicos, **el seguimiento** del paciente se convierte en una prioridad para evaluar la eficacia del tratamiento y detectar cualquier efecto adverso. El auxiliar de enfermería, en estrecha colaboración con el personal de enfermería, desempeña un papel fundamental en este seguimiento continuo.

Evaluación de la eficacia del tratamiento

Una de las principales funciones del auxiliar sanitario después de administrar un analgésico es vigilar si el dolor del paciente disminuye satisfactoriamente. Esta observación es esencial para que el personal de enfermería pueda ajustar las dosis si es necesario.

- **Reevaluación del dolor**: A intervalos regulares después de administrar la medicación, el asistente sanitario puede reevaluar el dolor del paciente utilizando **escalas de evaluación** o simplemente preguntándole cómo se siente. Esto ayuda a determinar si el tratamiento ha sido eficaz o si el dolor persiste.

- **Observación de los signos de alivio**: El auxiliar de enfermería también observa signos físicos de alivio, como una respiración más regular, relajación muscular o una mejora del confort general del paciente. Estos signos indican una reducción del dolor y deben comunicarse a la enfermera para un seguimiento adecuado.

Control de los efectos secundarios

La administración de analgésicos, en particular **los opiáceos** (como la morfina o el fentanilo), puede provocar **efectos secundarios** que requieren una vigilancia cuidadosa. Los cuidadores desempeñan un papel crucial en la detección precoz de estos efectos secundarios.

- **Sedación excesiva**: Los opiáceos pueden inducir una somnolencia importante, incluso depresión respiratoria en casos graves. Los cuidadores deben estar atentos a signos de **sedación excesiva**, como dificultad para mantenerse despierto, respuestas lentas o cambios en la frecuencia respiratoria. Deben alertar inmediatamente a la enfermera si aparecen tales signos, para que pueda iniciarse una intervención rápida.
- **Náuseas y vómitos**: Estos síntomas son frecuentes en pacientes que toman analgésicos fuertes. El auxiliar de cuidados puede ayudar a vigilar la aparición de estos efectos secundarios y, en colaboración con el personal de enfermería, aplicar medidas para aliviar al paciente, como la administración de antieméticos o el ajuste de la posición del paciente para reducir las molestias.
- **Estreñimiento**: El estreñimiento es un efecto secundario frecuente de los analgésicos opiáceos. El cuidador debe vigilar la frecuencia de las deposiciones del paciente e informar de cualquier problema al personal de enfermería para que puedan administrarse los tratamientos adecuados, como laxantes, en caso necesario.

Adaptación del tratamiento y comunicación permanente con las enfermeras

El tratamiento del dolor es un proceso dinámico que requiere la **adaptación periódica de** los tratamientos. En estrecha colaboración con el personal de enfermería, el auxiliar de enfermería desempeña un papel clave en el ajuste de los tratamientos analgésicos en función de las necesidades del paciente.

Comunicación regular con el equipo de enfermería

El tratamiento eficaz del dolor depende de la **comunicación continua** entre los distintos miembros del equipo asistencial. El auxiliar de enfermería, al estar en contacto directo con el paciente, está en primera línea para observar la evolución del dolor e informar de estas observaciones al personal de enfermería.

- **Compartir información**: Las observaciones del cuidador sobre el estado general del paciente, su nivel de confort y su respuesta al tratamiento son cruciales para ayudar a la enfermera a ajustar la dosis de analgésicos o cambiar el tratamiento si es necesario.
- **Escuchar al paciente**: Los pacientes pueden expresar sus preferencias o reservas sobre determinados tratamientos. El auxiliar de enfermería recoge esta información y la transmite a la enfermera, contribuyendo así a un enfoque personalizado de los cuidados.

Seguimiento de los ajustes terapéuticos

Cuando hay que ajustar el tratamiento del dolor, por ejemplo aumentando las dosis o cambiando el tipo de analgésico, el cuidador sigue desempeñando un papel importante en el seguimiento de la reacción del paciente a estos cambios. Debe estar atento a la aparición de nuevos efectos secundarios o signos de intolerancia, e informar rápidamente al personal de enfermería para que se tomen las medidas necesarias.

•   El uso de técnicas no farmacológicas para aliviar el dolor
El **uso de técnicas no farmacológicas** para aliviar el dolor es un complemento esencial de los tratamientos farmacológicos, sobre todo en contextos en los que el dolor es persistente, intenso o difícil de controlar, como suele ser el caso de las víctimas de quemaduras o en los cuidados postoperatorios. Estos métodos son especialmente beneficiosos porque ayudan a reducir el consumo de fármacos, minimizan los efectos secundarios de los analgésicos y ofrecen un alivio más completo, teniendo en cuenta tanto los aspectos físicos como emocionales del dolor. Se basan en enfoques psicológicos, físicos y ambientales para reducir la percepción del dolor y mejorar el bienestar del paciente.

La importancia de las técnicas no farmacológicas en el tratamiento del dolor

El dolor es una experiencia subjetiva en la que influyen factores físicos, emocionales, cognitivos y contextuales. Las técnicas no farmacológicas pretenden actuar sobre estos diferentes aspectos, ofreciendo un enfoque más integral e individualizado del tratamiento del dolor. Son especialmente útiles en situaciones en las que la medicación no es suficiente para aliviar el dolor, o en las que los efectos secundarios limitan su uso. Además, pueden ayudar a reducir la ansiedad, mejorar la tolerancia a los cuidados y permitir a los pacientes recuperar la sensación de control sobre su propio cuerpo y su recuperación.

Técnicas de relajación: actuar sobre el cuerpo y la mente

Las técnicas de **relajación** figuran entre los métodos no farmacológicos más utilizados para aliviar el dolor. Su objetivo es relajar los músculos, calmar el sistema nervioso y favorecer un estado de relajación mental, reduciendo así la percepción del dolor.

Respiración profunda y control de la respiración

La respiración profunda es un método sencillo pero eficaz para reducir el dolor. Al animar al paciente a respirar lenta y profundamente, esta técnica ayuda a oxigenar el cuerpo, ralentizar el ritmo cardíaco y liberar la tensión muscular.

- **Principio**: Se pide al paciente que inspire lentamente por la nariz, inflando el abdomen, y que luego espire suavemente por la boca. Esta respiración controlada puede repetirse varias veces hasta que el paciente se sienta más relajado.
- **Ventajas**: Este método es fácil de utilizar, no requiere equipo y puede realizarse en cualquier momento. Resulta especialmente útil antes de tratamientos potencialmente dolorosos, como el cambio de vendajes o la movilización postoperatoria.

Relajación muscular progresiva

La **relajación muscular progresiva (RMP)** consiste en contraer y liberar sucesivamente distintos grupos musculares, lo que ayuda a reducir la tensión física que suele ir asociada al dolor.

- **Principio**: El paciente contrae un grupo muscular durante 5 a 10 segundos (por ejemplo, los músculos de las piernas), luego suelta lentamente esta contracción, concentrándose en la sensación de relajación que sigue. Este proceso se repite en varias zonas del cuerpo.
- **Beneficios**: Esta técnica ayuda a reducir el dolor al disminuir la tensión muscular y aumentar la conciencia corporal. Es especialmente eficaz para pacientes que sufren dolores crónicos o relacionados con el estrés.

Meditación y atención plena

La meditación de atención plena consiste en concentrarse en el momento presente, prestando atención a la respiración y a las sensaciones corporales, sin juzgar. Permite aceptar el dolor sin tratar de alejarlo, lo que paradójicamente puede hacerlo más tolerable.

- **Principio**: Se anima al paciente a sentarse o tumbarse cómodamente y a centrar su atención en la respiración, simplemente observando las sensaciones que surgen, sin intentar modificarlas ni analizarlas. La meditación de atención plena ayuda a desalentar la atención excesiva al dolor, haciéndolo menos intrusivo.
- **Beneficios**: El mindfulness puede reducir el dolor emocional asociado al miedo o la ansiedad, lo que permite a los pacientes gestionar mejor las sensaciones dolorosas a diario. Es útil para pacientes que sufren dolor crónico o recurrente.

Técnicas físicas para aliviar el dolor

Además de las técnicas de relajación, pueden utilizarse **técnicas físicas** para reducir las sensaciones dolorosas. A menudo actúan alterando la forma en que las señales de dolor se transmiten al cerebro, o mejorando la circulación sanguínea y la flexibilidad de los tejidos.

Aplicación de calor o frío

Aplicar **calor** o **frío** es una técnica sencilla pero eficaz para reducir el dolor, sobre todo en caso de quemaduras leves, dolores musculares o articulares.

- **Calor**: El calor ayuda a relajar los músculos y a mejorar la circulación sanguínea. Es especialmente útil para el dolor crónico o la rigidez muscular. Pueden aplicarse localmente compresas calientes o almohadillas térmicas.

- **Frío**: La aplicación de frío, en forma de compresas frías o bolsas de hielo, ayuda a reducir la inflamación y el edema, sobre todo después de una lesión aguda o un tratamiento invasivo. El frío ralentiza la transmisión de las señales de dolor al cerebro y suele utilizarse para aliviar el dolor postoperatorio o inflamatorio.

Masajes y movilizaciones suaves

El masaje y la **movilización suave** son técnicas manuales que relajan los músculos, mejoran la circulación sanguínea y linfática y reducen la percepción del dolor.

- **Principio**: Un masaje suave, centrado en las zonas doloridas, puede utilizarse para relajar los tejidos blandos, reducir la tensión muscular y aliviar dolores y molestias. La movilización suave de articulaciones y músculos también ayuda a prevenir la rigidez y mejorar la movilidad, lo que resulta especialmente útil tras periodos prolongados de inmovilidad.
- **Beneficios**: El masaje no sólo ayuda a reducir el dolor físico, sino que también puede proporcionar una sensación de bienestar general, reduciendo la ansiedad relacionada con el dolor.

Estimulación nerviosa eléctrica transcutánea (ENET)

La estimulación nerviosa eléctrica transcutánea (ENET) es un método de aplicación de ligeros impulsos eléctricos sobre la piel, mediante electrodos, para interrumpir las señales de dolor transmitidas al cerebro.

- **Principio**: TENS funciona enviando pequeñas descargas eléctricas que activan las fibras nerviosas sensoriales, impidiendo que las señales de dolor viajen al cerebro. El aparato se ajusta a una frecuencia e intensidad adaptadas al dolor del paciente.

- **Ventajas**: Este método es especialmente eficaz para el dolor crónico, postoperatorio o neuropático. No es invasivo y puede utilizarse en casa con un dispositivo portátil.

Técnicas psicológicas para modular la percepción del dolor

El dolor no es sólo una sensación física; también tiene una importante dimensión psicológica. Las técnicas dirigidas a modular la percepción del dolor pueden ayudar a los pacientes a **cambiar su relación mental con el dolor**, haciéndolo menos intrusivo.

Distracción

La distracción es una técnica psicológica sencilla que consiste en desviar la atención del paciente del dolor centrando su mente en otra cosa. Puede incluir actividades como escuchar música, ver una película, leer o hablar con alguien.

- **Principio**: Al desviar la atención del dolor hacia una actividad agradable o atractiva, se puede reducir la intensidad del dolor, porque el cerebro ya no está totalmente centrado en las sensaciones dolorosas.
- **Ventajas**: La distracción es especialmente útil para niños o pacientes que sufren dolor agudo durante un tratamiento, como el cambio de vendajes. Es fácil de instalar y puede reducir la necesidad de analgésicos en determinadas situaciones.

Visualización guiada

La visualización guiada consiste en animar a los pacientes a concentrarse en imágenes mentales relajantes, como un paisaje tranquilo o un recuerdo agradable, para reducir su percepción del dolor.

- **Principio**: dirigiendo la atención hacia imágenes mentales positivas y relajantes, los pacientes pueden reducir la intensidad de su dolor. El proceso suele estar guiado por un cuidador, que ayuda al paciente a crear estas imágenes mentales.
- **Beneficios**: Este método es especialmente útil para pacientes ansiosos, en la fase aguda de un tratamiento doloroso o que se recuperan de una intervención quirúrgica. Puede combinarse con técnicas de relajación para una mayor eficacia.

Integración de técnicas no farmacológicas en los cuidados

Para optimizar la eficacia de las técnicas no farmacológicas, a menudo es aconsejable **combinarlas** con tratamientos farmacológicos. Por ejemplo, una combinación de relajación, aplicación de calor y distracción puede reducir las dosis de analgésicos necesarias o mejorar su eficacia. Estos métodos pueden utilizarse **antes, durante y después de tratamientos dolorosos**, como el cambio de vendajes o la movilización postoperatoria.

Educación del paciente

Es esencial que el paciente comprenda el papel de las técnicas no farmacológicas y su eficacia. El equipo sanitario debe dedicar tiempo a **educar al paciente** y mostrarle cómo utilizar estos métodos, ya sea de forma independiente o con la ayuda de sus cuidadores o familiares.

Adaptación a las necesidades individuales

Cada paciente reacciona de forma diferente al dolor, y las técnicas no farmacológicas deben **adaptarse a cada situación**. Algunos pacientes pueden encontrar muy eficaz la relajación, mientras que otros pueden preferir métodos más físicos como la aplicación de frío o calor. La evaluación periódica permite ajustar las técnicas a las necesidades y preferencias individuales del paciente.

El dolor crónico y su impacto psicológico

• Comprender el dolor neuropático asociado a las quemaduras

El dolor neuropático asociado a las quemaduras es una forma particular de dolor que resulta de la disfunción o el daño de los nervios periféricos causados por la propia quemadura. A diferencia del dolor "nociceptivo", causado por la estimulación de las terminaciones nerviosas en respuesta al daño tisular, el dolor neuropático surge directamente del **daño al sistema nervioso**. Este tipo de dolor suele ser más complejo de tratar, ya que se debe en parte a cambios en el sistema nervioso que hacen que la percepción del dolor sea exagerada o inapropiada. En pacientes con quemaduras graves, este dolor es frecuente, difícil de tratar y puede persistir mucho después de que los tejidos se hayan curado físicamente.

Origen y mecanismos del dolor neuropático en las quemaduras

Las quemaduras profundas, sobre todo las de segundo y tercer grado, destruyen no sólo las capas superficiales de la piel, sino también los nervios situados en la dermis y los tejidos subyacentes. Esta destrucción nerviosa puede provocar daños permanentes en las fibras nerviosas, con las consiguientes alteraciones en la transmisión de las señales de dolor.

Daños en las fibras nerviosas

Las fibras nerviosas dañadas por una quemadura pueden destruirse totalmente o regenerarse de forma incompleta o anormal. Cuando estos nervios intentan curarse, pueden enviar señales de dolor de forma incontrolada, incluso en ausencia de estimulación externa. Esto explica por qué algunos pacientes siguen sintiendo dolor mucho después de que la quemadura parezca haberse curado.

1. **Sensibilización periférica**: cuando los nervios sensoriales están dañados, se vuelven **hipersensibles**, incluso a estímulos leves o indoloros (como un ligero contacto con la piel o un cambio de temperatura). Esta hipersensibilidad da lugar a sensaciones desagradables o dolorosas que son desproporcionadas con respecto a la estimulación real.

2. **Sensibilización central**: Junto con la sensibilización periférica, el sistema nervioso central (médula espinal y cerebro) también puede volverse **hiperreactivo**. Esto ocurre cuando las neuronas del sistema nervioso central reciben señales excesivas y anormales de los nervios dañados, y acaban interpretando estas señales como dolor crónico. Esta sensibilización central puede explicar por qué algunos pacientes sienten dolor incluso sin ningún estímulo externo (dolor espontáneo).

Características del dolor neuropático

El dolor neuropático asociado a las quemaduras se distingue por sus **características específicas**, que lo diferencian del dolor nociceptivo clásico.

1. **Ardor continuo**: Una de las sensaciones más descritas por los pacientes que sufren dolor neuropático es una

sensación de quemazón continua en la zona afectada, incluso después de que la piel se haya curado. Esta sensación puede ser constante y dificultar el descanso o el sueño.

2. **Dolor paroxístico**: además del dolor continuo, los pacientes pueden experimentar **dolores punzantes** o **descargas eléctricas** repentinas, que se producen sin previo aviso y pueden ser muy incapacitantes. Estos dolores suelen estar causados por una actividad eléctrica anormal en los nervios dañados.

3. **Alodinia**: La **alodinia** es la percepción de dolor en respuesta a estímulos normalmente indoloros. Por ejemplo, un simple roce o el roce de la ropa pueden provocar un dolor intenso. Esta hipersensibilidad suele deberse a una sensibilización periférica y central, que persiste mucho después de que el tejido cutáneo se haya curado.

4. **Hiperalgesia**: La **hiperalgesia** es un aumento exagerado de la sensación de dolor en respuesta a un estímulo que normalmente sólo causaría un dolor leve. Por ejemplo, un ligero pellizco o una presión suave pueden causar un dolor desproporcionado en pacientes con neuropatía.

Progresión del dolor neuropático tras una quemadura

El dolor neuropático asociado a las quemaduras puede ser **agudo** al principio, cuando los nervios están directamente dañados por el traumatismo térmico, pero también puede volverse **crónico** y persistir durante meses o incluso años después de que las quemaduras se hayan curado. En algunos casos, puede empeorar con el tiempo, sobre todo si los nervios dañados se regeneran de forma irregular o si siguen enviando señales dolorosas al cerebro.

Dolor agudo

Inmediatamente después de una quemadura, el dolor neuropático suele ser difícil de distinguir del dolor nociceptivo. El paciente siente tanto el dolor causado por la destrucción del tejido como el causado por el daño nervioso. Sin embargo, a medida que el tejido cutáneo cicatriza, el dolor neuropático puede persistir o hacerse más evidente, sobre todo si los nervios afectados no se regeneran correctamente.

Dolor crónico

En algunos casos, el dolor neuropático se vuelve **crónico** y puede persistir mucho después de que el tejido cutáneo se haya curado. Puede tener importantes consecuencias psicológicas, como ansiedad, depresión o fatiga crónica, debido al dolor continuo y a la reducción de la calidad de vida. El dolor neuropático crónico también puede dificultar la reinserción social y profesional de los pacientes, debido a su naturaleza impredecible e incapacitante.

Tratamiento del dolor neuropático asociado a las quemaduras

El tratamiento del dolor neuropático es más complejo que el del dolor nociceptivo clásico, ya que requiere un enfoque multimodal. **Los fármacos estándar**, como los antiinflamatorios o los opioides, que suelen utilizarse para tratar el dolor asociado a las quemaduras, no siempre son eficaces contra el dolor neuropático. A menudo son necesarias otras clases de medicación, combinadas con terapias no farmacológicas, para aliviar los síntomas.

Tratamientos farmacológicos

1. **Antidepresivos tricíclicos**: Fármacos como la amitriptilina se prescriben a menudo para aliviar el dolor neuropático. Actúan modulando la transmisión de señales

nerviosas en el cerebro y la médula espinal, reduciendo así la percepción del dolor.

2. **Anticonvulsivantes** : Fármacos como la gabapentina o la pregabalina se utilizan con frecuencia para tratar el dolor neuropático. Actúan estabilizando la actividad eléctrica de los nervios dañados y reduciendo las descargas nerviosas anormales.

3. **Anestésicos locales**: pueden aplicarse localmente cremas o parches a base de lidocaína para bloquear la transmisión de señales de dolor a los nervios afectados.

4. **Opiáceos**: Aunque los opiáceos no siempre son eficaces contra el dolor neuropático, a veces pueden utilizarse como complemento de otros tratamientos, sobre todo para aliviar episodios de dolor intenso o paroxístico.

Tratamientos no farmacológicos

Además de los fármacos, pueden utilizarse **técnicas no farmacológicas** para aliviar el dolor neuropático, ya sea como complemento de los tratamientos farmacológicos o independientemente de ellos.

1. **Estimulación nerviosa eléctrica transcutánea (ENET)**: la ENET, que utiliza corrientes eléctricas débiles para interrumpir las señales de dolor, puede ser eficaz para aliviar el dolor neuropático.

2. **Terapias cognitivo-conductuales (TCC)**: El dolor crónico, sobre todo el neuropático, tiene un fuerte impacto psicológico. Las TCC ayudan a los pacientes a controlar mejor su dolor cambiando su forma de pensar y de reaccionar ante el dolor.

3. **Reeducación sensorial**: algunas terapias incluyen la **reeducación sensorial**, en la que se aplican estímulos suaves y progresivos en la zona afectada para ayudar a

desensibilizar los nervios y reducir la alodinia o la hiperalgesia.

- Malestar psicológico en pacientes quemados: depresión, ansiedad, trastorno de estrés postraumático

El sufrimiento psicológico del paciente quemado es un componente esencial de la atención general, a menudo tan crucial como el tratamiento de las lesiones físicas. Los pacientes quemados, en particular, se enfrentan a una serie de retos emocionales y mentales que pueden tener un impacto significativo en su recuperación. Entre los trastornos psicológicos más comunes se encuentran **la depresión**, la **ansiedad** y el **estrés postraumático**. Estos trastornos, que pueden manifestarse en diversos grados según la gravedad de las quemaduras y la situación personal del paciente, suelen complicar la recuperación física y requieren una atención especial por parte de los cuidadores.

Causas de malestar psicológico en pacientes quemados

El malestar psicológico de los pacientes quemados suele ser el resultado de una combinación de factores traumáticos, emocionales y sociales que surgen tras el suceso que causó la quemadura y durante el proceso de tratamiento y rehabilitación.

Trauma del acontecimiento inicial

El accidente que causó la quemadura suele ser un acontecimiento traumático en sí mismo. Ya sea un incendio, un accidente doméstico o un incidente en el trabajo, el paciente puede revivir el suceso repetidamente, generando sentimientos de miedo, pánico y vulnerabilidad. Esta **reexperimentación** del trauma inicial puede provocar síntomas de trastorno de **estrés postraumático (TEPT)**, en el que los recuerdos del suceso surgen involuntariamente, a menudo en forma de pesadillas o flashbacks. Estos recuerdos pueden desencadenar un malestar emocional significativo, agravar la ansiedad y complicar el proceso de recuperación.

Dolor físico y sufrimiento prolongado

El dolor, que suele ser intenso y persistente en los pacientes quemados, también contribuye al malestar psicológico. El dolor agudo inmediatamente después de la quemadura, combinado con el dolor crónico que persiste durante los cuidados y el tratamiento (como los cambios de apósito o la cirugía), puede agotar los recursos mentales del paciente. Este dolor, a veces difícil de controlar, puede generar **ansiedad anticipatoria**: el miedo a sufrir con cada tratamiento, incluso cuando se administran analgésicos, lo que puede deteriorar la calidad de vida del paciente.

Cambios físicos y autoimagen

Las quemaduras suelen dejar **secuelas físicas** importantes, como cicatrices visibles, deformidades o pérdida de funcionalidad en determinadas partes del cuerpo. Estas alteraciones pueden tener un impacto considerable en la **autoimagen**, sobre todo en los casos en que se ven afectadas la cara, las manos u otras partes visibles del cuerpo. A los pacientes puede resultarles difícil aceptar estos cambios, lo que conduce a una pérdida de autoestima y a un **sentimiento de vergüenza** o inutilidad. Esto puede conducir a la **depresión**, sobre todo si el paciente se siente rechazado o incomprendido por quienes le rodean o teme dejar de ser aceptado en la sociedad.

Aislamiento social y pérdida de protagonismo

Los pacientes quemados pueden encontrarse aislados de su red social o profesional durante largos periodos, debido a la hospitalización prolongada y a los cuidados intensivos necesarios para su recuperación. Esta pérdida de contacto social, combinada con la incapacidad temporal o permanente de reanudar las actividades cotidianas o profesionales, puede exacerbar los sentimientos de soledad, desesperación e inutilidad. El aislamiento social es un importante factor de riesgo para el **desarrollo de la depresión**.

Síntomas psicológicos frecuentes: depresión, ansiedad y trastorno de estrés postraumático.

El **malestar psicológico** en los pacientes quemados suele adoptar tres formas principales: depresión, ansiedad y estrés postraumático. Estos trastornos pueden aparecer de forma aislada o solaparse, agravando el estado emocional del paciente y ralentizando su rehabilitación.

Depresión

La depresión es uno de los trastornos psicológicos más frecuentes en los pacientes con quemaduras, sobre todo cuando la recuperación es larga y difícil. La depresión puede desarrollarse en respuesta a sentimientos de impotencia ante el dolor y los cuidados, o ante la perspectiva de vivir con cicatrices permanentes y discapacidad.

Los síntomas de depresión en pacientes quemados incluyen:

- **Tristeza persistente** y sentimientos de desesperanza, con incapacidad para experimentar placer en las actividades cotidianas.
- **Fatiga emocional y física**, a menudo exacerbada por el dolor crónico y los constantes esfuerzos por curarse.
- **Sentimiento de inutilidad o culpabilidad**, a veces vinculado a depender de otros para recibir cuidados o a haber sobrevivido a un incidente dramático.
- **Pensamientos suicidas** en los casos más graves, cuando el paciente siente que no hay salida.

Ansiedad

La ansiedad es una respuesta natural a la incertidumbre y al trauma, pero puede volverse problemática cuando persiste y afecta al funcionamiento diario del paciente. En los pacientes quemados, la ansiedad puede estar relacionada con diversos factores, como el miedo al dolor, el miedo a las complicaciones médicas (como una infección) o el miedo a no recuperar el aspecto físico que tenían antes del accidente.

Los síntomas de la ansiedad incluyen:

- **Nerviosismo constante** y sensación de ansiedad general, incluso cuando no existe una amenaza inmediata.
- **Ataques de pánico**, a menudo desencadenados por un tratamiento doloroso o por el accidente que causó la quemadura.
- **Trastornos del sueño**: la ansiedad suele interferir en el descanso, agravando la fatiga y ralentizando la recuperación.

Trastorno de estrés postraumático (TEPT)

El trastorno de **estrés postraumático** (**TEPT**) es un trastorno frecuente en pacientes que han sufrido sucesos violentos o traumáticos, como accidentes graves o quemaduras. El TEPT puede aparecer en los primeros días tras el suceso traumático o desarrollarse más tarde, a veces meses después del accidente.

Los signos de estrés postraumático incluyen:

- **Revivir** el trauma a través de flashbacks o pesadillas. Los pacientes reviven mentalmente el accidente o los acontecimientos asociados a la quemadura, lo que desencadena reacciones emocionales intensas.
- **Evitación de** situaciones o estímulos que recuerden el suceso traumático. Por ejemplo, algunos pacientes se

niegan a hablar de su accidente o evitan los lugares donde ocurrió el incidente.

- **Hipervigilancia**: Los pacientes con TEPT están constantemente en alerta, listos para reaccionar ante una amenaza percibida, aunque sea inexistente. Puede manifestarse en forma de irritabilidad, trastornos del sueño o aumento de la sensibilidad a ruidos o movimientos repentinos.

Consecuencias de la angustia psicológica en la recuperación física

El malestar psicológico de los pacientes quemados repercute directamente en su **recuperación física**. Los trastornos psicológicos, como la depresión o el TEPT, pueden ralentizar la recuperación al afectar a la capacidad del paciente para participar activamente en su tratamiento.

1. **Menor motivación para la rehabilitación**: los pacientes deprimidos o ansiosos pueden tener dificultades para comprometerse con los programas de rehabilitación. Por ejemplo, el dolor y la ansiedad asociados a las sesiones de fisioterapia pueden hacer que se nieguen a participar en los ejercicios necesarios para recuperar la movilidad y la funcionalidad.

2. **Trastornos del sueño**: la ansiedad y las pesadillas relacionadas con el TEPT suelen alterar el sueño, lo que compromete la capacidad de regeneración del organismo y ralentiza la cicatrización de las heridas.

3. **Menor tolerancia al dolor**: Los pacientes que sufren depresión o estrés postraumático pueden percibir el dolor con mayor intensidad, lo que dificulta su tratamiento. Esto puede llevar a un mayor uso de analgésicos, con el riesgo de efectos secundarios asociados a su uso excesivo.

4. **Aislamiento social y familiar**: La angustia psicológica puede conducir al **retraimiento social**, con pacientes que se aíslan de sus seres queridos por vergüenza o desánimo. El apoyo social es un factor clave de la resiliencia y la recuperación, y su ausencia puede exacerbar la depresión y ralentizar la rehabilitación.

Gestión del malestar psicológico

La atención multidisciplinar es esencial para tratar el malestar psicológico de los pacientes quemados. En ella se combinan enfoques **médicos**, **psicológicos** y **sociales**, y supone una estrecha colaboración entre médicos, psicólogos, enfermeras y, a veces, trabajadores sociales.

Psicoterapia y apoyo psicológico

La psicoterapia desempeña un papel crucial en el tratamiento de la depresión, la ansiedad y el TEPT. Terapias específicas, como **la cognitivo-conductual (TCC)**, son especialmente eficaces para ayudar a los pacientes a superar sus miedos, gestionar su dolor y recuperar la sensación de control sobre sus vidas.

Apoyo médico

En algunos casos, pueden recetarse **antidepresivos** o **ansiolíticos** para reducir los síntomas de depresión o ansiedad, además de psicoterapia. Los pacientes que sufren TEPT también pueden beneficiarse de tratamientos específicos, como **la terapia de exposición** o **la EMDR** (desensibilización y reprocesamiento por movimientos oculares).

Apoyo social y familiar

El apoyo de **la familia** y **los amigos** es un factor clave en la recuperación psicológica. Fomentar la participación de familiares y amigos en el proceso asistencial ayuda a reducir la sensación de aislamiento de los pacientes y a mejorar su estado de ánimo.

- El papel del cuidador en el apoyo emocional

El **papel del cuidador a la hora de proporcionar apoyo emocional** es una parte esencial de la atención al paciente, especialmente en el caso de pacientes en situaciones médicas traumáticas o prolongadas, como las víctimas de quemaduras. Además de proporcionar cuidados técnicos, el cuidador es a menudo el primer punto de contacto para el paciente y desempeña un papel fundamental en su bienestar psicológico. Además de atender a los pacientes, el auxiliar de enfermería también proporciona una **presencia afectuosa**, un **oído atento** y un **apoyo constante** a lo largo de todo el proceso asistencial. Esta dimensión humana, basada en un enfoque empático, ayuda a aliviar el impacto psicológico de la enfermedad o el traumatismo en el paciente.

Crear un vínculo de confianza con el paciente

La relación entre paciente y cuidador se basa ante todo en el establecimiento de un **vínculo de confianza**, esencial para que el paciente se sienta seguro y comprendido. Este vínculo se construye a través de las interacciones cotidianas, en un clima de respeto y escucha activa.

Saber escuchar

Una de las funciones más importantes del cuidador en el apoyo emocional es **escuchar las necesidades del paciente**, tanto físicas como emocionales. Esto significa **tomarse el tiempo** necesario para comprender cómo se siente el paciente, sin juzgarlo ni precipitarse. Al hacer preguntas abiertas y permitir que el paciente exprese libremente sus miedos, dudas y frustraciones, el auxiliar de enfermería se convierte en un verdadero punto de apoyo.

- **Escucha activa**: Los cuidadores deben ser oyentes activos, es decir, no sólo escuchar las palabras del paciente, sino también **detectar lo que no se dice**, las emociones subyacentes y los signos de angustia. A veces, un paciente emocionalmente angustiado no expresa claramente su sufrimiento, pero el cuidador, al estar cerca del paciente a diario, puede observar cambios de comportamiento, signos de retraimiento o un cambio de humor.

Crear un clima de seguridad

Los pacientes deben sentir la confianza suficiente para expresar sus emociones sin temor a ser juzgados o malinterpretados. El cuidador crea este clima estando **disponible** y adaptándose al ritmo del paciente. Por ejemplo, algunos pacientes pueden necesitar hablar de sus ansiedades, mientras que otros pueden preferir momentos de silencio y consuelo físico, como una presencia calmada y tranquilizadora.

- **Respetar el ritmo del paciente**: El cuidador debe comprender que cada paciente tiene un ritmo y una forma de afrontar su enfermedad o trauma diferentes. Algunos pueden necesitar hablar largo y tendido de sus sentimientos, mientras que otros prefieren tratar sus emociones de forma más sutil o gradual. Respetar estas preferencias es esencial si queremos evitar precipitar al paciente y fomentar un apoyo afectuoso.

Proporcionar apoyo emocional a diario

El apoyo emocional a los pacientes se presta a través de **gestos cotidianos** e **interacciones repetidas**. No se trata solo de un apoyo puntual en momentos difíciles, sino de una **presencia continua** que acompaña al paciente durante toda su atención.

Reconfortante en tiempos difíciles

Los pacientes, sobre todo los que padecen enfermedades graves o están traumatizados por lesiones, experimentan momentos de intenso sufrimiento, ya sea **dolor físico** o **temores sobre el futuro**. Los cuidadores suelen ser quienes están presentes en estos momentos vulnerables, y su capacidad para **reconfortar** y tranquilizar a los pacientes es esencial.

- **Calmar el dolor emocional**: Cuando un paciente expresa angustia emocional, ya sea por dolor, aislamiento o miedo a lo desconocido, el auxiliar de cuidados puede intervenir ofreciendo palabras reconfortantes, utilizando gestos sencillos pero significativos, como cogerle la mano o hablarle con calma. Esto ayuda a reducir los sentimientos de abandono o ansiedad.

Apoyo a los cambios físicos

Los cambios en el cuerpo, como las cicatrices o deformidades causadas por una quemadura, pueden ser una fuente de **angustia psicológica** para el paciente. El auxiliar de enfermería desempeña un papel importante para ayudar al paciente a aceptar estos cambios, proporcionándole **orientación** y **apoyo emocional**.

- **Fomentar la autoaceptación**: con palabras positivas y una actitud tranquilizadora, el cuidador ayuda al paciente a **reconstruir su imagen corporal**. Haciendo hincapié en los progresos realizados o minimizando los aspectos negativos percibidos por el paciente, contribuyen a mejorar su autoestima.

Apoyo a los familiares

El apoyo emocional no es sólo para el paciente, sino también para su **familia** y **amigos**, que también pueden sentirse alterados por la situación. El cuidador suele ser quien se toma el tiempo de hablar con ellos, explicarles lo que está pasando y ofrecerles un espacio en el que expresar sus propios miedos y preocupaciones.

- **Explicar y tranquilizar**: Al proporcionar una información clara y adaptada a la situación del paciente, el auxiliar de enfermería ayuda a reducir la ansiedad de los familiares y les orienta sobre la mejor manera de apoyar al paciente. De este modo, se convierte en un **mediador emocional** entre el paciente y su entorno, facilitando los intercambios y reduciendo los malentendidos.

Ayudar a gestionar el dolor emocional asociado a los cuidados

Ciertos procedimientos o tratamientos, como los cambios de vendajes o las manipulaciones postoperatorias, pueden ser dolorosos y fuente de ansiedad para los pacientes. El auxiliar de enfermería desempeña un papel fundamental a la hora de **preparar** a los pacientes para estos momentos y **reducir su estrés**.

Preparar a los pacientes para un tratamiento doloroso

La preparación psicológica antes de un tratamiento potencialmente doloroso es esencial. Trabajando en estrecha colaboración con los pacientes, los auxiliares sanitarios pueden ayudarles **a prepararse mentalmente** explicándoles en qué consiste el tratamiento, destacando los beneficios que les aportará y asegurándoles que se hará todo lo posible por minimizar su dolor.

- **Apoyo antes y durante los** cuidados: El cuidador puede animar al paciente a utilizar **técnicas de relajación**, como la respiración profunda o la visualización mental, para reducir el estrés antes de los cuidados. Durante los cuidados, puede permanecer al lado del paciente, hablándole en voz baja y asegurándose de que se siente apoyado y comprendido en todo momento.

Gestión del estrés tras la intervención

Tras un tratamiento doloroso o una intervención quirúrgica, el dolor puede persistir y el cansancio emocional puede sumarse a la fatiga física. La presencia constante del auxiliar de enfermería ayuda al paciente a gestionar estos **frágiles** momentos **tras la operación**.

- **Garantizar un seguimiento psicológico regular**: A través de su contacto diario con el paciente, los asistentes sanitarios pueden detectar signos de **depresión, ansiedad o angustia postraumática**, e informar a los miembros del equipo sanitario. Al estar atentos a los más mínimos cambios en el comportamiento del paciente, contribuyen a que se tenga en cuenta el estado emocional del paciente en su conjunto, y favorecen así un seguimiento psicológico adecuado.

Fomentar la resiliencia y la autonomía emocional

Además de proporcionar un consuelo inmediato, el cuidador contribuye a **reforzar** la **resiliencia del** paciente ayudándole a recuperar la sensación de **control** sobre su situación. La enfermedad o el trauma pueden dar a los pacientes la impresión de que han perdido todo el control sobre sus vidas, pero a través del apoyo emocional, el cuidador ayuda a **restaurar una forma de autonomía emocional**.

Fomentar la participación activa de los pacientes

El cuidador anima al paciente a **participar activamente** en sus cuidados, a tomar decisiones con conocimiento de causa y a expresar sus preferencias. Al reintroducir gradualmente la idea de que el paciente tiene un papel en su propia recuperación, le devuelven cierto control.

- **Valorar los pequeños pasos adelante**: Cada paso dado en el proceso de curación debe valorarse, aunque parezca insignificante. Mediante el estímulo regular, el cuidador ayuda al paciente a centrarse en sus éxitos, en lugar de en los obstáculos.

Fomentar la autoestima

Los pacientes pueden sentirse vulnerables o disminuidos por su estado físico, pero el cuidador puede desempeñar un papel clave en la **reconstrucción de la autoestima del** paciente. Al **dar ánimos** y destacar **los puntos fuertes** y los **progresos** del paciente, ayudan a reconstruir una imagen positiva de sí mismo a pesar de las dificultades encontradas.

Capítulo 5

Prevención de infecciones y gestión de complicaciones

Protocolo de asepsia y medidas preventivas

- Importancia de cumplir estrictamente los protocolos de higiene

El **estricto cumplimiento de los protocolos de higiene** es una parte esencial de la práctica médica, sobre todo en entornos de alto riesgo como las salas de quemados, las unidades de cuidados intensivos y los quirófanos. Estos protocolos, basados en normas precisas y prácticas rigurosas, tienen por objeto **prevenir las infecciones** y garantizar **la seguridad** tanto **de los pacientes** como de los cuidadores. En los entornos donde los pacientes son especialmente vulnerables, como las salas de quemados, el cumplimiento escrupuloso de las medidas de higiene es vital no sólo para limitar las complicaciones, sino también para mejorar las posibilidades de recuperación y rehabilitación.

La importancia crucial de cumplir los protocolos de higiene

En el entorno médico, **la infección** es una de las principales amenazas para los pacientes, sobre todo para aquellos con sistemas inmunitarios debilitados o barreras cutáneas comprometidas, como las víctimas de quemaduras. El incumplimiento de las medidas de higiene puede provocar **infecciones nosocomiales**, que son infecciones contraídas en el hospital, a menudo causadas por bacterias resistentes a los antibióticos. Estas infecciones pueden retrasar la recuperación, prolongar la hospitalización, aumentar la morbilidad e incluso ser mortales.

Proteger a los pacientes vulnerables

Los pacientes con quemaduras graves, por ejemplo, tienen una **barrera cutánea comprometida**, lo que les expone directamente a las infecciones. Las heridas abiertas y el tejido necrótico son puntos de entrada ideales para bacterias, virus y hongos. En este contexto, el cumplimiento de los protocolos de higiene, como el lavado de manos, el uso de material estéril y la utilización de guantes, mascarillas y batas, es fundamental para evitar la contaminación.

- **Ejemplo de atención a víctimas de quemaduras**: Cuando un cuidador cura una herida abierta, el más mínimo error de higiene, como un guante contaminado o un instrumento mal esterilizado, puede provocar una **infección grave**, como una septicemia o una infección tisular profunda (fascitis necrotizante), que pone en peligro la vida del paciente. El cumplimiento estricto de los protocolos puede minimizar estos riesgos.

Prevención de la propagación de infecciones nosocomiales

Las infecciones hospitalarias, a menudo causadas por bacterias multirresistentes como **el Staphylococcus aureus resistente a la meticilina** (SARM) o **Clostridium difficile**, representan un reto importante en los hospitales. El estricto cumplimiento de los protocolos de higiene es esencial para **evitar la propagación** de estos patógenos, que pueden transmitirse por contacto directo con los pacientes, pero también a través de superficies, equipos médicos o las manos de los cuidadores.

- **Higiene de las manos**: Lavarse las manos o utilizar soluciones hidroalcohólicas antes y después de cada contacto con un paciente es una de las medidas más sencillas, pero también una de las más eficaces para **evitar la transmisión cruzada** de infecciones. Como las manos de los cuidadores suelen estar en contacto con distintos pacientes y superficies, son el principal vector de contaminación si no se siguen al pie de la letra los protocolos de higiene.

177

Los principios fundamentales de los protocolos de higiene

Los protocolos de higiene se basan en un conjunto de **prácticas normalizadas**, adaptadas a cada situación asistencial, para prevenir infecciones y garantizar un entorno lo más seguro posible. Estas prácticas deben ser **seguidas estrictamente** por todo el personal médico, desde los camilleros hasta los cirujanos, para minimizar el riesgo de infección.

Lavado de manos y antisepsia

Lavarse las manos es la primera línea de defensa contra las infecciones. Debe realizarse sistemáticamente antes y después de cada contacto con un paciente, antes de cualquier procedimiento invasivo, después de tocar material potencialmente contaminado y antes de manipular dispositivos estériles. Cuando se realiza correctamente, la antisepsia de manos reduce significativamente la transmisión de gérmenes patógenos.

- **Técnica de lavado de manos**: No se trata sólo de lavarse rápidamente las manos bajo el agua, sino de seguir una técnica rigurosa: mojarse las manos, aplicar jabón, frotar a fondo durante al menos 20 segundos (prestando especial atención a las zonas que suelen descuidarse, como entre los dedos y bajo las uñas), aclarar a fondo y secar con toallas limpias o desechables.

Esterilización y desinfección

La **esterilización** del instrumental y la **desinfección de** las superficies son elementos centrales de los protocolos de higiene. Todo el material utilizado para cuidados invasivos, como agujas, bisturíes o catéteres, debe esterilizarse para garantizar la ausencia de microorganismos patógenos.

- **Importancia de la esterilización**: la esterilización elimina no sólo las bacterias, sino también las esporas de hongos y los virus, que pueden sobrevivir en superficies inanimadas durante periodos prolongados. De lo contrario, pueden producirse contaminaciones durante los cuidados e infecciones potencialmente graves.

Utilización de equipos de protección individual (EPI)

Los equipos de protección individual (EPI), como guantes, batas, mascarillas y gafas, son barreras físicas esenciales para proteger de las infecciones tanto a los cuidadores como a los pacientes. Estos equipos deben utilizarse adecuadamente y cambiarse entre pacientes para evitar la transmisión.

- **Uso de guantes y mascarillas**: los guantes estériles son esenciales para cualquier procedimiento que implique una herida abierta o una membrana mucosa, mientras que las mascarillas protegen de los aerosoles potencialmente infecciosos. Este material debe manipularse con cuidado y desecharse en contenedores específicos para evitar la propagación de agentes infecciosos.

Gestión de residuos biomédicos

La **gestión de los residuos biomédicos**, como agujas usadas, vendas sucias y material contaminado, es otro aspecto crítico de los protocolos de higiene. Estos residuos deben eliminarse en **contenedores** específicos **para** evitar accidentes y limitar el riesgo de infección para el personal y otros pacientes.

- **Procedimientos de recogida y eliminación**: los objetos punzantes deben depositarse en contenedores rígidos y estancos, mientras que los residuos biológicos deben clasificarse y tratarse adecuadamente para evitar la contaminación ambiental.

Consecuencias del incumplimiento de los protocolos de higiene

El incumplimiento de los protocolos de higiene puede tener graves consecuencias tanto para los pacientes como para los cuidadores. Las infecciones pueden propagarse rápidamente, no sólo entre pacientes, sino también por todo el centro sanitario, poniendo en peligro la seguridad de la asistencia y aumentando los costes sanitarios.

Mayor riesgo de infecciones nosocomiales

Las infecciones nosocomiales, como las infecciones urinarias relacionadas con catéteres, la neumonía asociada a la ventilación mecánica o las infecciones de heridas quirúrgicas, pueden prevenirse en gran medida con **medidas higiénicas estrictas**. La falta de vigilancia o de rigor en el respeto de los protocolos puede transformar unos cuidados supuestamente curativos en una fuente de complicaciones adicionales.

- **Complicaciones graves**: las infecciones nosocomiales pueden provocar complicaciones graves, como **septicemia** o **fallo orgánico**, que requieren tratamiento intensivo y prolongan la duración de la hospitalización. También aumentan la tasa de mortalidad en pacientes que ya están en situación de riesgo.

Propagación de bacterias resistentes

El incumplimiento de las medidas de higiene favorece la propagación de **bacterias multirresistentes**, cada vez más presentes en los entornos hospitalarios. Estas bacterias, resistentes a la mayoría de los antibióticos, representan una gran amenaza para los pacientes, ya que reducen las opciones terapéuticas y complican el tratamiento de las infecciones.

Daños a la reputación y responsabilidad legal

Además de los riesgos para la salud de los pacientes, el incumplimiento de los protocolos de higiene puede dar lugar a **acciones legales** contra los centros sanitarios, ya que constituye una negligencia que puede causar graves daños. También puede afectar a la **reputación** de los hospitales y los cuidadores, reduciendo la confianza de los pacientes y sus familias en la calidad de la atención prestada.

Cultura de la higiene: una responsabilidad compartida

El cumplimiento estricto de los protocolos de higiene se basa no sólo en acciones individuales, sino en una **cultura colectiva** de higiene en los centros sanitarios. Todos los miembros del equipo sanitario, desde los médicos hasta los celadores, son responsables de vigilar y promover estas medidas.

Formación y sensibilización permanentes

Para garantizar la aplicación rigurosa de los protocolos de higiene, es esencial ofrecer **formación continua** a todo el personal asistencial. Estos cursos están diseñados para recordarles los procedimientos esenciales, presentarles nuevas recomendaciones e insistir en la importancia de cada etapa en la prevención de infecciones.

Vigilancia colectiva

El respeto de los protocolos de higiene exige también **una vigilancia colectiva**. Cada miembro del equipo debe poder intervenir si observa un incumplimiento de las normas de higiene, y debe sentirse responsable de garantizar la seguridad de los cuidados.

- Lavado de manos, uso de guantes y equipo de protección individual

Lavarse las manos, **llevar guantes** y utilizar **equipos de protección individual (EPI)** son prácticas esenciales en los hospitales para prevenir la transmisión de infecciones, proteger a los pacientes y garantizar la seguridad del personal sanitario. Estos pasos, aparentemente sencillos, son en realidad los pilares de la higiene hospitalaria y desempeñan un papel crucial en la lucha contra **las infecciones nosocomiales** y la propagación de gérmenes, incluidas las bacterias multirresistentes. Su estricto cumplimiento es esencial para garantizar una asistencia segura y un entorno hospitalario saludable.

Lavarse las manos: la primera barrera contra las infecciones

Lavarse las manos es probablemente una de las formas más sencillas y eficaces de prevenir la transmisión de patógenos. Las manos suelen estar en contacto directo con pacientes, equipos médicos y otras superficies potencialmente contaminadas, lo que las convierte en el principal vector de transmisión de infecciones.

¿Por qué es crucial lavarse las manos?

Las manos de los cuidadores están en contacto constante con los pacientes y los dispositivos médicos, y pueden transferir fácilmente microorganismos de un entorno a otro. Sin una higiene rigurosa de las manos, los gérmenes pueden propagarse rápidamente y causar infecciones graves, sobre todo en pacientes inmunodeprimidos o con heridas abiertas, como las víctimas de quemaduras.

- **Infecciones hospitalarias**: Lavarse las manos es el primer paso para prevenir **las infecciones hospitalarias**, que pueden desarrollarse en pacientes hospitalizados como resultado de la transmisión de bacterias, virus u hongos.

182

Estas infecciones pueden retrasar la recuperación, prolongar la hospitalización y aumentar la morbilidad.

Pasos para un lavado de manos eficaz

Para ser realmente eficaz, el lavado de manos debe seguir un protocolo estricto. Un enjuague rápido bajo el agua no basta para eliminar los agentes patógenos.

1. **Mójate las manos** con agua tibia, ya que el agua demasiado caliente puede dañar la piel y favorecer la aparición de grietas cutáneas, creando zonas ideales para la colonización de bacterias.
2. **Aplíquese jabón** o una solución antiséptica y **frótese** las **manos** durante al menos 20 o 30 segundos, asegurándose de limpiar todas las partes de las manos: palmas, dorso de las manos, entre los dedos, debajo de las uñas y muñecas.
3. **Acláralo bien** con agua corriente para eliminar los restos de jabón y los gérmenes.
4. **Sécate las manos** con una toalla limpia o desechable. Las manos húmedas favorecen la propagación de gérmenes, por lo que es esencial secárselas bien.
5. **Cierre el grifo** utilizando una toalla de mano limpia para evitar volver a contaminarse las manos con superficies potencialmente sucias.

¿Cuándo hay que lavarse las manos?

Lavarse las manos es necesario en varios momentos críticos para interrumpir la cadena de transmisión de infecciones:

- **Antes de** tocar a un paciente o de iniciar el tratamiento.
- **Después de** cualquier contacto con un paciente o equipo contaminado (como vendas, catéteres o equipo de cuidados).
- **Después de** manipular residuos médicos, superficies o equipos potencialmente contaminados.

- **Antes** y **después de** ponerse los guantes, porque los guantes no sustituyen al lavado de manos, sino que lo complementan.

Uso de guantes: protección adicional

El **uso de guantes** es una medida de protección personal que desempeña un papel crucial en la prevención de infecciones en el entorno hospitalario. Los guantes crean una barrera física entre las manos del cuidador y los agentes patógenos, protegiendo tanto al paciente como al cuidador.

¿Por qué usar guantes?

Los guantes son esenciales para evitar el contacto directo con sangre, secreciones corporales, heridas y superficies contaminadas, reduciendo así el riesgo de transmisión cruzada de infecciones. Son especialmente importantes en las salas de alto riesgo, como las de cuidados intensivos o quemados, donde los pacientes son extremadamente vulnerables a las infecciones.

- **Protección del paciente**: El uso de guantes protege a los pacientes de la contaminación por gérmenes de las manos de los cuidadores.
- **Protección de los cuidadores**: Los guantes también protegen al personal de enfermería de la exposición accidental a fluidos corporales o agentes infecciosos, especialmente durante cuidados invasivos o intervenciones quirúrgicas.

¿Cuándo debo llevar guantes?

El uso de guantes es necesario en muchas situaciones, pero no debe sustituir al lavado de manos. Es imprescindible ponerse guantes limpios antes de cualquier contacto con :

- Heridas abiertas o dispositivos invasivos (como catéteres o sondas).

184

- Sangre o cualquier otro fluido corporal.
- Superficies u objetos contaminados, especialmente al cambiar apósitos o manipular material sucio.

Prácticas recomendadas para el uso de guantes

Los guantes deben utilizarse correctamente para ser eficaces:

1. **Lávese siempre las manos antes de ponerse los guantes**: Los guantes no son una alternativa al lavado de manos. Los gérmenes presentes en las manos mal lavadas pueden transferirse a los guantes.
2. **Cámbiese los guantes entre cada paciente** y para cada nueva tarea que implique fluidos corporales, para evitar la transmisión cruzada.
3. **No reutilice nunca los guantes desechables**, aunque parezcan estar en buen estado. Reutilizarlos aumenta el riesgo de contaminación.
4. **Quitarse los guantes con cuidado**: los guantes deben quitarse sin tocar la superficie exterior contaminada, y las manos deben lavarse inmediatamente después de quitárselos.

Equipos de protección individual (EPI): una barrera esencial

Los equipos de protección individual (EPI), como batas, mascarillas, gafas y visores, desempeñan un papel fundamental en la prevención de infecciones, ya que protegen de la contaminación tanto a los cuidadores como a los pacientes. Estos equipos forman una barrera física contra los agentes infecciosos, ya sea por contacto directo o por inhalación.

¿Cuándo deben utilizarse los EPI?

Los EPI se utilizan en situaciones específicas en las que el riesgo de exposición a agentes patógenos es elevado:

- **Batas y abrigos**: se utilizan para proteger la ropa y la piel de los cuidadores cuando existe riesgo de salpicaduras de fluidos corporales o de contacto con superficies contaminadas, como durante los cuidados intensivos o al cambiar los apósitos de heridas infectadas.
- **Mascarillas** quirúrgicas **y respiratorias**: las mascarillas quirúrgicas protegen contra la propagación de gotitas al toser o estornudar, mientras que las mascarillas respiratorias (como las mascarillas FFP2) se utilizan para proteger contra la inhalación de aerosoles potencialmente infecciosos, por ejemplo en casos de tuberculosis o COVID-19.
- **Gafas y visores de protección**: se utilizan para proteger los ojos y la cara de salpicaduras de fluidos corporales, especialmente durante intervenciones quirúrgicas o cuidados en los que existe riesgo de salpicaduras.

Importancia del uso correcto de los EPI

Los EPI sólo son eficaces si se utilizan correctamente. Un uso incorrecto puede provocar contaminación, comprometiendo la seguridad del cuidador y del paciente.

- **Ponerse y quitarse el EPI en el orden correcto**: Es importante ponerse el EPI antes de entrar en contacto con un paciente o un entorno contaminado y quitárselo con cuidado después de cada tratamiento, siguiendo una secuencia precisa para evitar tocar las partes contaminadas.
- **No reutilice los EPI desechables**: al igual que los guantes, las mascarillas, batas y gafas desechables deben desecharse después de cada uso. Reutilizarlos podría

provocar la transmisión de patógenos de un paciente a otro o de una superficie a otra.

Importancia de comprobar los EPI

Las revisiones periódicas de los EPI son esenciales para garantizar que están en buen estado y cumplen las normas de protección. Las mascarillas deben sustituirse cuando estén mojadas, las batas deben desecharse después de cada uso y las gafas o visores reutilizables deben desinfectarse entre usos.

- Gestión del aislamiento de pacientes inmunodeprimidos

Gestionar el aislamiento de los pacientes inmunodeprimidos es una medida crucial en los centros sanitarios para proteger a estos pacientes especialmente vulnerables de las infecciones nosocomiales y adquiridas en la comunidad. Los pacientes inmunodeprimidos, como los sometidos a quimioterapia, trasplantes de órganos o quemaduras, tienen un sistema inmunitario debilitado que les impide luchar eficazmente contra los agentes patógenos. En este contexto, el aislamiento no es sólo una barrera física, sino también un conjunto de prácticas y cuidados rigurosos **destinados a reducir el riesgo de infección** preservando al mismo tiempo la **integridad psicológica** del paciente.

¿Por qué es necesario aislar a los pacientes inmunodeprimidos?

La **inmunosupresión** se refiere a un debilitamiento o supresión de la respuesta inmunitaria del organismo. Puede estar causada por enfermedades subyacentes, tratamientos médicos (como quimioterapia o inmunosupresores) o afecciones específicas como quemaduras graves. Los pacientes inmunodeprimidos son extremadamente susceptibles a las infecciones, que pueden tener consecuencias mucho más graves que en los individuos sanos.

Mayor riesgo de infección

Para un paciente inmunodeprimido, infecciones que podrían ser benignas en una persona sana (como un resfriado común) pueden convertirse en **infecciones graves** y potencialmente mortales. Los gérmenes presentes en el entorno hospitalario, como las bacterias multirresistentes, los hongos o los virus, representan amenazas importantes. Estas infecciones, a menudo contraídas a través del aire, por contacto directo o por dispositivos médicos invasivos, son las principales complicaciones que hay que evitar en los pacientes inmunodeprimidos.

Protección contra las fuentes de infección

El objetivo de aislar a los pacientes inmunodeprimidos es **reducir el contacto** con posibles patógenos, ya sea de cuidadores, otros pacientes o visitantes. El aislamiento crea un entorno controlado en el que se minimiza el riesgo de contaminación.

Los distintos tipos de aislamiento para pacientes inmunodeprimidos

En función del grado de inmunodepresión del paciente y de sus necesidades específicas, pueden establecerse varios tipos de **aislamiento protector** para garantizar una seguridad óptima. El aislamiento no es sólo una cuestión de reclusión física, sino de **gestión cuidadosa** del entorno del paciente, las prácticas asistenciales y las interacciones con el personal y los visitantes.

Estricto aislamiento de protección

El **aislamiento protector estricto** está destinado a pacientes extremadamente inmunodeprimidos, como los receptores de trasplantes de médula ósea o los pacientes con leucemia que siguen un tratamiento intensivo de quimioterapia. Esto implica el aislamiento en una habitación individual con medidas de higiene muy rigurosas.

- **Habitación individual**: El paciente se coloca en una habitación separada, equipada con un sistema **de filtración de aire** (a menudo con presión positiva) para evitar la circulación de gérmenes procedentes de otras partes del hospital. La habitación se desinfecta regularmente para minimizar la presencia de microorganismos.
- **Limitación estricta del contacto**: Por lo general, las visitas están restringidas y los cuidadores deben cumplir estrictas medidas de higiene, como **utilizar equipos de protección individual (EPI)** (mascarillas, batas, guantes) antes de entrar en la habitación. Los cuidadores también deben lavarse las manos antes y después de cada contacto con el paciente, y los objetos que entren en la habitación deben estar desinfectados o esterilizados.

Aislamiento parcial o moderado

En algunos casos, **un aislamiento moderado** puede ser suficiente, por ejemplo para pacientes cuya inmunosupresión es menos grave o temporal. El paciente se aísla en una habitación individual, pero las medidas de protección se adaptan en función de los riesgos específicos.

- **Visitas controladas**: Las visitas pueden autorizarse, pero están estrictamente supervisadas. Los visitantes deben lavarse las manos, llevar mascarilla y, a veces, bata. Se limita el contacto físico para evitar la transmisión de infecciones.
- **Precauciones en función del estado del paciente**: Dependiendo del nivel de inmunosupresión, pueden tomarse precauciones adicionales, como evitar ciertos alimentos crudos o utilizar material estéril para el tratamiento.

Medidas esenciales de higiene en el aislamiento

La gestión del aislamiento de los pacientes inmunodeprimidos **se** basa en un **conjunto de prácticas higiénicas** rigurosas destinadas a minimizar la exposición a agentes infecciosos. Estas prácticas se aplican no sólo al personal de enfermería, sino también a los visitantes y a los familiares de los pacientes.

Higiene y desinfección de las manos

Lavarse las manos es el primer paso y el más importante para prevenir las infecciones en los pacientes en aislamiento. Tanto los cuidadores como los visitantes deben lavarse las manos con jabón antiséptico o una solución hidroalcohólica antes de cualquier contacto con el paciente o su entorno. Esto debe **hacerse** sistemáticamente **antes de entrar** y **salir de la habitación**.

- **Desinfección de superficies**: la habitación del paciente debe desinfectarse con regularidad, especialmente las superficies que se tocan con frecuencia, como los tiradores de las puertas, las mesillas de noche y el equipo médico. Todo el equipo utilizado en la habitación debe desinfectarse después de cada uso para evitar la contaminación cruzada.

Uso de equipos de protección individual (EPI)

El personal sanitario y los visitantes deben llevar **mascarillas**, **batas** y **guantes** cuando estén en contacto con pacientes inmunodeprimidos. Este EPI evita la transmisión de gérmenes por contacto directo o a través de aerosoles.

- **Mascarillas**: a menudo es obligatorio que los cuidadores y visitantes lleven mascarillas quirúrgicas, para proteger a los pacientes de infecciones respiratorias que podrían transmitirse por gotitas al hablar, toser o estornudar.
- **Batas y guantes**: Los guantes estériles son esenciales para cualquier cuidado que implique contacto directo con el

paciente o con dispositivos médicos. Las batas protegen la ropa de cuidadores y visitantes de la contaminación accidental.

Gestión de residuos y materiales

El equipo utilizado en el cuidado de pacientes en aislamiento debe gestionarse cuidadosamente para evitar cualquier riesgo de contaminación. Los artículos de un solo uso, como jeringuillas, apósitos y catéteres, deben desecharse en contenedores seguros después de su uso.

- **Gestión de residuos médicos**: Todos los residuos médicos deben depositarse en **contenedores específicos para** objetos contaminados, que luego se eliminan de acuerdo con estrictos protocolos hospitalarios de gestión de residuos.
- **Equipos específicos**: En algunos casos, el equipo médico dedicado (como termómetros o tensiómetros) se utiliza sólo para el paciente aislado, para evitar la transmisión cruzada con otros pacientes.

Mantener un equilibrio entre aislamiento y bienestar psicológico

Aunque el aislamiento es esencial para proteger a los pacientes inmunodeprimidos, puede tener un **impacto** psicológico **negativo**. El aislamiento prolongado puede provocar sentimientos de soledad, **ansiedad** y **depresión**. Por eso es importante encontrar un equilibrio entre la protección del paciente y el mantenimiento de su bienestar mental.

Evitar el aislamiento social

El aislamiento físico no debe significar **aislamiento social**. Es importante que los pacientes inmunodeprimidos puedan mantener **el contacto con sus seres queridos**, aunque estas visitas deban ser supervisadas. Cuando las visitas cara a cara son limitadas, deben fomentarse otras formas de comunicación, como el vídeo o las llamadas telefónicas, para ayudar a aliviar los sentimientos de aislamiento.

- **Fomentar la interacción virtual**: el uso de tecnología, como tabletas u ordenadores portátiles, puede permitir a los pacientes mantenerse en contacto con sus seres queridos sin riesgo de exposición a infecciones.

Apoyo psicológico

Los pacientes inmunodeprimidos en aislamiento pueden beneficiarse de **apoyo psicológico** para ayudarles a gestionar el estrés y la ansiedad asociados a su enfermedad y al aislamiento. Psicólogos o cuidadores formados pueden acompañarles y ofrecerles un espacio para expresar sus miedos y sentimientos.

- **Fomentar el diálogo**: es esencial que los cuidadores se tomen el tiempo necesario para escuchar a los pacientes y responder a sus preguntas sobre los motivos de su aislamiento y las medidas adoptadas para protegerlos. El diálogo abierto puede ayudar a reducir la ansiedad y aumentar la cooperación del paciente.

Vigilancia de los signos de infección

- Enrojecimiento, calor, fiebre: saber detectar los primeros signos

Detectar los primeros signos de infección o inflamación, como enrojecimiento, calor y fiebre, es una habilidad fundamental en la práctica asistencial. Estos signos clínicos, aunque puedan parecer inocuos a primera vista, son a menudo los primeros indicadores de una **reacción inflamatoria** o una **infección subyacente**, y su reconocimiento precoz puede ser decisivo para evitar complicaciones graves. Para los cuidadores, saber identificar e interpretar estos síntomas es esencial para intervenir rápidamente, adaptar los cuidados y, en caso necesario, alertar a los equipos médicos para que apliquen el tratamiento adecuado.

Enrojecimiento: primer signo de inflamación local

El enrojecimiento es uno de los signos clásicos de la inflamación, que se produce cuando los tejidos reaccionan ante una agresión. Esta reacción suele deberse a un aumento del flujo sanguíneo en la zona afectada, mecanismo de defensa natural del organismo para combatir infecciones o reparar tejidos dañados.

Orígenes del enrojecimiento

El enrojecimiento, también conocido como **eritema**, puede tener diversas causas, pero suele estar asociado a una reacción inflamatoria local o a una infección. En un contexto médico, el enrojecimiento puede aparecer alrededor de una herida quirúrgica, en una zona de piel quemada o alrededor del lugar de una inyección o catéter.

- **Reacción inflamatoria**: el enrojecimiento es consecuencia de la **vasodilatación de** los vasos sanguíneos que se encuentran bajo la piel, lo que permite que lleguen a la zona afectada más glóbulos blancos y nutrientes para combatir la infección o ayudar a la cicatrización.
- **Enrojecimiento alrededor de una herida**: si una herida o quemadura se enrojece repentinamente, o si el enrojecimiento se extiende más allá de la zona de la lesión, puede ser indicio de una **infección local**. Es importante vigilar atentamente este enrojecimiento, ya que una infección que no se trate rápidamente puede

193

extenderse al tejido circundante, causando complicaciones como celulitis o abscesos.

¿Cuándo son preocupantes las rojeces?

El enrojecimiento no siempre es sinónimo de infección. Por ejemplo, tras una intervención quirúrgica o un traumatismo, es normal ver enrojecimiento alrededor de la zona tratada durante las primeras fases de curación. Sin embargo, hay ciertas características del enrojecimiento que deben hacer saltar la alarma:

- **Enrojecimiento creciente**: El enrojecimiento que se extiende más allá de la zona inicialmente afectada puede ser un signo de infección, que requiere atención inmediata.
- **Enrojecimiento asociado a otros signos de infección**: si el enrojecimiento va acompañado de calor, hinchazón, dolor o supuración de la herida, aumenta la sospecha de infección local.

Calor: otro signo de inflamación

El calor es otro signo clásico de inflamación local, causado por el aumento del flujo sanguíneo y la dilatación de los vasos de la zona afectada. A menudo puede percibirse incluso antes de que aparezcan otros signos más evidentes de infección.

¿Por qué se produce el calor?

Cuando una parte del cuerpo es atacada, por ejemplo por una lesión o infección, el sistema inmunitario responde aumentando el riego sanguíneo de la zona afectada. Esto permite que los glóbulos blancos, los anticuerpos y los nutrientes se concentren en el lugar para combatir los agentes patógenos o favorecer la reparación de los tejidos.

- **Inflamación local**: El calor es consecuencia de un aumento de la circulación sanguínea y de la actividad celular en la zona afectada. Generalmente se localiza alrededor del lugar de la lesión o herida.

- **Signos asociados**: Al igual que el enrojecimiento, el calor suele ir acompañado de **dolor** e **hinchazón**. En ausencia de infección, también puede producirse como parte del proceso normal de curación, pero debe vigilarse de cerca, ya que también puede ser un indicador de infección si persiste o empeora.

¿Cuándo se convierte el calor en un signo de infección?

La presencia de calor es motivo de preocupación cuando :

- **Se intensifica** o extiende más allá de la zona de la herida inicial.
- **Se asocia a otros signos**, como enrojecimiento, secreción purulenta o aumento del dolor.
- **Persiste mucho después de la fase inicial de cicatrización**, lo que indica infección o inflamación crónica que requiere intervención médica.

Fiebre: una señal sistémica de infección

La fiebre es uno de los signos más importantes que hay que observar en un paciente. A diferencia del enrojecimiento y el calor, que son síntomas localizados, la fiebre es la respuesta sistémica del organismo a una infección o inflamación generalizada. Indica que el cuerpo está intentando **combatir una infección** elevando su temperatura para crear un entorno desfavorable para los microorganismos patógenos.

¿Qué es la fiebre?

La fiebre se define como un aumento de la temperatura corporal por encima de 38 °C. Es un **mecanismo de defensa natural** que estimula el sistema inmunitario y ayuda a limitar la multiplicación de agentes infecciosos, como bacterias y virus.

- **Respuesta inmunitaria**: cuando una infección o inflamación se extiende por el organismo, las sustancias liberadas por los glóbulos blancos (como las citocinas) desencadenan un aumento de la temperatura corporal.
- **Signos asociados**: La fiebre puede ir acompañada de **escalofríos, sudoración, dolor de cabeza, fatiga** y **aceleración del ritmo cardíaco**. Estos signos suelen indicar una infección generalizada que requiere evaluación médica.

Fiebre e infección: ¿cuándo hay que preocuparse?

La fiebre siempre debe vigilarse de cerca, especialmente en pacientes vulnerables o inmunodeprimidos, como las víctimas de quemaduras, los ancianos o los pacientes sometidos a quimioterapia. Es especialmente preocupante cuando :

- **Se acompaña de escalofríos** o sudoración profusa, lo que indica una fuerte respuesta inmunitaria.
- **Se eleva por encima de 39°C**, lo que puede indicar una infección grave o una inflamación sistémica que requiere tratamiento urgente.
- **Persiste durante más de 48 horas** sin mejoría, a pesar del tratamiento inicial. Una infección no controlada puede provocar complicaciones graves, como septicemia.

Interpretar los primeros signos: enrojecimiento, calor y fiebre

La presencia de **enrojecimiento, calor** y **fiebre** debe interpretarse en su conjunto para identificar precozmente una infección o inflamación en desarrollo. Estos signos, aunque localizados en algunos casos y generalizados en otros, suelen ser los primeros indicadores de que un proceso patológico está en marcha. Los cuidadores deben ser capaces de detectar rápidamente estos síntomas para prevenir complicaciones graves, sobre todo en pacientes vulnerables.

Actuar con rapidez ante los primeros signos

La detección precoz de estos signos ayuda a **evitar que empeoren** las infecciones o inflamaciones y a ajustar rápidamente los tratamientos. Si el enrojecimiento se hace más extenso, aparece calor persistente o fiebre, el cuidador debe :

- **Informe inmediatamente al equipo médico** para una evaluación posterior.
- **Vigile los cambios en los signos** durante las horas siguientes y ajuste los cuidados en consecuencia.
- **Tomar medidas de precaución adicionales** para evitar la propagación de la infección (aislar al paciente, reforzar las medidas de higiene, etc.).

- Técnicas de muestreo para análisis bacteriológicos

Las técnicas de muestreo para el análisis bacteriológico son procedimientos fundamentales en entornos hospitalarios y médicos, destinados a identificar los microorganismos responsables de las infecciones. Estas muestras, tomadas de diversos entornos del organismo (piel, mucosas, fluidos corporales), se analizan en el laboratorio para detectar la presencia de bacterias, virus, hongos y otros agentes patógenos. La toma correcta de muestras, en condiciones asépticas rigurosas, es crucial para obtener resultados fiables y orientar la elección de los tratamientos.

La importancia del muestreo bacteriológico en el diagnóstico

Las muestras bacteriológicas son esenciales para realizar un **diagnóstico preciso** de una infección, sobre todo en el caso de infecciones recurrentes, graves o resistentes a los tratamientos. Estos análisis permiten identificar no sólo la **presencia de un agente infeccioso**, sino también su sensibilidad a los antibióticos, lo que es decisivo para elegir el tratamiento más eficaz y limitar la resistencia a los antimicrobianos.

Objetivos del muestreo bacteriológico

Los análisis bacteriológicos se utilizan en muchos contextos clínicos, entre ellos :

- **Identificar el agente patógeno** responsable de una infección (bacteria, virus, hongo).
- **Evaluar la resistencia a los antibióticos** para ajustar el tratamiento.
- **Vigilar la infección durante el tratamiento**, especialmente en caso de fracaso del tratamiento o de recidiva.
- **Para confirmar la esterilidad de una zona** después de una intervención quirúrgica o en cuidados intensivos.

Tipos de muestras bacteriológicas

Las muestras bacteriológicas pueden tomarse de distintos tipos de muestras corporales, en función de la infección sospechosa. Cada técnica de muestreo debe cumplir unas normas de **asepsia** estrictas para evitar la contaminación de la muestra, que podría distorsionar los resultados del análisis.

Muestreo superficial: frotis de la piel o las mucosas

El hisopado es una técnica utilizada habitualmente para tomar muestras de superficies corporales, como la piel, las mucosas (nariz, garganta, vagina) o las heridas. Este tipo de toma de muestras suele utilizarse para diagnosticar infecciones cutáneas, infecciones respiratorias (como anginas o sinusitis) o infecciones vaginales.

- **Técnica del hisopo**: La muestra se toma con un **hisopo estéril**, que parece un bastoncillo de algodón alargado. La torunda se frota suavemente sobre la zona en cuestión (herida, garganta, orificio nasal, etc.) para recoger las secreciones o bacterias presentes en la superficie.

- **Precauciones**: Es fundamental no tocar otras superficies al tomar la torunda para evitar la contaminación de la muestra. A continuación, la torunda se coloca en un **medio de transporte estéril** para su traslado al laboratorio, donde se cultivará para identificar las bacterias presentes.

Muestreo de fluidos: sangre, orina, esputo

La toma de muestras de **fluidos corporales** como sangre, orina o esputo es un método habitual para detectar infecciones sistémicas o localizadas, como infecciones del tracto urinario, neumonía o septicemia.

1. **Toma de muestras de sangre** :

   - La **toma de muestras de sangre** es esencial para diagnosticar infecciones sistémicas como la septicemia, o para analizar la sangre en busca de bacterias (bacteriemia). La sangre se extrae por venopunción en frascos estériles para hemocultivos.
   - **Asepsia rigurosa**: es crucial desinfectar la piel antes de la toma de muestras para evitar introducir bacterias cutáneas en la muestra.
   - Una vez extraída, la sangre se cultiva para detectar la proliferación de bacterias u otros microorganismos.

2. **Muestreo de orina** :

   - El muestreo de orina se utiliza para detectar infecciones del tracto urinario, como cistitis o pielonefritis. Generalmente, la orina se recoge por **micción directa**, tras una rigurosa desinfección de los genitales.

- ○ **Recogida a** mitad del **chorro**: Es importante recoger la orina a mitad del chorro (es decir, después de que se haya eliminado el primer chorro de orina), para reducir al mínimo la contaminación por bacterias presentes en la superficie de la piel o de los genitales externos.

3. **Muestreo de esputo** :

- ○ El esputo se analiza para diagnosticar infecciones pulmonares o bronquiales, como la neumonía. Se pide al paciente que **escupa** en un recipiente estéril, después de toser profundamente para recoger la mucosidad de las vías respiratorias inferiores.
- ○ Es esencial que la muestra proceda de los bronquios y no de saliva o secreciones de la boca, para evitar contaminaciones que distorsionarían los resultados.

Recogida de fluidos corporales estériles: punciones

En algunos casos, puede ser necesaria una toma de muestras más invasiva para obtener muestras **estériles** de **fluidos corporales**, como el líquido cefalorraquídeo (LCR), el líquido pleural o el líquido sinovial (de las articulaciones). Estas muestras son esenciales para diagnosticar infecciones graves, como meningitis o peritonitis.

1. **Punción lumbar (líquido cefalorraquídeo)** :

- ○ La **punción lumbar** se realiza para recoger líquido cefalorraquídeo (LCR) y diagnosticar infecciones del sistema nervioso central como la meningitis. La muestra se toma en condiciones de asepsia muy estrictas, introduciendo una aguja en la columna vertebral para recoger el líquido en un tubo estéril.

2. **Punción pleural (líquido pleural)** :

   ○ **La recogida de líquido pleural**, situado entre los pulmones y la pared torácica, se utiliza para diagnosticar infecciones como la pleuresía. Se introduce una aguja en la cavidad pleural en condiciones asépticas para recoger el líquido.

3. **Punción articular (líquido sinovial)** :

   ○ El líquido sinovial, localizado en las articulaciones, se toma para buscar una infección articular (artritis séptica). Se realiza una punción en condiciones estériles para recoger la muestra directamente de la articulación inflamada.

Precauciones y técnicas asépticas durante la toma de muestras

Para garantizar la fiabilidad de los resultados de las pruebas, es esencial que se sigan estrictas medidas de **asepsia** en cada muestra tomada. Así se evita cualquier **contaminación de** la muestra, que podría distorsionar los resultados y dar lugar a diagnósticos incorrectos.

Higiene de las manos y uso de guantes

Antes de tomar cada muestra, el cuidador debe **lavarse bien las manos** y ponerse **guantes estériles**. Esto evita que los gérmenes de la piel del cuidador contaminen la muestra, garantizando su pureza y validez para el análisis bacteriológico.

Desinfección del lugar de muestreo

El lugar de la toma de muestras (piel, mucosas, punto de punción) debe **desinfectarse** cuidadosamente con una solución antiséptica (como clorhexidina o alcohol yodado) antes de insertar cualquier aguja o torunda. Esta desinfección elimina los gérmenes presentes en la superficie de la piel o las mucosas y evita que contaminen la muestra o penetren en el organismo.

Utilización de material estéril

Todo el equipo utilizado para la toma de muestras debe ser **estéril** y de un solo uso, incluidas las agujas, las jeringas, los frascos de cultivo y los hisopos. Tras su uso, este equipo debe eliminarse de acuerdo con los procedimientos de gestión de residuos médicos.

Envío de muestras al laboratorio

Una vez tomadas las muestras, deben transportarse rápidamente al laboratorio en **recipientes estériles** adecuados. Algunas muestras, como las de orina, pueden tener que transportarse a temperatura ambiente, mientras que otras, como las de sangre o las cefalorraquídeas, deben refrigerarse para preservar la integridad de las bacterias y obtener resultados fiables.

- **Medios de transporte adecuados**: Algunas muestras, como los frotis nasofaríngeos o cutáneos, se colocan en **medios de transporte específicos**, que ayudan a preservar los microorganismos mientras se transportan al laboratorio.

- Prevención de la sepsis y las complicaciones sistémicas
Prevenir la sepsis y **las complicaciones sistémicas** es un reto importante en medicina, sobre todo en las unidades de cuidados intensivos, en pacientes inmunodeprimidos y en enfermos graves. La sepsis, también conocida como septicemia, es una respuesta inflamatoria sistémica grave a una infección, que puede evolucionar rápidamente a **shock séptico**, disfunción multiorgánica y muerte. Se trata de una emergencia médica que requiere un tratamiento rápido y medidas preventivas rigurosas para evitar su aparición y complicaciones.

¿Qué es la septicemia?

La sepsis se produce cuando el organismo reacciona de forma exagerada ante una infección, a menudo bacteriana, pero también vírica o fúngica. La infección se propaga por el torrente sanguíneo y provoca **una inflamación generalizada** en todo el organismo. Esta reacción puede ser tan intensa que altere las funciones de órganos vitales, provocando un fallo sistémico.

Mecanismo de la sepsis

Cuando agentes infecciosos, como bacterias o toxinas, entran en el torrente sanguíneo, el sistema inmunitario responde para combatirlos. Sin embargo, en el caso de la sepsis, esta respuesta se vuelve **excesiva** y **disfuncional**, provocando daños colaterales en tejidos y órganos. Se liberan sustancias proinflamatorias en grandes cantidades, lo que provoca una inflamación generalizada que altera la circulación sanguínea, lo que puede provocar :

- **Hipotensión grave**: descenso de la presión arterial debido a la vasodilatación y a la fuga de líquidos de los vasos sanguíneos a los tejidos.
- **Insuficiencia orgánica**: falta de oxígeno y nutrientes en órganos esenciales como los riñones, el hígado, el corazón y los pulmones, lo que provoca un fallo multiorgánico.

Factores de riesgo de sepsis

Determinadas poblaciones son especialmente vulnerables al desarrollo de septicemia, entre ellas :

- **Pacientes inmunodeprimidos** (trasplantes, quimioterapia, VIH).
- **Personas mayores** o niños pequeños, cuyas defensas inmunitarias son más débiles.
- **Pacientes hospitalizados** con infecciones nosocomiales, dispositivos invasivos (sondas urinarias, catéteres) o heridas quirúrgicas.

203

- **Personas** con **quemaduras graves** o traumatismos importantes, que tienen una barrera cutánea comprometida, lo que facilita la entrada de gérmenes en el torrente sanguíneo.

Signos de septicemia

La sepsis suele desarrollarse con rapidez, por lo que es esencial detectar pronto sus signos para evitar que empeore. Los síntomas pueden variar, pero ciertos signos clínicos son indicativos de sepsis en curso:

- **Fiebre alta** o, paradójicamente, **hipotermia** (temperatura corporal baja).
- **Taquicardia** (aumento de la frecuencia cardíaca) y **taquipnea** (respiración rápida).
- **Hipotensión arterial**, a menudo resistente a los líquidos de reanimación.
- **Alteración del estado mental**, como confusión o desorientación.
- **Oliguria** (producción reducida de orina), signo de disfunción renal precoz.

Estos signos deben alertar a los cuidadores y provocar un tratamiento inmediato, ya que la septicemia puede evolucionar rápidamente a **shock séptico**, una emergencia potencialmente mortal que requiere un tratamiento agresivo.

Medidas para prevenir la septicemia

La **prevención** es la clave para evitar la aparición de la sepsis y limitar sus complicaciones sistémicas. Se basa en una gestión rigurosa de las infecciones y los cuidados hospitalarios, así como en la **identificación de los factores de riesgo** y el seguimiento continuo de los pacientes vulnerables.

Prevención de las infecciones nosocomiales

Las infecciones hospitalarias son una de las principales fuentes de sepsis. El tratamiento eficaz de las infecciones nosocomiales puede reducir significativamente el riesgo de sepsis en los pacientes hospitalizados.

- **Higiene de las manos**: lavarse las manos antes y después de cualquier contacto con un paciente es la forma más sencilla y eficaz de prevenir la transmisión de agentes patógenos. Todos los cuidadores y visitantes deben cumplir estrictamente esta norma.
- **Uso de dispositivos invasivos**: Los dispositivos médicos como **catéteres venosos, sondas urinarias o intubaciones** deben manipularse en condiciones de estricta asepsia. Es esencial reducir al mínimo el uso de estos dispositivos y retirarlos en cuanto dejen de ser necesarios.
- **Esterilización y desinfección**: los instrumentos quirúrgicos, los apósitos y todo el material de cuidados deben estar esterilizados para evitar la contaminación de la herida o de la zona quirúrgica.

Tratamiento precoz de las infecciones locales

Las infecciones **localizadas**, como las de la piel, las vías urinarias o los pulmones, pueden propagarse rápidamente y provocar una septicemia si no se tratan con rapidez. Es esencial diagnosticar y tratar estas infecciones a los primeros signos.

- **Vigilancia de los signos** de **infección**: Los cuidadores deben vigilar cuidadosamente a los pacientes de riesgo para detectar síntomas de infección. Deben evaluarse inmediatamente signos como fiebre, enrojecimiento alrededor de una herida o dificultades respiratorias.
- **Tratamiento antibiótico adecuado**: Tan pronto como se diagnostique la infección, es crucial iniciar un tratamiento antibiótico específico adaptado a los resultados de las

pruebas bacteriológicas. Esto limitará la propagación de la infección y evitará la progresión a septicemia.

Tratamiento de heridas y dispositivos invasivos

Los pacientes con heridas abiertas (postoperatorios, víctimas de quemaduras) o dispositivos invasivos (catéteres, sondas) corren especial riesgo de sepsis. El manejo cuidadoso de estos dispositivos y la vigilancia de las zonas de la herida son esenciales para evitar la infección.

- **Cambios regulares de apósitos**: Los apósitos deben cambiarse con frecuencia, cumpliendo estrictos protocolos de esterilidad. Es necesario un seguimiento regular del estado de la herida para detectar signos precoces de infección.
- **Manipulación aséptica de los catéteres**: Los catéteres venosos deben manipularse de forma aséptica, y el cuidado del lugar debe llevarse a cabo utilizando los antisépticos adecuados para evitar la contaminación.

Vacunación y profilaxis

En determinados contextos, **la vacunación** puede desempeñar un papel clave en la prevención de la sepsis, sobre todo en el caso de infecciones de alto riesgo como la enfermedad neumocócica o meningocócica. Vacunar a los pacientes de riesgo o inmunodeprimidos es una forma eficaz de prevenir las infecciones que pueden provocar septicemia.

Seguimiento de pacientes de riesgo

Los pacientes con alto riesgo de sepsis, como los inmunodeprimidos o los hospitalizados en cuidados intensivos, deben ser monitorizados continuamente. El seguimiento incluye la medición periódica de las constantes vitales (temperatura, tensión arterial, frecuencia cardiaca) y pruebas de laboratorio para identificar la infección progresiva en una fase temprana.

- **Puntuación de evaluación de la** sepsis: los sistemas de monitorización como **qSOFA** (Quick Sequential Organ Failure Assessment) permiten seguir de cerca el estado clínico de los pacientes con riesgo de sepsis. Esta puntuación, basada en la frecuencia respiratoria, el estado mental y la presión arterial, ayuda a identificar rápidamente a los pacientes con riesgo de desarrollar sepsis.

Tratamiento rápido para evitar complicaciones sistémicas

El tratamiento rápido de los primeros signos de sepsis es crucial para evitar **complicaciones sistémicas**, que pueden incluir fallo multiorgánico, shock séptico y un desenlace fatal. Cuanto antes se trate la sepsis, mayores serán las probabilidades de recuperación sin secuelas.

Tratamiento antibiótico precoz y específico

La administración rápida de antibióticos es la primera línea de defensa contra la sepsis. A menudo se utilizan antibióticos de amplio espectro como tratamiento de urgencia, que luego se ajustan en función de los resultados de los cultivos microbiológicos para dirigirse al agente infeccioso responsable.

- **Líquidos de reanimación**: En caso de septicemia o shock séptico, la reanimación con **soluciones intravenosas** es necesaria para mantener la presión arterial y garantizar un aporte suficiente de oxígeno a los órganos vitales.

Apoyo a las funciones vitales

Los pacientes con sepsis avanzada suelen necesitar **apoyo hemodinámico** y ventilatorio para mantener las funciones vitales. Pueden ser necesarias medidas intensivas, como la administración de vasopresores, ventilación asistida o diálisis, para mantener el corazón, los pulmones y los riñones durante la fase crítica.

Monitorización en cuidados intensivos

Los pacientes que sufren sepsis deben ser tratados en unidades de **cuidados intensivos** o de monitorización continua, para garantizar un control constante de las funciones vitales y ajustar los tratamientos en tiempo real.

Las úlceras por presión y su prevención

• Reposicionamiento regular de los pacientes: protocolos
El cambio regular de posición de los pacientes es una práctica fundamental en los hospitales y centros de cuidados de larga duración. Es especialmente esencial para los pacientes encamados o con movilidad reducida, a fin de prevenir complicaciones graves como **escaras**, **contracturas** y otras patologías relacionadas con la inmovilidad prolongada. Estos cuidados básicos, a menudo realizados por auxiliares de enfermería y enfermeros, forman parte integrante de los protocolos de cuidados para garantizar **la comodidad**, la **seguridad** y el **bienestar** de los pacientes, minimizando al mismo tiempo el riesgo de complicaciones. El reposicionamiento debe realizarse a intervalos regulares y utilizando las técnicas adecuadas para garantizar la máxima eficacia y evitar lesiones.

¿Por qué es esencial el reposicionamiento?

El reposicionamiento es esencial para evitar las consecuencias perjudiciales de la inmovilidad prolongada en pacientes que no pueden movilizarse por sí mismos, como los ancianos, los que sufren patologías neurológicas o los que se encuentran en cuidados intensivos. Cuando un paciente permanece demasiado tiempo en la misma posición, determinadas partes del cuerpo, como los talones, el sacro o los codos, se ven sometidas a **una presión excesiva** y continua. Esta presión bloquea la circulación sanguínea, impidiendo el aporte de oxígeno y nutrientes a los tejidos, lo que puede provocar **lesiones cutáneas** y escaras.

Prevención de las úlceras por presión

Las úlceras **por presión** son una de las complicaciones más frecuentes de los pacientes encamados. Se producen cuando la piel y los tejidos subyacentes resultan dañados por una presión prolongada, que reduce el riego sanguíneo y provoca necrosis. Los cambios regulares de posición ayudan a reducir esta presión, alternando los puntos de apoyo del cuerpo y permitiendo una mejor circulación sanguínea.

- **Zonas de riesgo**: las partes del cuerpo donde los huesos están cerca de la superficie de la piel, como los talones, el sacro, los codos, la cabeza y las caderas, son especialmente vulnerables. Estas zonas deben vigilarse cuidadosamente y aliviarse periódicamente mediante reposicionamientos.

Mejora de la fluidez y la comodidad del tráfico

Cambiar de postura también mejora la **circulación sanguínea**, reduce el riesgo de **edemas** y favorece una **respiración** y **digestión** más eficaces. Al cambiar de postura con regularidad, se estimulan mejor los músculos y las articulaciones, lo que ayuda a prevenir las contracturas musculares y la rigidez articular.

- **Contracturas**: La inmovilidad prolongada puede provocar **contracturas**, que son retracciones permanentes de músculos, tendones o articulaciones. Restringen los movimientos del paciente y pueden causar dolor. El reposicionamiento, combinado con ejercicios de movilización pasiva, ayuda a prevenir esta complicación.

Los principios fundamentales del reposicionamiento

Para ser eficaz y seguro para el paciente, el reposicionamiento debe respetar una serie de principios. Estos principios incluyen técnicas específicas, atención a las necesidades individuales del paciente y una frecuencia adaptada a su estado de salud.

Frecuencia de reposicionamiento

La **frecuencia de** los cambios de posición varía en función del estado general del paciente, su nivel de movilidad y el riesgo de que desarrolle úlceras por presión. En general, los pacientes de alto riesgo deben ser cambiados de posición cada **2 horas**. Sin embargo, esta frecuencia puede aumentarse o reducirse en función de las necesidades específicas del paciente, por ejemplo en casos de fragilidad cutánea o estado crítico.

- **Evaluación del riesgo**: pueden utilizarse herramientas como la **escala de Braden** para evaluar el riesgo de aparición de úlceras por presión y adaptar en consecuencia la frecuencia de los cambios de posición. Cuanto mayor sea el riesgo, más frecuentes serán los cambios de posición.

Técnicas de reposicionamiento adecuadas

El reposicionamiento debe realizarse utilizando **técnicas adecuadas**, no sólo para garantizar un cambio de posición eficaz, sino también para evitar lesionar al paciente durante la manipulación. Los cuidadores deben seguir ciertas técnicas de manipulación para proteger tanto al paciente como a sí mismos.

- **Utilización de sábanas deslizantes**: durante el reposicionamiento, pueden utilizarse **sábanas deslizantes** o dispositivos de elevación para facilitar la movilización del paciente sin crear fricción en la piel, reduciendo así el riesgo de lesiones cutáneas.

- **Aliviar los puntos de presión**: es esencial no limitarse a girar al paciente de lado a lado, sino **levantar** las partes del cuerpo que soportan la presión (talones, sacro) y asegurarse de que estas zonas están debidamente protegidas por cojines o colchones especializados.

Posiciones variables

Es importante variar la posición del paciente para aliviar distintas partes del cuerpo. Las posiciones habituales son **decúbito lateral (tumbado de lado), decúbito dorsal (tumbado boca arriba)** y **decúbito ventral (tumbado boca abajo)**. Cada posición debe elegirse en función de las necesidades y el estado clínico del paciente.

- **Decúbito lateral**: Esta posición suele utilizarse para aliviar la presión sobre el sacro y los talones. Es aconsejable alternar entre el lado derecho y el izquierdo para evitar una presión prolongada sobre la misma zona.
- **Decúbito supino**: Esta posición se utiliza a menudo para pacientes con dificultades respiratorias o problemas cardíacos, pero requiere una atención especial a los talones y el sacro, que son las zonas de mayor riesgo en esta postura.
- **Decúbito prono**: Esta posición se utiliza a veces en pacientes ventilados o en cuidados intensivos, ya que mejora la oxigenación. Sin embargo, es menos habitual y más difícil de aplicar en los cuidados rutinarios.

Protocolos de reposicionamiento

Las instituciones sanitarias están aplicando **protocolos** normalizados **de reposicionamiento** para garantizar un tratamiento coherente y eficaz de los pacientes encamados o con problemas de movilidad. Estos protocolos se basan en las mejores prácticas y recomendaciones internacionales, e incluyen directrices precisas sobre frecuencia, técnicas de recolocación y evaluaciones periódicas del estado del paciente.

Evaluación inicial y plan de asistencia individualizado

Antes de poner en marcha un protocolo de reposicionamiento, es esencial **evaluar** a cada paciente individualmente, teniendo en cuenta su estado de salud, nivel de movilidad, riesgo de úlceras por presión y necesidades específicas. Esta evaluación permite elaborar un **plan de cuidados individualizado** en el que se definen la frecuencia de los cambios de posición, las posturas que deben adoptarse y los dispositivos que deben utilizarse (colchones antiescaras, cojines de posicionamiento).

- **Colaboración interdisciplinar**: en la evaluación del paciente y la aplicación del protocolo de reposicionamiento suele participar un equipo interdisciplinar formado por médicos, enfermeras, auxiliares de cuidados y, en ocasiones, fisioterapeutas o terapeutas ocupacionales.

Documentación y control

Cada cambio de posición debe **documentarse** en la historia clínica del paciente para garantizar un seguimiento riguroso. La documentación incluye la posición adoptada, la hora del cambio de posición y cualquier observación relativa al estado de la piel o la comodidad del paciente.

- **Control de la piel**: Durante cada cambio de posición, es esencial **inspeccionar la piel** del paciente, en particular las zonas con riesgo de úlceras por presión. Cualquier enrojecimiento, irritación o lesión debe notificarse inmediatamente, ya que son signos precoces de deterioro de la piel.

Utilización de dispositivos de prevención

Además del reposicionamiento, el uso de dispositivos específicos, como **colchones de presión alternante, cojines de posicionamiento** o **taloneras**, ayuda a reducir la presión ejercida sobre determinadas partes del cuerpo y a prevenir las úlceras por presión. Estos dispositivos suelen incorporarse a los protocolos de cuidados para optimizar la eficacia del reposicionamiento.

- **Colchones antiescaras**: estos colchones distribuyen la presión uniformemente por todo el cuerpo y reducen la presión en las zonas de alto riesgo. Suelen utilizarse junto con el reposicionamiento regular de los pacientes de alto riesgo.

El papel del cuidador en la recolocación

Los cuidadores, en particular los auxiliares de enfermería y las enfermeras, desempeñan un papel clave en la **aplicación de los protocolos de reposicionamiento**. Están en primera línea a la hora de vigilar el estado de los pacientes, ajustar su posición y garantizar su comodidad durante toda la estancia. **Una formación adecuada** en técnicas de reposicionamiento y prevención de úlceras por presión es esencial para garantizar una atención de calidad.

Fomentar la autonomía del paciente

Siempre que sea posible, es importante animar a los pacientes que pueden moverse parcialmente a que participen en su recolocación. Esto no sólo reduce el riesgo de complicaciones, sino que también ayuda a mantener cierto grado de independencia y a conservar el tono muscular.

- **Movilización activa**: Si el paciente es capaz de realizar ciertos movimientos, aunque sean mínimos, es aconsejable animarle a que **cambie de posición por sí mismo** o a que **se siente** con regularidad, con o sin ayuda.

Cuidar el bienestar psicológico

A veces, los cambios de posición pueden resultar incómodos o incluso dolorosos para algunos pacientes, sobre todo los que tienen fracturas, lesiones o enfermedades crónicas. Los cuidadores deben procurar siempre recolocar al paciente **con suavidad** y **empatía**, explicándole cada movimiento y asegurándose de que se sienta cómodo después de cada uno.

• Vigilancia de las zonas de riesgo: talones, sacro, codos

La vigilancia de las zonas de alto riesgo, como los **talones**, el **sacro** y **los codos**, es un elemento clave para prevenir las complicaciones cutáneas y las úlceras por presión en los pacientes encamados o con movilidad reducida. Estas zonas son especialmente vulnerables al desarrollo de úlceras por presión, debido a su ubicación, donde la piel está en contacto directo con las superficies de la cama o los soportes, lo que provoca una presión prolongada sobre los tejidos subyacentes. La vigilancia periódica, combinada con estrategias preventivas, puede ayudar a evitar estas graves lesiones, que pueden tener graves consecuencias para la salud general del paciente.

¿Por qué corren peligro los talones, el sacro y los codos?

Los **talones**, el **sacro** y **los codos** son las denominadas zonas **de alta presión** porque los huesos subyacentes están cerca de la superficie de la piel. Esto significa que cuando el paciente permanece en una posición fija durante un periodo prolongado, el peso del cuerpo ejerce presión sobre estas zonas, comprimiendo el tejido entre el hueso y la superficie de la cama. Esta presión, si no se alivia regularmente, reduce la circulación sanguínea, limitando el suministro de oxígeno y nutrientes al tejido cutáneo. Si la situación persiste, puede provocar daños irreversibles en los tejidos, evolucionando hacia **úlceras** o **llagas por presión**.

- **Los talones**: Los talones corren especial peligro porque, cuando el paciente está tumbado, soportan gran parte del peso de la parte inferior del cuerpo. La piel de los talones es fina, por lo que los tejidos subyacentes son vulnerables a las lesiones.
- **Sacro**: Esta zona está situada en la base de la espalda, donde la columna vertebral se une a la pelvis. En posición supina, el sacro soporta una gran presión, especialmente en pacientes obesos o con sobrepeso. Es un lugar clásico de úlceras por presión en pacientes inmovilizados.
- **Codos**: Cuando los pacientes están tumbados o semitumbados en la cama, sus codos pueden estar en contacto prolongado con las superficies de la cama, sometidos a presión directa. Los pacientes que permanecen en posición semisentada por razones médicas o para alimentarse corren especial riesgo.

Control periódico de las zonas de riesgo

La vigilancia periódica de estas zonas es crucial para detectar los primeros signos de irritación o lesión cutánea, lo que permite intervenir con rapidez y eficacia antes de que el daño sea grave. Es esencial que los cuidadores realicen una inspección visual diaria de estas zonas en el caso de pacientes encamados o con movilidad reducida.

Inspección visual y palpación

En cada cambio de posición o durante los cuidados higiénicos, los cuidadores deben inspeccionar cuidadosamente la piel de los talones, el sacro y los codos para detectar signos de enrojecimiento, irritación o lesión. También **puede** realizarse **una** ligera **palpación** para evaluar la presencia de edema o una zona dura bajo la piel, que puede ser un signo precoz de deterioro tisular.

- **Enrojecimiento persistente**: Si se observa enrojecimiento, es importante observar si desaparece o no

después de aliviar la presión. El enrojecimiento que no
desaparece al cabo de unos minutos puede indicar la
aparición de una úlcera por presión.

- **Hinchazón o dureza**: La hinchazón o induración bajo la
piel es señal de que los tejidos subyacentes empiezan a
verse afectados por la presión. Esto puede ser un indicador
de una lesión profunda.
- **Cambio en la textura de la piel**: una piel más caliente,
dura o blanda de lo habitual alrededor de los talones, el
sacro o los codos puede ser señal de daño tisular que
precede al desarrollo de una ulceración.

Utilización de escalas de evaluación de riesgos

El riesgo de desarrollar úlceras por presión debe evaluarse desde
el ingreso del paciente y actualizarse periódicamente a medida
que cambie su estado de salud. Para evaluar sistemáticamente los
factores de riesgo, como la movilidad, la nutrición, la humedad de
la piel y la percepción sensorial, pueden utilizarse herramientas
como la **escala de Braden**. Esta herramienta se utiliza para
clasificar a los pacientes según su nivel de riesgo y determinar la
frecuencia de monitorización y reposicionamiento necesaria.

Estrategias de prevención para talones, sacro y codos

La prevención de lesiones cutáneas en estas zonas requiere
cambios de posición periódicos y el uso de herramientas y
técnicas específicas para **reducir la presión** sobre las zonas
vulnerables. Así se mantiene una buena circulación sanguínea y se
evita la compresión prolongada de los tejidos.

Reposicionamiento regular

El reposicionamiento regular es un método clave para reducir la
presión sobre los talones, el sacro y los codos. Los cambios de

posición deben realizarse cada **dos horas**, o con mayor frecuencia si el paciente presenta un riesgo elevado. El objetivo es **redistribuir la presión** a otras partes del cuerpo y permitir un mejor flujo sanguíneo a las zonas de alto riesgo.

- **Evite el contacto directo entre los talones y la cama**: Para proteger los talones, es aconsejable **aliviarlos** elevándolos ligeramente mediante cojines o dispositivos específicos, como **taloneras** o cuñas de espuma, para mantenerlos suspendidos en el aire y eliminar cualquier presión directa.
- **Posición lateral para aliviar la presión sobre el** sacro: Colocar al paciente de lado reduce considerablemente la presión sobre el sacro. Es importante variar la posición, alternando entre el lado derecho, el izquierdo y la espalda, para evitar una presión prolongada en una sola zona.
- **Protección de los codos**: el uso de cojines o dispositivos flexibles colocados bajo los codos puede aliviar la presión. Los codos no deben estar en contacto prolongado con superficies duras.

Utilización de dispositivos de prevención

Además del reposicionamiento, pueden utilizarse dispositivos específicos para reducir la presión en las zonas de riesgo y prevenir las lesiones cutáneas.

- **Colchones de aire dinámicos**: los colchones de presión alternante o los colchones de espuma viscoelástica distribuyen la presión uniformemente por todo el cuerpo y reducen la presión sobre los talones, el sacro y los codos.
- **Taloneras y cojines de posicionamiento**: Las taloneras de espuma o gel y los cojines ergonómicos elevan los talones y reducen la presión sobre los codos y el sacro. Estos dispositivos suelen utilizarse para complementar el reposicionamiento manual.

- **Coderas**: pueden colocarse coderas acolchadas o cojines específicos bajo los brazos para evitar el roce o la compresión de los codos.

Hidratación y protección de la piel

La hidratación regular de la piel es crucial para mantener su integridad. La piel seca o irritada es más vulnerable a los daños. Aplicar **cremas hidratantes** o **barreras cutáneas protectoras** ayuda a mantener la piel flexible y a evitar la irritación causada por la fricción.

- **Cremas barrera**: Estas cremas, aplicadas en zonas de alto riesgo como los talones, el sacro y los codos, protegen la piel de la irritación causada por la humedad o la maceración, a menudo debidas a la transpiración o a la incontinencia urinaria.
- **Hidratación de la piel**: La aplicación de lociones hidratantes ayuda a evitar que la piel se reseque y aumenta su elasticidad, reduciendo el riesgo de desgarros o irritaciones.

Formación y comunicación del personal

Los cuidadores deben estar **formados** para reconocer los signos precoces de las lesiones cutáneas y aplicar eficazmente las técnicas de prevención. La vigilancia de las zonas de riesgo forma parte integrante de los cuidados diarios, y la **comunicación permanente** entre los miembros del equipo asistencial es esencial para garantizar que los pacientes reciban la atención adecuada.

- **Formación continua**: el personal médico y paramédico debe recibir formación periódica sobre técnicas de reposicionamiento, uso de dispositivos de prevención y vigilancia de las zonas de riesgo. Esto garantiza la correcta aplicación de las medidas preventivas y el mantenimiento de un alto nivel de vigilancia.

- **Documentar las observaciones**: todo cambio en el estado de la piel o toda observación de un signo sospechoso debe documentarse en el expediente médico del paciente, para permitir un seguimiento preciso y una adaptación rápida de los cuidados en caso necesario.
- Uso de colchones terapéuticos y cojines antiescaras

El **uso de colchones terapéuticos y cojines antiescaras** es un enfoque esencial en el cuidado de pacientes con movilidad reducida o encamados, para prevenir y tratar **las** úlceras por presión (escaras) que pueden producirse como resultado de una presión prolongada sobre determinadas zonas del cuerpo. El objetivo de estos dispositivos es **reducir la presión** ejercida sobre las zonas vulnerables, **mejorar la circulación sanguínea** y **favorecer la distribución del peso** corporal. Son esenciales en entornos asistenciales en los que los pacientes permanecen inmóviles durante largos periodos, como unidades de cuidados intensivos, salas de rehabilitación, centros de cuidados de larga duración y en casa.

¿Por qué utilizar colchones terapéuticos y cojines antiescaras?

Los pacientes que no pueden moverse con regularidad, como los que sufren parálisis, afecciones neurológicas o traumatismos graves, o los sometidos a sedación prolongada, corren un alto riesgo de desarrollar **úlceras por presión**. Estas lesiones de la piel y los tejidos subyacentes se forman cuando se mantiene la presión sobre una zona del cuerpo durante demasiado tiempo, lo que reduce el flujo sanguíneo y priva a los tejidos de oxígeno y nutrientes.

Los **colchones terapéuticos** y los **cojines antiescaras** están diseñados para :

- **Reduzca la presión** en los puntos de contacto clave, como el sacro, los talones y los codos.
- **Mejora la circulación sanguínea** distribuyendo uniformemente el peso corporal.

219

- **Evite el roce y el cizallamiento**, que también pueden causar lesiones cutáneas.
- **Mantenga la comodidad** del paciente al tiempo que reduce el riesgo de complicaciones cutáneas.

Tipos de colchones terapéuticos y su funcionamiento

Existen varios tipos de **colchones terapéuticos**, cada uno con características específicas para satisfacer las necesidades individuales de los pacientes. Estos colchones se clasifican según su capacidad para reducir la presión y distribuir uniformemente el peso corporal, al tiempo que favorecen la curación de las úlceras por presión existentes o previenen su aparición.

Colchones de espuma de alta densidad

Los colchones de espuma de alta densidad son uno de los dispositivos más comunes para pacientes con riesgo moderado de desarrollar úlceras por presión. La espuma está diseñada para **amoldarse a la forma del cuerpo** y distribuir la presión de forma más uniforme que los colchones convencionales. Ofrecen un apoyo constante a un precio relativamente asequible.

- **Distribución de la presión**: Estos colchones ayudan a distribuir la presión por toda la superficie del cuerpo, reduciendo la concentración de presión en zonas óseas vulnerables como el sacro o los talones.
- **Confort**: Suelen utilizarse en pacientes con un riesgo moderado de úlceras por presión, o como complemento a los cambios de posición habituales.

Colchón de aire dinámico (presión alternante)

Los colchones de aire dinámicos, también conocidos como **colchones de presión alternante**, son especialmente eficaces para los pacientes con alto riesgo de desarrollar úlceras por presión. Estos colchones están formados por **cámaras de aire** que se inflan y desinflan alternativamente en un ciclo regular, cambiando los puntos de presión del cuerpo. Esta presión alternante reduce el tiempo durante el cual una zona determinada soporta el peso del cuerpo, favoreciendo una mejor **circulación sanguínea** en las zonas de riesgo.

- **Reducción continua de la presión**: los ciclos de inflado y desinflado evitan el estancamiento de la presión en una sola zona, lo que reduce el riesgo de lesiones cutáneas. Este tipo de colchón está especialmente indicado para pacientes inmovilizados o en cuidados intensivos.
- **Prevención de úlceras por presión**: gracias a su capacidad para cambiar la presión con regularidad, estos colchones se recomiendan para pacientes de alto riesgo, los que ya han desarrollado úlceras por presión o los que reciben cuidados de larga duración tras una intervención quirúrgica importante.

Colchones estáticos de aire o gel

Los **colchones de aire estáticos** están formados por **compartimentos llenos de aire** que distribuyen la presión uniformemente. Suelen utilizarse para pacientes que aún pueden moverse un poco pero necesitan un apoyo adicional para evitar la formación de úlceras por presión. **Los colchones de gel** funcionan de forma similar: el gel se adapta a la forma del cuerpo y ayuda a disipar la presión manteniendo una superficie de contacto cómoda.

- **Reducción del cizallamiento**: Estos colchones también proporcionan un buen soporte para evitar los movimientos de cizallamiento, que se producen cuando la piel permanece inmóvil mientras los huesos y los tejidos blandos se mueven por efecto de la gravedad.

Colchones de baja pérdida de aire

Los colchones de baja pérdida de aire son otra opción para los pacientes con alto riesgo de desarrollar úlceras por presión, sobre todo los que tienen lesiones cutáneas avanzadas. Estos colchones difunden el aire a través de pequeños poros, lo que ayuda a mantener **seca** la piel del paciente y evitar la humedad, que es un factor agravante de las úlceras por presión. Además de reducir la presión, estos colchones también favorecen la **evaporación de la humedad** causada por la transpiración o la incontinencia, manteniendo un entorno más saludable para la piel.

Cojines antiescaras: una solución complementaria

Los cojines antiescaras suelen utilizarse junto con colchones terapéuticos para aliviar la presión en zonas especialmente vulnerables, como los talones, los codos y el sacro. Están diseñados para colocarse debajo de estas zonas específicas con el fin de reducir el peso corporal ejercido directamente sobre la piel y los tejidos subyacentes.

Cojines de espuma viscoelástica

Los cojines de espuma viscoelástica, también conocidos como cojines de espuma con memoria, se adaptan a la morfología del paciente siguiendo los contornos del cuerpo. Distribuyen el peso uniformemente al tiempo que proporcionan un buen apoyo. Estos cojines se utilizan a menudo para pacientes con movilidad reducida que pasan largos periodos sentados, por ejemplo en una silla de ruedas.

- **Alivio de la presión**: los cojines viscoelásticos son especialmente eficaces para reducir la presión sobre las zonas óseas, como las nalgas, el sacro y el isquion, cuando el paciente permanece sentado durante largos periodos.

Cojines de aire

Los cojines de aire, a menudo utilizados para pacientes en silla de ruedas o inmovilizados en sillas, distribuyen la presión uniformemente gracias a compartimentos llenos de aire. Al igual que los colchones de aire, estos cojines redistribuyen el peso y proporcionan un alivio específico de los puntos de presión.

- **Adaptabilidad**: Los cojines de aire son fácilmente ajustables, ya que la cantidad de aire puede modificarse para adaptar el soporte a la morfología y el peso del paciente, ofreciendo un confort personalizado y una mejor distribución de la presión.

Cojines de gel

Los **cojines de gel** distribuyen la presión uniformemente y proporcionan una sensación de confort. El gel se mueve para adaptarse a los contornos del cuerpo, proporcionando una protección eficaz contra las úlceras por presión. Suelen utilizarse debajo de los talones o para pacientes sentados en sillas de ruedas durante periodos prolongados.

- **Comodidad y prevención de las úlceras por presión**: el gel ayuda a reducir los puntos de presión, especialmente en las nalgas y el sacro, y es muy adecuado para los pacientes que experimentan molestias al permanecer sentados durante largos periodos.

¿Cuándo y cómo deben utilizarse los colchones terapéuticos y los cojines antiescaras?

El uso de colchones terapéuticos y cojines antiescaras debe integrarse en una estrategia global de prevención de las úlceras por presión y de tratamiento de los pacientes inmovilizados. La elección de estos dispositivos depende del nivel de riesgo del paciente, evaluado mediante herramientas como la **escala de Braden**.

Evaluación inicial del paciente

Antes de elegir un colchón o cojín, es esencial **evaluar** el **riesgo de** cada paciente **de desarrollar úlceras por presión**, teniendo en cuenta su estado general de salud, su nivel de movilidad, su peso y el tiempo que se prevé que permanezca inmovilizado. Los pacientes **de alto riesgo**, como los ancianos, las víctimas de quemaduras o los pacientes en cuidados intensivos, se beneficiarán de dispositivos más avanzados, como los colchones de aire dinámico o de baja pérdida de aire.

Incorporar a una rutina de reposicionamiento

Aunque los colchones terapéuticos y los cojines antiescaras reducen significativamente la presión, no sustituyen **al reposicionamiento regular** del paciente. Los cuidadores deben seguir recolocando a los pacientes cada **2 horas** para aliviar las zonas de presión y evitar complicaciones. El colchón o cojín es una **herramienta complementaria** a estos cuidados esenciales.

- **Control y ajuste**: Incluso con dispositivos preventivos, es importante controlar periódicamente el estado de la piel y ajustar el colchón o cojín a las necesidades cambiantes del paciente.

Capítulo 6

Rehabilitación física y reinserción del paciente

Movilización precoz del paciente

- La importancia de la fisioterapia precoz para prevenir las contracturas

La importancia de la fisioterapia precoz para prevenir **las contracturas** es primordial en el tratamiento de los pacientes inmovilizados o que sufren patologías que afectan a su movilidad. Las contracturas se caracterizan por una **retracción muscular**, tendinosa o articular que limita el movimiento y puede provocar rigidez persistente, dolor y pérdida de función. Cuando los pacientes están inmovilizados durante largos periodos, por ejemplo debido a lesiones, intervenciones quirúrgicas, accidentes cerebrovasculares o afecciones neurológicas, corren especial riesgo de desarrollar contracturas. Al incorporar el tratamiento fisioterapéutico desde las primeras fases de la inmovilización, es posible prevenir o limitar estas complicaciones y ayudar a los pacientes a mantener su **independencia** y **calidad de vida**.

¿Qué es una contractura?

Una **contractura** se produce cuando los músculos o los tejidos circundantes se vuelven **rígidos** y **pierden su elasticidad** debido a la falta de movimiento o a una inflamación prolongada. Esto suele deberse a una postura estática prolongada o a la **inactividad** por inmovilización, lesión o enfermedad. Cuando un músculo o una articulación se mantienen en la misma posición durante demasiado tiempo, las fibras musculares y los tejidos conjuntivos se acortan, reduciendo la amplitud de movimiento y limitando la movilidad.

Causas de las contracturas

Las contracturas pueden producirse en diversas situaciones médicas:

- **Inmovilización prolongada** tras una fractura, intervención quirúrgica o enfermedad grave, en la que el

226

paciente se ve obligado a permanecer en cama o a restringir sus movimientos.

- **Accidentes cerebrovasculares (ACV)** o enfermedades neurológicas, como la esclerosis múltiple o la enfermedad de Parkinson, que alteran el control muscular y dificultan el movimiento.
- **Quemaduras graves**, en las que el tejido cutáneo se retrae al curarse, creando contracturas en las articulaciones.
- **Lesiones articulares** o enfermedades inflamatorias crónicas como la artritis reumatoide, que provocan rigidez y pérdida de movilidad.

La importancia de la fisioterapia precoz

La **intervención** fisioterapéutica **precoz** es esencial para prevenir la aparición de contracturas, pero también para limitar su empeoramiento una vez que empiezan a formarse. Al estimular músculos, tendones y articulaciones desde los primeros signos de inmovilidad, la fisioterapia ayuda a **preservar la movilidad** y a mantener los tejidos flexibles, al tiempo que mejora la circulación sanguínea.

Preservar la amplitud de movimiento

Uno de los objetivos clave de la fisioterapia temprana es **preservar la amplitud de movimiento** de las articulaciones. Si las articulaciones no se utilizan con regularidad, tienden a endurecerse, lo que limita la capacidad del paciente para moverse libremente. Los ejercicios de movilización pasiva, en los que el fisioterapeuta ayuda a mover las extremidades del paciente, y los ejercicios activos, en los que se anima al paciente a moverse por sí mismo, ayudan a mantener la flexibilidad articular.

- **Movilización pasiva**: cuando un paciente no puede moverse por sí mismo (por ejemplo, tras un ictus o una intervención quirúrgica), el fisioterapeuta realiza **movimientos pasivos** para mantener la flexibilidad de las articulaciones. Se trata de mover las extremidades del paciente sin ningún esfuerzo por su parte, repitiendo movimientos de flexión, extensión o rotación.

- **Movilización activa**: En cuanto los pacientes recuperan cierto grado de movilidad, se les anima a que realicen ellos mismos **ejercicios activos**. Estos movimientos favorecen la **reactivación muscular** y evitan la aparición de rigidez, al tiempo que estimulan la coordinación.

Reducción de la rigidez muscular

La inmovilización prolongada provoca **rigidez muscular** debido al acortamiento de las fibras musculares y los tendones. La fisioterapia precoz ayuda a **relajar los músculos** y a estirarlos con regularidad, lo que contribuye a evitar este acortamiento y, en consecuencia, a limitar la formación de contracturas.

- **Estiramientos suaves y progresivos**: Los estiramientos regulares son esenciales para evitar la retracción muscular. Deben realizarse de forma suave y progresiva para no provocar dolores o lesiones adicionales. El objetivo es **mantener la elasticidad** muscular y prevenir las contracturas causadas por la inactividad prolongada.

Estimulación de la circulación sanguínea

Cuando se inmovilizan los músculos y las articulaciones, suele reducirse la circulación sanguínea en las extremidades afectadas. Esto puede provocar una **falta de oxígeno en** los tejidos, favoreciendo la aparición de complicaciones como edemas y contracturas. Los ejercicios de movilización realizados en fisioterapia **estimulan la circulación sanguínea** y aportan oxígeno y nutrientes a los músculos y tejidos conjuntivos, ayudando a su recuperación y evitando la rigidez.

- **Masaje y drenaje linfático**: las técnicas de **masaje** utilizadas en fisioterapia ayudan a reducir la tensión muscular, mientras que los ejercicios de **drenaje linfático** ayudan a prevenir los edemas y a reducir la inflamación.

Esto mejora la fluidez de movimientos y reduce la formación de contracturas.

Prevención de complicaciones secundarias

Además de las contracturas, la inmovilidad prolongada puede provocar otras complicaciones, como **escaras, trombosis venosa profunda** y **atrofia muscular**. La fisioterapia precoz, al mantener un cierto nivel de actividad muscular y articular, ayuda a prevenir estas complicaciones al estimular todo el sistema musculoesquelético y circulatorio.

- **Mantener el tono muscular**: Incluso cuando la movilidad es limitada, los ejercicios isométricos (en los que los músculos se contraen sin movimiento articular) ayudan a mantener el tono muscular y evitan la atrofia, lo que es crucial para la recuperación a largo plazo.

Programas de fisioterapia adaptados

La fisioterapia precoz debe adaptarse a las necesidades específicas de cada paciente, en función de la causa de la inmovilidad, el estado general de salud y el riesgo de desarrollar contracturas. El fisioterapeuta elaborará un **programa individualizado** que tenga en cuenta las capacidades del paciente, ajustando los ejercicios y las técnicas utilizadas en función de sus progresos.

Ejercicios de movilización pasiva

Para los pacientes que no pueden moverse por sí mismos, como los sedados, inconscientes o paralizados, **los ejercicios de movilización pasiva** son esenciales. Estos ejercicios los realiza el fisioterapeuta o el equipo asistencial, manipulando las extremidades del paciente para mantener la movilidad articular y evitar la rigidez.

- **Amplitud de movimiento completa**: estos movimientos deben abarcar toda la amplitud de movimiento normal de

229

las articulaciones (flexión, extensión, rotación) para garantizar que cada articulación siga siendo funcional. Esto incluye hombros, caderas, rodillas, muñecas y tobillos.

Estiramiento muscular

Los estiramientos musculares regulares son cruciales para mantener la elasticidad muscular y evitar el acortamiento de los músculos. Pueden realizarse como complemento de los ejercicios de movilización pasiva, o como parte del programa de rehabilitación del paciente una vez recuperado cierto grado de movilidad.

- **Estiramientos progresivos**: Los estiramientos deben realizarse de forma gradual y suave, sin causar dolor. Deben mantenerse durante varios segundos para permitir que el músculo se estire con seguridad.

Rehabilitación funcional

Cuando el paciente empieza a recuperar la movilidad, entra en juego la **rehabilitación funcional**. Este tipo de fisioterapia pretende reeducar al paciente para que **realice movimientos funcionales**, como caminar, ponerse de pie o utilizar los brazos y las piernas de forma coordinada. Esta reeducación es especialmente importante para evitar contracturas relacionadas con malas posturas o movimientos limitados.

- **Ejercicios de fortalecimiento muscular**: Para fortalecer los músculos debilitados por la inmovilidad, se incorporan ejercicios de fortalecimiento progresivo. Estos ejercicios ayudan a recuperar la fuerza y la función de las extremidades afectadas, al tiempo que evitan la rigidez y las contracturas.

El papel clave del cuidador en la prevención de las contracturas

Además del fisioterapeuta, los cuidadores desempeñan un papel crucial en la prevención de las contracturas aplicando técnicas de **movilización pasiva** y asegurándose de que el paciente **se recoloca regularmente**. La colaboración entre el equipo asistencial y el fisioterapeuta es esencial para garantizar la continuidad de los cuidados y prevenir las contracturas.

- **Control de la movilidad**: los cuidadores deben estar atentos a los primeros signos de rigidez o reducción de la amplitud de movimiento, y colaborar con el fisioterapeuta para ajustar los ejercicios y evitar que la situación empeore.
- **Fomentar la movilidad**: Siempre que sea posible, el personal asistencial debe animar a los pacientes a **moverse con regularidad** y a realizar movimientos sencillos para mantener su movilidad.

- Técnicas de movilización pasiva y activa

Las técnicas de movilización pasiva y activa desempeñan un papel fundamental en la rehabilitación y el tratamiento de los pacientes con movilidad reducida o inmovilizados. Su objetivo es mantener o recuperar la movilidad articular, prevenir las complicaciones causadas por la inmovilidad (como contracturas, atrofia muscular o rigidez articular) y mejorar la circulación sanguínea. Estas técnicas son esenciales como parte del tratamiento precoz para promover la recuperación funcional y la vuelta a la independencia. Se diferencian por el grado de implicación del paciente: **la movilización pasiva** la realiza un cuidador o fisioterapeuta, mientras que **la movilización activa** implica la participación voluntaria y activa del paciente.

Movilización pasiva: mantener la movilidad del paciente sin esfuerzo

La **movilización pasiva** se refiere a todos los movimientos realizados en las articulaciones y extremidades de un paciente sin que éste participe activamente. Este tipo de movilización suele indicarse en pacientes que no pueden moverse por sí mismos debido a una parálisis, una inmovilización prolongada, una sedación o un estado comatoso. El objetivo es **preservar la amplitud de movimiento de las articulaciones**, mantener **la flexibilidad de músculos y tendones** y prevenir **las complicaciones asociadas a la inmovilidad**.

Los objetivos de la movilización pasiva

La movilización pasiva es esencial para :

- **Prevención de contracturas**: cuando un músculo o una articulación no se mueven durante mucho tiempo, el tejido circundante puede encogerse, provocando contracturas. El movimiento pasivo ayuda a mantener la elasticidad de los tejidos.
- **Mantener** la **amplitud** de movimiento de **las** articulaciones: Incluso en ausencia de movimiento voluntario, es crucial preservar la amplitud de movimiento de las articulaciones para evitar la pérdida permanente de movilidad.
- **Estimular la circulación sanguínea**: aunque los movimientos pasivos no implican directamente a los músculos, favorecen la circulación sanguínea en las extremidades inmovilizadas, reduciendo así el riesgo de coágulos sanguíneos (trombosis) o edemas.
- **Prevenir la atrofia muscular**: Aunque los músculos no se utilizan activamente, la movilización pasiva ayuda a mantener la estructura y elasticidad musculares, evitando su rápido deterioro.

232

Técnicas de movilización pasiva

La movilización pasiva la lleva a cabo un cuidador o fisioterapeuta, que realiza movimientos suaves y controlados en las extremidades del paciente, abarcando toda la gama de movimientos articulares normales.

1. **Movimientos de flexión y extensión** :

   ○ **Flexión y extensión de las extremidades**: estos movimientos implican doblar (flexión) y extender (extensión) las articulaciones. Por ejemplo, en los brazos, se trata de flexionar y extender el codo o la muñeca, mientras que en las piernas se trata de la rodilla y el tobillo.
   ○ **Objetivo**: Mantener la flexibilidad articular y prevenir la rigidez.

2. **Movimientos de rotación** :

   ○ **Rotación articular**: Las articulaciones, como los hombros o las caderas, se movilizan en rotación para preservar toda su amplitud de movimiento. El fisioterapeuta rota suavemente la articulación según su eje natural, manteniendo la flexibilidad en todas las direcciones.
   ○ **Objetivo**: Evitar la pérdida de movilidad en todas las direcciones posibles.

3. **Movilización de pequeñas articulaciones**:

   ○ **Articulaciones de los dedos de** manos y **pies**: la movilización pasiva también afecta a las articulaciones pequeñas, como las de las manos y los pies. Los movimientos de flexión y extensión de los dedos de manos y pies ayudan a prevenir la rigidez en estas delicadas zonas.

o **Objetivo**: Garantizar la flexibilidad y funcionalidad incluso de las articulaciones menos utilizadas.

4. **Movilización suave de la columna vertebral** :

   o **Movilización del tronco**: En pacientes inmovilizados o sedados, es importante movilizar el tronco pasivamente para evitar la rigidez vertebral y mejorar la ventilación pulmonar.

Ventajas de la movilización pasiva

La movilización pasiva ofrece una serie de beneficios a largo plazo, entre ellos :

- **Preservación de la calidad de los tejidos**: los músculos, tendones y ligamentos se mantienen flexibles y elásticos, evitando acortamientos que limitan el movimiento.
- **Reducción del dolor**: Incluso en ausencia de movimiento activo, la movilización pasiva puede ayudar a aliviar algunos dolores articulares causados por la inmovilidad.
- **Prevención de las úlceras** por **presión**: al cambiar regularmente los puntos de presión mediante la movilización de las extremidades, mejora la circulación sanguínea, lo que reduce el riesgo de formación de úlceras por presión.

Movilización activa: utilización voluntaria de los músculos

La movilización activa implica la participación activa del paciente. A diferencia de la movilización pasiva, en la que el cuidador realiza los movimientos, el paciente realiza voluntariamente los movimientos por sí mismo. Esta técnica se utiliza en pacientes que pueden moverse, aunque sea parcialmente, y es una etapa clave de **la rehabilitación**

funcional. Ayuda a **fortalecer los músculos, restablecer la coordinación** y **mejorar la resistencia.**

Los objetivos de la movilización activa

La movilización activa tiene varios objetivos específicos:

- **Fortalecimiento muscular**: Al trabajar activamente los músculos, los pacientes mejoran gradualmente su fuerza muscular y evitan la atrofia causada por la inmovilidad.
- **Mejora de la coordinación**: el movimiento activo ayuda a los pacientes a recuperar la coordinación y el control de sus movimientos, que a menudo se ven mermados tras un periodo de inmovilización o un accidente.
- **Preparación para la autonomía funcional**: los ejercicios activos preparan a los pacientes para realizar actividades cotidianas (levantarse, caminar, sujetar un objeto) de forma independiente.

Técnicas de movilización activa

Los ejercicios de movilización activa pueden realizarse con o sin resistencia, en función de las capacidades del paciente. El papel del cuidador o del fisioterapeuta es apoyar y guiar al paciente para que realice los movimientos correctamente, asegurándose de que la progresión sea la adecuada.

1. **Ejercicios sin resistencia :**

   - **Flexión y extensión de las extremidades**: el paciente realiza movimientos sencillos, como doblar y estirar los brazos o las piernas, sin resistencia externa. Estos ejercicios están diseñados para restablecer la movilidad básica de las articulaciones.
   - **Movilización de los hombros y las caderas**: las articulaciones grandes, como los hombros y las

caderas, se movilizan mediante movimientos voluntarios de rotación y elevación.

2. **Ejercicios de resistencia ligera** :

   ○ **Uso de bandas elásticas o pesas ligeras**: Para fortalecer gradualmente los músculos, pueden incorporarse al programa de movilización activa ejercicios con **bandas elásticas** o pesas ligeras. Estos movimientos ayudan a recuperar la fuerza muscular y a mejorar la resistencia.

   ○ **Movimientos contra resistencia manual**: A veces, el fisioterapeuta puede aplicar una ligera resistencia durante determinados movimientos para aumentar la carga sobre los músculos del paciente.

3. **Ejercicios funcionales** :

   ○ **Reaprender los movimientos cotidianos**: Los ejercicios de movilización activa incluyen movimientos destinados a recuperar los gestos funcionales de la vida cotidiana, como levantarse, sentarse, caminar o agarrar objetos. Esto ayuda a los pacientes a recuperar su independencia.

4. **Ejercicios de coordinación y equilibrio** :

   ○ **Reforzar la estabilidad**: para los pacientes en rehabilitación tras un ictus o una lesión neurológica, los ejercicios de coordinación y equilibrio son esenciales para recuperar el control de los movimientos y evitar caídas.

Ventajas de la movilización activa

La movilización activa tiene muchas ventajas:

- **Fortalecimiento muscular progresivo**: los músculos recuperan gradualmente su fuerza, que es esencial para la recuperación funcional.
- **Mejora de la resistencia**: al repetir regularmente los movimientos, los pacientes aumentan su resistencia muscular y cardiorrespiratoria.
- **Prevención de la rigidez**: las articulaciones y los músculos que se utilizan activamente recuperan su amplitud de movimiento normal, evitando la rigidez o las contracturas.

Combinación de movilización pasiva y activa para una rehabilitación óptima

La movilización pasiva y **activa** no se excluyen mutuamente. A menudo se utilizan de forma complementaria en un programa de rehabilitación. **La movilización pasiva** es ideal para los pacientes que no pueden moverse por sí solos, mientras que **la movilización activa** se introduce en cuanto el paciente empieza a recuperar sus capacidades motoras. Combinando ambas técnicas, es posible garantizar una recuperación óptima de la movilidad, la fuerza y la autonomía.

Progresión de la movilización pasiva a la movilización activa

En un programa de rehabilitación, la transición de la movilización pasiva a la activa es gradual. El fisioterapeuta suele empezar con ejercicios pasivos cuando el paciente está demasiado débil o es incapaz de moverse, y luego va introduciendo gradualmente ejercicios activos a medida que mejoran las capacidades físicas. Este enfoque garantiza una rehabilitación segura y progresiva.

- Trabajar con fisioterapeutas en ejercicios de rehabilitación

La **colaboración con los fisioterapeutas** en la realización de ejercicios de reeducación es crucial para garantizar una atención integral, eficaz y segura a los pacientes en fase de rehabilitación. Ya sea tras una intervención quirúrgica, un accidente, un ictus o como parte de una enfermedad crónica, la rehabilitación física es un pilar fundamental para recuperar la movilidad, la fuerza muscular, el equilibrio y, en definitiva, la independencia de los pacientes. Este proceso de reeducación no depende únicamente de la labor del fisioterapeuta, sino que implica **una estrecha coordinación entre el equipo asistencial, auxiliares de enfermería, enfermeros y médicos** para garantizar una reeducación óptima.

¿Por qué es esencial la colaboración?

La rehabilitación es un proceso **multidisciplinar** basado en la interacción fluida entre los distintos miembros del equipo asistencial. El fisioterapeuta es el especialista en movimiento, movilidad y rehabilitación física, pero para conseguir resultados óptimos, su actuación debe ser apoyada y ampliada por el resto de profesionales sanitarios que acompañan al paciente en su día a día.

Continuidad asistencial

Los ejercicios de rehabilitación no se limitan a las sesiones de fisioterapia. Además del tiempo que se pasa con el fisioterapeuta, otros cuidadores desempeñan un papel fundamental para animar al paciente a **realizar determinados ejercicios** o **mantener una postura correcta** a lo largo del día. Esta continuidad de los cuidados es esencial para no perder los beneficios obtenidos durante las sesiones y reforzar los progresos realizados.

- **Apoyo para el ejercicio diario**: Por ejemplo, un paciente que vuelve a aprender a andar o a ponerse de pie puede necesitar repetir ciertos movimientos varias veces al día. Los auxiliares de cuidados pueden ayudar con los ejercicios prescritos por el fisioterapeuta, como ejercicios de flexión o extensión de las extremidades, incluso fuera de las sesiones formales.

Prevención de complicaciones

La colaboración entre el fisioterapeuta y el equipo de enfermería también ayuda a prevenir las complicaciones asociadas a la inmovilidad, como **las úlceras por presión**, las **contracturas** y **la trombosis venosa profunda**. Al supervisar la evolución del paciente y aplicar las instrucciones del fisioterapeuta, el equipo de enfermería desempeña un papel crucial en la prevención de estas complicaciones.

- **Colocación correcta**: El personal de enfermería, siguiendo las instrucciones del fisioterapeuta, puede asegurarse de que el paciente se coloque correctamente después de cada sesión de rehabilitación o durante los periodos de inmovilidad, para evitar la formación de úlceras por presión o rigidez articular.

Atención personalizada

El fisioterapeuta diseña **protocolos de rehabilitación individualizados** basados en el estado de salud, las capacidades y las necesidades del paciente. Sin embargo, el equipo asistencial, que pasa mucho tiempo con el paciente, puede aportar información valiosa sobre las capacidades funcionales reales del paciente y sus respuestas a los ejercicios. Esto permite al fisioterapeuta ajustar el programa de rehabilitación para que sea **progresivo y adecuado**.

- **Feedback**: los enfermeros y auxiliares pueden observar si el paciente encuentra dificultades particulares con determinados ejercicios o si muestra signos de malestar, fatiga o dolor después de una sesión. Este **feedback continuo** permite ajustar los ejercicios en función de la evolución clínica.

El papel de los cuidadores en la rehabilitación

Los cuidadores, en particular los auxiliares de enfermería y las enfermeras, desempeñan un papel fundamental en el apoyo diario que se presta a la rehabilitación de los pacientes. Trabajando en colaboración con los fisioterapeutas, garantizan que los ejercicios y las instrucciones dadas se sigan correctamente y se apliquen en los momentos en que el fisioterapeuta no está presente.

Fomentar la participación activa de los pacientes

Los cuidadores suelen ser el primer punto de contacto del paciente a lo largo del día. Su función es motivar y animar a los pacientes a participar activamente en su rehabilitación. Esto puede hacerse en forma de estímulo verbal, pero también de apoyo físico para ayudar al paciente a realizar movimientos sencillos, como levantarse, caminar o mover una extremidad.

- **Motivación continua**: la moral y la motivación son factores clave en el proceso de rehabilitación. Algunos pacientes pueden sentirse desanimados o ansiosos por la lentitud de sus progresos. El apoyo psicológico y la motivación que proporcionan los cuidadores ayudan a mantener a los pacientes comprometidos con su rehabilitación.

Ayudar a movilizar a los pacientes

En algunos casos, los pacientes no pueden movilizarse solos y necesitan ayuda para levantarse, andar o incluso moverse en la cama. Los cuidadores, formados en **técnicas de movilización**, colaboran con los fisioterapeutas para que estos movimientos se realicen con seguridad.

- **Técnicas de manipulación seguras**: los cuidadores deben utilizar técnicas adecuadas para movilizar a los pacientes, siguiendo los protocolos de fisioterapia para evitar lesiones a sí mismos y a los pacientes. Esto incluye el

240

reposicionamiento correcto en la cama, el uso de ayudas para la movilidad y la asistencia en los movimientos.

Realización de ejercicios sencillos fuera de las sesiones de fisioterapia

Los cuidadores también pueden ayudar al paciente a realizar algunos ejercicios sencillos prescritos por el fisioterapeuta, como ejercicios de **movilización pasiva** o **estiramientos suaves**. Estos ejercicios, realizados varias veces al día, refuerzan la eficacia de las sesiones de fisioterapia.

- **Movilización pasiva**: cuando el paciente aún no puede moverse de forma independiente, los cuidadores pueden realizar movimientos pasivos, como flexionar las extremidades o movilizar las articulaciones, para evitar la rigidez y mantener la flexibilidad muscular y articular.

Aplicación de dispositivos de rehabilitación

Los fisioterapeutas pueden recomendar el uso de **dispositivos de apoyo** como órtesis, cojines o correas de tracción para ayudar a la rehabilitación. Los cuidadores son responsables de **colocar** y **ajustar** estos dispositivos a las necesidades del paciente. Su función también es garantizar que estos dispositivos se utilicen correctamente y no causen molestias o complicaciones.

- **Seguimiento y ajuste**: Los cuidadores deben vigilar la tolerancia del paciente a los dispositivos de rehabilitación y asegurarse de que se ajustan correctamente para favorecer la recuperación y evitar el dolor o la irritación.

Comunicación fluida y planificación de los cuidados

La **comunicación fluida** entre cuidadores y fisioterapeutas es un aspecto crucial del trabajo conjunto. Los intercambios regulares ayudan a optimizar las sesiones de rehabilitación y garantizan que las necesidades del paciente se tengan en cuenta en los cuidados diarios.

Transmisiones regulares y precisas

Los fisioterapeutas necesitan saber cómo evoluciona el paciente a diario, así como cualquier progreso o dificultad. Por ello, los cuidadores deben **transmitir información precisa** sobre el estado del paciente, como la aparición de dolor, rigidez o mejoras en el movimiento. Esta información permite al fisioterapeuta ajustar el programa en tiempo real.

• **Informes detallados** : Durante los cambios de turno o las reuniones de equipo, los cuidadores deben informar de cualquier cambio en el estado del paciente, como un aumento de la fatiga o una mejora notable de la movilidad. Esta colaboración garantiza una atención coherente y reactiva.

Organización de la asistencia en torno a la rehabilitación

El programa de cuidados diarios debe organizarse de forma que favorezca las sesiones de rehabilitación y cumpla las instrucciones del fisioterapeuta. Esto significa planificar periodos de **descanso** antes y después de las sesiones para evitar una fatiga excesiva del paciente, manteniendo al mismo tiempo un **ritmo adecuado** de actividad física para favorecer la recuperación.

• **Planificación de actividades**: respetando los periodos de descanso y los tiempos de rehabilitación, los cuidadores pueden evitar interferencias entre los cuidados médicos (como vendajes o cuidados de higiene) y los ejercicios de rehabilitación.

Tratamiento de cicatrices y uso de prendas compresivas

- Prevenir la formación de cicatrices hipertróficas

La **prevención de las cicatrices hipertróficas** es una cuestión crucial en el cuidado de los pacientes que han sufrido traumatismos cutáneos, quemaduras o intervenciones quirúrgicas. Las cicatrices hipertróficas se caracterizan por una **proliferación excesiva de tejido cicatricial**, que se vuelve grueso, elevado y a veces doloroso. A diferencia de las cicatrices normales, no se aplanan con el tiempo y pueden provocar complicaciones estéticas y funcionales. Para evitar que se formen, es necesario adoptar un enfoque proactivo que incluya un cuidado riguroso de la piel, intervenciones terapéuticas específicas y un seguimiento regular de las zonas de riesgo.

Comprender la formación de cicatrices hipertróficas

Las cicatrices hipertróficas se forman cuando se interrumpe el proceso normal de cicatrización. Tras una lesión cutánea, el organismo repara la piel produciendo colágeno, una proteína estructural que ayuda a cerrar la herida y a fortalecerla. En la cicatrización hipertrófica, esta producción de colágeno se vuelve **excesiva**, creando una acumulación de tejido cicatricial sobre la herida. El resultado es una cicatriz **gruesa, roja y elevada**, a menudo asociada a picor, dolor y a veces restricción de movimiento si está cerca de una articulación.

Factores que favorecen las cicatrices hipertróficas

Varios factores pueden aumentar el riesgo de cicatrización hipertrófica:

- **Quemaduras graves o profundas**: Las quemaduras de segundo o tercer grado presentan un riesgo especial, ya que afectan a varias capas de la piel.
- **Tensión en la herida**: Si la herida cicatriza bajo tensión, por ejemplo en una articulación o en una zona de gran movilidad, se favorece la formación de cicatrices gruesas.
- **Predisposición genética**: Algunos pacientes son naturalmente más propensos a desarrollar cicatrices hipertróficas, en particular los de piel más oscura.
- **Infección o cicatrización prolongada**: Una cicatrización interrumpida por una infección o un retraso en el cierre de la herida puede dar lugar a una formación excesiva de tejido cicatricial.

Estrategias para prevenir las cicatrices hipertróficas

La prevención de las cicatrices hipertróficas se basa en una serie de intervenciones clave destinadas a **optimizar la cicatrización** y limitar la sobreproducción de colágeno en la herida. Es esencial intervenir en una fase temprana del proceso de cicatrización para evitar la aparición de cicatrices gruesas e irregulares.

Cuidados rigurosos de la piel durante el proceso de cicatrización

El primer paso para prevenir las cicatrices hipertróficas es proporcionar **a la herida los cuidados adecuados** durante la fase inicial de cicatrización. La piel debe mantenerse limpia e hidratada para reducir la inflamación y favorecer la regeneración normal del tejido.

- **Hidratación regular**: la aplicación de cremas o geles hidratantes sin perfume ayuda a mantener la piel flexible mientras se cura. La piel seca es más propensa a agrietarse y cicatrizar de forma anormal. Los productos a base de silicona, como geles o láminas de silicona, son especialmente eficaces para prevenir la formación de cicatrices hipertróficas.

- **Protección contra la infección**: Evitar la infección es crucial, ya que puede prolongar el proceso de cicatrización y agravar la respuesta inflamatoria, lo que da lugar a cicatrices gruesas. Los apósitos deben cambiarse periódicamente en condiciones asépticas.

Compresión: una técnica preventiva probada

El uso de **prendas de compresión** es un método muy utilizado, sobre todo en pacientes que han sufrido quemaduras. La compresión ayuda a **reducir el riego sanguíneo** a la zona de la cicatriz, lo que limita la proliferación excesiva de colágeno y favorece una cicatriz más plana y menos visible.

- **Prendas de compresión para quemaduras**: Para los pacientes con quemaduras graves, suelen utilizarse prendas de compresión hechas a medida en cuanto se cierra la herida. Deben llevarse durante varias horas al día, o incluso de forma continuada durante varios meses, para que sean eficaces.
- **Vendas de compresión**: en el caso de cicatrices posquirúrgicas o tras lesiones leves, pueden aplicarse vendas de compresión o apósitos elásticos para ejercer una ligera presión sobre la cicatriz en desarrollo.

Aplicación de silicona en cicatrices

Los geles y las láminas de silicona se utilizan ampliamente en la prevención y el tratamiento de las cicatrices hipertróficas. La silicona es un material que hidrata la cicatriz al tiempo que mantiene un entorno oclusivo, lo que ayuda a regular la producción de colágeno.

- **Láminas de silicona**: Se colocan directamente sobre la cicatriz, ejerciendo una suave presión y manteniendo un nivel óptimo de hidratación. Su uso regular durante varios meses tras el cierre de la herida puede reducir el tamaño y el grosor de la cicatriz.

245

- **Geles de silicona**: Los geles son una alternativa práctica a las láminas de silicona, ya que pueden aplicarse en zonas más irregulares o de difícil acceso, como pliegues articulares o zonas móviles.

Masajes terapéuticos

El masaje cicatricial es una técnica sencilla pero eficaz para prevenir las cicatrices hipertróficas. El masaje regular, cuando se realiza una vez cerrada la herida, ayuda a **ablandar el tejido cicatricial** y a mejorar la circulación sanguínea local, lo que limita la acumulación excesiva de colágeno.

- **Frecuencia y técnica de masaje**: Los masajes deben realizarse varias veces al día, aplicando una presión moderada para movilizar el tejido cicatricial sin causar dolor. El masaje circular sobre la cicatriz ayuda a reducir la tensión y a prevenir la formación de una cicatriz elevada.

Control de movimientos y protección de zonas de alto riesgo

La protección mecánica de la cicatriz también es importante. Las zonas en las que la piel está sometida a tensiones o movimientos frecuentes (como articulaciones o zonas de fricción) tienen más riesgo de desarrollar cicatrices hipertróficas.

- **Férulas e inmovilización**: En algunos casos, pueden recomendarse férulas u otros dispositivos de inmovilización temporal para minimizar la tensión sobre la herida, sobre todo después de una intervención quirúrgica.
- **Evite la exposición al sol**: las cicatrices jóvenes son sensibles a los rayos UV, que pueden agravar la inflamación y causar decoloración o pigmentación anormal. Utilizar cremas solares con un factor de protección solar elevado o cubrir la cicatriz es esencial durante los primeros meses tras la cicatrización.

Tratamientos médicos complementarios para prevenir las cicatrices hipertróficas

Si, a pesar de las medidas preventivas, comienza a formarse una cicatriz hipertrófica, pueden considerarse tratamientos médicos más avanzados para controlar su progresión.

Inyecciones de corticosteroides

Las inyecciones de corticosteroides son una opción de tratamiento utilizada habitualmente para reducir las cicatrices hipertróficas que ya se han formado o se están formando. Estas inyecciones actúan **reduciendo la inflamación** y limitando la producción de colágeno en la cicatriz.

- **Reducir el grosor de la cicatriz**: Al reducir la actividad de los fibroblastos responsables de la producción de colágeno, las inyecciones de corticosteroides ayudan a aplanar la cicatriz y a hacerla más flexible.

Terapia láser

El láser es otra técnica utilizada para remodelar las cicatrices hipertróficas y mejorar su aspecto. Los láseres fraccionados, por ejemplo, estimulan la regeneración de las células cutáneas al tiempo que reducen la proliferación del tejido cicatricial.

- **Efecto sobre la textura y el color**: el láser también puede ayudar a reducir el enrojecimiento de las cicatrices hipertróficas, al tiempo que alisa la superficie del tejido cicatricial.

Crioterapia

La crioterapia, que consiste en aplicar nitrógeno líquido sobre la cicatriz, puede utilizarse para reducir el tamaño de las cicatrices hipertróficas destruyendo las células responsables de la sobreproducción de colágeno.

Control periódico y gestión a largo plazo

La prevención de las cicatrices hipertróficas no se detiene una vez cerrada la herida. **El seguimiento a largo plazo** es esencial para vigilar el desarrollo de la cicatriz, ajustar los tratamientos y prevenir su empeoramiento. Los pacientes con alto riesgo de cicatrización hipertrófica deben ser vigilados de cerca por su equipo médico durante varios meses, o incluso años, después de que la herida haya cicatrizado.

Reevaluación periódica

La cicatriz debe reevaluarse periódicamente para comprobar su aspecto, textura y flexibilidad. Cualquier cambio, como engrosamiento o aumento del enrojecimiento, debe tenerse en cuenta para ajustar el tratamiento.

- **Adaptación de los cuidados**: Si la cicatriz muestra signos de hipertrofia, el médico puede recomendar tratamientos adicionales, como inyecciones o la adición de terapias físicas como el masaje.

- El papel del auxiliar de enfermería en la colocación y el control de las prendas de compresión

El **papel del auxiliar de enfermería en la colocación y el seguimiento de las prendas de compresión** es esencial en el cuidado de los pacientes que han sufrido quemaduras o se han sometido a cirugía mayor. Estas prendas, utilizadas para prevenir las cicatrices hipertróficas, reducir los edemas y favorecer una cicatrización armoniosa, deben ajustarse correctamente y llevarse con regularidad para garantizar su eficacia. El auxiliar de enfermería desempeña un papel clave en este proceso al garantizar el uso correcto de estos dispositivos, controlar su tolerancia por parte del paciente y participar en su mantenimiento diario. Su vigilancia y sus competencias contribuyen directamente al éxito de este tratamiento postraumático.

¿Por qué se utilizan las prendas de compresión?

Las prendas de compresión están especialmente diseñadas para ejercer una presión constante y controlada sobre las zonas cicatrizadas del cuerpo. Esta presión reduce el riego sanguíneo del tejido cicatricial, limitando así la sobreproducción de colágeno, principal causa de **las cicatrices hipertróficas**. Estas prendas están especialmente recomendadas para pacientes que han sufrido **quemaduras graves**, en las que la formación excesiva de tejido cicatricial supone un alto riesgo, pero también después de determinadas intervenciones quirúrgicas, como injertos de piel, abdominoplastias o mastectomías.

Objetivos de las prendas de compresión

- **Prevenir las cicatrices hipertróficas**: La presión ejercida por las prendas de compresión reduce el grosor y la altura de las cicatrices, favoreciendo una cicatrización más plana y suave.
- **Reducir el edema**: la compresión ayuda a limitar la acumulación de líquido en los tejidos, lo que es especialmente importante tras una intervención quirúrgica o quemaduras extensas, en las que el edema puede dificultar el proceso de cicatrización.
- **Mejora de la comodidad del paciente**: al aplicar una compresión suave pero constante, estas prendas ofrecen soporte al tejido cicatricial, reduciendo las sensaciones de incomodidad, picor y tirantez que suelen asociarse a la cicatrización de heridas.

El papel del auxiliar de enfermería en la colocación de prendas de compresión

El auxiliar de enfermería participa directamente en la colocación de las prendas de compresión, sobre todo en el caso de los pacientes que no pueden ponérselas por sí mismos o que necesitan ayuda para asegurarse de que los dispositivos están colocados correctamente. Un ajuste preciso es esencial para garantizar que la compresión sea eficaz sin causar molestias ni complicaciones.

Ayudar a vestir al paciente

Dependiendo de la extensión de las cicatrices, las prendas de compresión pueden cubrir distintas partes del cuerpo: torso, brazos, piernas, cuello o incluso cara. Deben ajustarse con precisión para garantizar una presión uniforme sin crear zonas de excesiva compresión o fricción.

- **Garantizar un ajuste correcto**: Los cuidadores deben asegurarse de que las prendas de compresión estén colocadas correctamente, sin pliegues ni zonas demasiado apretadas. Una prenda mal ajustada puede causar irritaciones cutáneas, ulceraciones o una compresión desigual, lo que limita la eficacia del tratamiento.
- **Respetar protocolos específicos**: Según las recomendaciones médicas, el asistente debe seguir un protocolo preciso para ponerse y quitarse la ropa, teniendo en cuenta las necesidades específicas del paciente. Algunos pacientes solo requieren asistencia parcial, mientras que otros, que están postrados en cama o tienen quemaduras graves, necesitan asistencia completa.

Gestión del dolor y el malestar

El uso de prendas de compresión puede resultar incómodo, sobre todo al principio del tratamiento, ya que el tejido cicatricial suele ser sensible. Los cuidadores desempeñan un papel importante **en el apoyo a los pacientes**, asegurándose de que toleran el uso de estos dispositivos y aliviando cualquier molestia con pequeños ajustes o recomendaciones para mejorar la tolerancia.

- **Tranquilizar y animar al paciente**: Las prendas de compresión a menudo deben llevarse de forma continuada durante varios meses, lo que puede resultar difícil de aceptar para algunos pacientes. El auxiliar de enfermería debe desempeñar un papel de apoyo psicológico, animando al paciente a seguir las recomendaciones y explicándole los beneficios a largo plazo para la curación.
- **Evaluar los signos de malestar**: Si el paciente se queja de dolor, picor o malestar constante, el cuidador debe inspeccionar la zona y ajustar la prenda de compresión o avisar a la enfermera para que vuelva a evaluarla.

Control diario de las prendas de compresión

Una vez colocadas las prendas de compresión, el auxiliar de enfermería se encarga de **controlarlas a diario**. Se aseguran de que el paciente las lleve correctamente y a las horas prescritas, al tiempo que vigilan el estado de la piel bajo la compresión para evitar complicaciones.

Control cutáneo

Uno de los aspectos más importantes de la función del auxiliar de cuidados es comprobar periódicamente el estado de la piel bajo las prendas de compresión. La compresión constante puede provocar **irritación**, **ulceración** o incluso infección si aparecen zonas de fricción. Los cuidadores deben estar atentos a cualquier signo de enrojecimiento, maceración o lesiones cutáneas.

- **Inspecciones periódicas de la piel**: Cuando se quite la ropa, sobre todo para lavarla o cambiar los vendajes, el auxiliar de cuidados debe inspeccionar cuidadosamente la piel para asegurarse de que sigue sana y de que no hay signos de inflamación o lesión. Cualquier anomalía debe comunicarse a la enfermera o al médico para que pueda ajustarse el tratamiento.

- **Prevención de la irritación**: Si aparecen signos de roce o irritación, el cuidador puede aplicar cremas protectoras o hidratantes sobre la piel, según las recomendaciones, para mejorar el confort del paciente y prevenir lesiones cutáneas.

Cuidado de las prendas de compresión

Las prendas de compresión deben mantenerse limpias y eficaces. El auxiliar asistencial desempeña un papel en la gestión de este mantenimiento, siguiendo las recomendaciones de lavado y asegurándose de que el paciente dispone de prendas de recambio en caso necesario.

- **Limpieza periódica**: las prendas de compresión deben lavarse con frecuencia para evitar la acumulación de sudor, bacterias o residuos cutáneos, que pueden irritar la piel. Los cuidadores deben seguir las instrucciones específicas para el lavado de estos dispositivos (normalmente a mano con agua tibia y jabón suave).
- **Comprobación del desgaste**: con el tiempo, las prendas de compresión pueden perder su elasticidad, reduciendo su eficacia. Los cuidadores deben vigilar el estado de las prendas e informar de cualquier signo de desgaste o pérdida de compresión, para que puedan ser sustituidas.

Fomentar la cooperación de los pacientes

El uso de prendas de compresión puede ser restrictivo para el paciente, que a menudo tiene que llevarlas durante largos periodos, hasta 23 horas al día. Los cuidadores desempeñan un papel fundamental a la hora de **animar** y **motivar** a los pacientes para que sigan estas recomendaciones, explicándoles los beneficios a largo plazo y resolviendo cualquier duda que puedan tener.

Explicación de las prestaciones

Es esencial que el paciente entienda por qué es importante llevar estas prendas de forma continuada. El cuidador puede explicarle que el uso regular de las prendas de compresión reduce significativamente el riesgo de cicatrices hipertróficas y mejora el aspecto y la función de las cicatrices a largo plazo.

- **Apoyo psicológico**: A los pacientes que se sientan frustrados o desanimados, el cuidador debe ofrecerles apoyo psicológico, destacando los progresos realizados y los beneficios visibles con el paso del tiempo.

Adaptar el entorno a la comodidad del paciente

El cuidador también puede ayudar al paciente a **adaptar su rutina diaria** para facilitar el uso de las prendas de compresión. Esto incluye recomendaciones prácticas, como el uso de cremas hidratantes o el ajuste del momento de llevar las prendas en función de las actividades del paciente.

- **Adaptar la ropa a las necesidades cotidianas**: El cuidador puede aconsejar al paciente que se quite temporalmente la ropa para ciertas actividades, como lavarse o la higiene personal, asegurándose al mismo tiempo de que los periodos sin compresión sigan siendo limitados para preservar la eficacia del tratamiento.

El papel del cuidador en la colocación y el seguimiento de **las prendas de compresión** es fundamental para garantizar una cicatrización óptima en los pacientes tras quemaduras o intervenciones quirúrgicas. Al garantizar el ajuste correcto de estas prendas, vigilar el estado de la piel y animar al paciente a seguir las recomendaciones, el auxiliar de enfermería contribuye directamente a la prevención de las cicatrices hipertróficas y a mejorar el confort y la calidad de vida del paciente. Mediante un enfoque proactivo y un seguimiento riguroso, el auxiliar de enfermería ayuda a maximizar los resultados terapéuticos y a garantizar una cicatrización armoniosa.

• Ayudar a los pacientes a aceptar y cuidar sus cicatrices

Ayudar a los pacientes a **aceptar** y **cuidar sus cicatrices** es un proceso delicado que implica mucho más que cuidados físicos. Ya sean el resultado de quemaduras, intervenciones quirúrgicas o traumatismos, las cicatrices suelen ser signos visibles de experiencias dolorosas, tanto físicas como emocionales. Apoyar a los pacientes en este contexto requiere un enfoque integral, que tenga en cuenta no sólo la dimensión médica, sino también los aspectos **psicológicos** y **emocionales** relacionados con la imagen corporal y la autoestima. El papel del cuidador, y en particular del auxiliar de enfermería, es crucial para guiar, apoyar y tranquilizar al paciente a lo largo de este proceso.

Comprender el impacto de las cicatrices en los pacientes

Las cicatrices, especialmente cuando son extensas o visibles, pueden tener un profundo impacto en el paciente. Además de los aspectos físicos como el dolor, el picor y las molestias funcionales, las cicatrices pueden afectar a la imagen que el paciente tiene de sí mismo. Las cicatrices pueden ser un recordatorio de **un traumatismo**, una **enfermedad** o **un accidente**, y pueden convertirse en un obstáculo para recuperar el propio cuerpo. Ciertas cicatrices, sobre todo las de la cara, las manos u otras zonas visibles, pueden percibirse como un estigma social, lo que provoca vergüenza, ansiedad o depresión.

El impacto psicológico y emocional

• **Pérdida de autoestima**: Las cicatrices visibles, sobre todo en la cara o las extremidades, pueden provocar una pérdida de autoestima. Algunos pacientes pueden evitar la

254

interacción social por miedo a ser juzgados o a la reacción de los demás.

- **Sentimientos de vergüenza o estigmatización**: Los pacientes, especialmente las víctimas de quemaduras, pueden sentirse avergonzados o incluso abochornados por su aspecto alterado. Pueden temer ser percibidos de forma diferente, lo que puede llevarles a encerrarse en sí mismos.
- **Reflejo de un trauma**: para algunas personas, una cicatriz es algo más que una marca física; representa un trauma emocional que puede ser difícil de superar. Esta herida visible es un recordatorio constante del accidente, enfermedad u operación que han sufrido.

Ayudar a los pacientes a aceptar sus cicatrices

Ayudar a los pacientes a **aceptar** sus cicatrices es un proceso gradual, basado en el apoyo psicológico constante, la educación sobre los cuidados adecuados y la concienciación sobre la progresión natural de las cicatrices. Los cuidadores desempeñan un papel clave en este proceso, proporcionando apoyo emocional a diario y ayudando a los pacientes a adaptarse a los cambios físicos.

Escuchar y reconocer las emociones del paciente

El primer paso para aceptar las cicatrices es **reconocer** los sentimientos que generan en el paciente. El cuidador debe ser **empático** y crear un entorno en el que el paciente se sienta libre para expresar sus emociones, ya sea tristeza, frustración o ansiedad. Estar atento a las necesidades emocionales del paciente es tan importante como gestionar los aspectos físicos.

- **Evitar minimizar los sentimientos del paciente**: Es esencial no minimizar la importancia de las cicatrices para el paciente. Lo que puede parecer superficial para algunos es a menudo una fuente de gran angustia para otros. El cuidador debe validar estos sentimientos y reconocer su impacto en el bienestar del paciente.

- **Animar a los pacientes a expresar sus sentimientos**: Es importante animar a los pacientes a verbalizar sus miedos y preocupaciones. Esto puede ayudarles a darse cuenta de que sus emociones son normales y de que no están solos en este proceso.

Apoyo a la imagen corporal

Los pacientes deben aprender a **reconstruir una relación positiva con su cuerpo**, a pesar de las cicatrices visibles. El auxiliar de enfermería, en colaboración con otros profesionales sanitarios como psicólogos o especialistas en reeducación estética, desempeña un papel importante para apoyar al paciente en este proceso de reapropiación de su cuerpo.

- **Destacar los progresos**: Destacar las pequeñas mejoras en el aspecto de la cicatriz o en la función física del paciente puede ser una forma de fomentar una percepción más positiva de su cuerpo.
- **Tranquilizar sobre la evolución natural de las cicatrices**: Muchas cicatrices evolucionan positivamente con el tiempo, volviéndose más discretas y menos molestas. Es importante tranquilizar al paciente sobre esta evolución natural, explicándole que la cicatriz mejorará gradualmente.

Educación sobre el cuidado de las cicatrices

Una parte crucial del cuidado del paciente es **educarle** sobre cómo cuidar sus cicatrices para mejorar su aspecto y flexibilidad. Al participar activamente en su cuidado, el paciente recupera el control de su cuerpo, lo que puede facilitarle la aceptación de sus cicatrices. El asistente desempeña un papel esencial en esta educación, asegurándose de que el paciente comprende los pasos a seguir y la importancia de un cuidado regular.

Cuidado diario de las cicatrices

Las cicatrices requieren cuidados especiales para evitar complicaciones y mejorar su aspecto. El asistente puede guiar al paciente en la adopción de una rutina de cuidados adecuada, que incluya hidratación, protección y masaje de las cicatrices.

- **Hidratación y protección de la piel**: La aplicación regular de cremas hidratantes o productos a base de silicona ayuda a mantener la flexibilidad de la cicatriz y evita que la piel se seque, lo que puede mejorar el aspecto de la cicatriz. El cuidador debe asegurarse de que el paciente se aplica estos productos de forma regular y adecuada.
- **Masaje** de **cicatrices**: El masaje de cicatrices es un elemento clave para reducir el grosor y la rigidez de las cicatrices. El cuidador puede mostrar al paciente cómo realizar un suave masaje en la cicatriz, que también puede ayudar a reducir el picor y mejorar la circulación sanguínea en la zona de la cicatriz.

Prevención de complicaciones

Algunas cicatrices, en particular las hipertróficas o queloides, requieren una vigilancia especial. Los cuidadores deben estar formados para **reconocer los signos de cicatrización anormal**, como el engrosamiento o el enrojecimiento persistente, a fin de prevenir complicaciones.

- **Seguimiento de la evolución**: El seguimiento regular de la cicatriz permite detectar signos precoces de complicaciones. Si la cicatriz se vuelve anormalmente gruesa o dolorosa, el cuidador debe informar a la enfermera o al médico para que puedan ajustarse los tratamientos, como la aplicación de prendas de compresión o intervenciones médicas más específicas.

Fomentar la autonomía del paciente y su participación activa

Animar a los pacientes a participar en su propio cuidado es esencial para ayudarles a aceptar sus cicatrices. Cuando los pacientes participan en su propio cuidado, recuperan una **forma de control** sobre su cuerpo, lo que puede contribuir en gran medida a aceptarlo tal como es.

Reforzar la autonomía

El auxiliar de cuidados puede ayudar al paciente a adquirir destrezas en el cuidado de sus cicatrices, enseñándole a gestionar por sí mismo su higiene diaria, a aplicarse productos hidratantes y técnicas de masaje.

- **Repetir y apoyar**: Al principio, el cuidador puede ayudar al paciente realizando estas acciones con él, y luego animarle gradualmente a que las haga solo. Este enfoque fomenta la autonomía y refuerza la confianza del paciente en su capacidad para cuidar de sí mismo.

Apoyo psicológico a largo plazo

Por último, el cuidador debe tener en cuenta que aceptar las cicatrices es un **proceso a largo plazo**. Algunos pacientes pueden necesitar **apoyo psicológico** para superar sus dificultades. El papel del cuidador también es remitir al paciente a profesionales como psicólogos o grupos de apoyo, si es necesario.

- **Grupos de debate o terapias**: Participar en grupos de debate con otros pacientes con cicatrices similares puede ser beneficioso. Permite a los pacientes compartir sus experiencias, sentirse comprendidos y apoyados, y encontrar estrategias para aceptar mejor su cuerpo.

Retorno a casa y atención ambulatoria

* Preparación de los pacientes y sus familias para el regreso a casa

Preparar a los pacientes y sus familias para el regreso a casa es una etapa crucial en el proceso de rehabilitación tras una hospitalización prolongada, una intervención quirúrgica o una enfermedad grave. Este regreso puede ser un momento de alegría, que marca el final de un periodo difícil, pero también puede ser una fuente de ansiedad para los pacientes y sus familias, que tienen que adaptarse a nuevas rutinas de atención domiciliaria y a una organización a menudo compleja. El apoyo del equipo asistencial, y en particular del auxiliar de enfermería, es esencial para garantizar una transición fluida y segura. Esta preparación implica no sólo explicaciones detalladas de los cuidados que deben prestarse, sino también apoyo psicológico y educación adaptados a las necesidades específicas del paciente.

Comprender las necesidades específicas de los pacientes a domicilio

Cada paciente tiene necesidades específicas en función de su estado de salud, su grado de autonomía y los tratamientos o cuidados que requiere en su domicilio. Por tanto, la primera etapa de la preparación consiste en **evaluar la situación individual del paciente**. El objetivo es conocer los cuidados que necesitará recibir, las ayudas técnicas o humanas necesarias y las posibles adaptaciones del domicilio.

Evaluar la autonomía del paciente

En primer lugar, es esencial evaluar el **nivel de autonomía** del paciente. Esto determina los tipos de cuidados que podrá realizar por sí mismo, aquellos para los que necesitará ayuda y sus necesidades en términos de apoyo familiar o profesional. El auxiliar de enfermería, en colaboración con el equipo asistencial, evalúa la capacidad del paciente para desplazarse, alimentarse, realizar los cuidados de higiene y seguir su tratamiento médico.

- **Capacidades funcionales**: ¿Puede levantarse de la cama por sí mismo? Necesita¿ ayuda para andar o moverse por su casa? ¿Puede lavarse o vestirse de forma independiente?
- **Seguimiento del tratamiento**: ¿Es capaz de seguir las prescripciones médicas, como tomar la medicación a horas concretas, o necesita ayuda en esta tarea?

Anticiparse a las necesidades asistenciales

Es importante enumerar todos los **cuidados diarios** que el paciente deberá recibir en su domicilio, en función de su estado de salud. Esto puede incluir el cuidado de heridas, la administración de medicación, vendajes específicos o ejercicios de rehabilitación. Cada tratamiento requiere instrucciones claras y adecuadas, tanto para el paciente como para la familia.

- **Cuidados de las heridas**: si se requieren cuidados locales (cambios de apósito, desinfección), es vital que la familia esté formada para llevarlos a cabo correctamente para evitar infecciones.
- **Gestión de los dispositivos médicos**: Si el paciente está equipado con un dispositivo concreto, como una sonda urinaria, una infusión o un catéter, el auxiliar asistencial y la enfermera deben formar a la familia en la supervisión y el mantenimiento de estos dispositivos.

Informar y formar a las familias sobre la asistencia a domicilio

La **familia** suele desempeñar un papel clave en el regreso del paciente a casa, sobre todo si ha perdido su independencia o requiere cuidados regulares. La preparación debe incluir **una formación** adecuada de los familiares, para que se sientan cómodos a la hora de proporcionar cuidados y gestionar las necesidades cotidianas del paciente. La familia debe recibir información clara y comprensible, con demostraciones prácticas cuando sea necesario.

Explicar los cuidados en términos sencillos

El auxiliar de enfermería, en colaboración con la enfermera, debe procurar **explicar los cuidados en términos sencillos y concretos**. El lenguaje médico puede resultar a veces difícil de entender para los no profesionales, por lo que es importante adaptar el discurso a los conocimientos de la familia. Cada tratamiento, ya sea un vendaje o el control de la medicación, debe describirse con claridad, detallando los pasos a seguir y explicando el objetivo de cada acción.

- **Demostraciones prácticas**: en el caso de cuidados complejos, como el cambio de un apósito o el manejo de una sonda, se pueden hacer demostraciones prácticas en presencia del paciente, con la ayuda del auxiliar asistencial, para que la familia pueda observar y hacer preguntas.
- **Hojas explicativas**: a menudo es útil proporcionar hojas explicativas por escrito en las que se resuman los cuidados que deben llevarse a cabo. Esto ayuda a los familiares a consultar las instrucciones una vez que han vuelto a casa, en caso de duda.

Control y gestión de las complicaciones

La familia debe recibir formación para **reconocer los signos de alarma** o las complicaciones, sobre todo en lo que respecta a la cicatrización de heridas, infecciones u otros problemas médicos que puedan surgir tras el regreso del paciente a casa. Es esencial que la familia sepa cuándo alertar a los cuidadores o consultar a un médico.

- **Vigilancia de las heridas**: Si es necesario cuidar una herida, la familia debe ser capaz de identificar signos de infección, como enrojecimiento, hinchazón, calor anormal o secreción.
- **Tratamiento del dolor**: Los familiares también deben estar informados sobre el tratamiento del dolor y saber qué medicación administrar, así como qué hacer si el dolor empeora.

Adaptar el hogar a las necesidades del paciente

El regreso a casa a veces requiere **adaptaciones del hogar** para satisfacer las necesidades específicas del paciente, sobre todo si tiene movilidad reducida o dificultades para desplazarse de forma independiente. El asistente y otros miembros del equipo asistencial deben evaluar el entorno del hogar y sugerir adaptaciones para garantizar la seguridad y la comodidad del paciente.

Equipamiento y ayudas técnicas

Puede ser necesario instalar determinados **equipos** para facilitar la vida diaria de los pacientes y garantizar su seguridad. Puede tratarse de barras de apoyo, asientos de ducha o camas sanitarias. El auxiliar de enfermería debe informar a la familia sobre estos equipos, su instalación y su uso, para garantizar que se adaptan correctamente a las necesidades del paciente.

- **Camas geriátricas**: Para los pacientes que requieren cuidados prolongados en cama, puede instalarse una cama médica en su domicilio. Permite regular la altura de la cama, facilitando el trabajo de cuidadores y familiares y garantizando mayor comodidad al paciente.

- **Ayudas para la movilidad**: pueden necesitarse andadores, sillas de ruedas o muletas para ayudar a los pacientes a moverse por la casa con seguridad.

Diseñar espacios vitales

Hay que replantearse la organización del espacio vital para satisfacer las **nuevas necesidades** del paciente. Esto puede implicar reorganizar ciertas habitaciones para evitar obstáculos, trasladar la cama a una habitación más accesible o simplificar los movimientos cotidianos del paciente.

- **Prevención de caídas**: El auxiliar de cuidados puede aconsejar retirar alfombras u otros objetos del suelo que puedan ser fuente de caídas para un paciente con dificultades para caminar.
- **Acceso a los servicios**: puede ser necesario adaptar el cuarto de baño con barras de sujeción o adaptar el inodoro para que el paciente pueda acceder a él con facilidad y seguridad.

Apoyo psicológico a los pacientes y sus familias

La vuelta a casa es un momento de **transición emocional** para los pacientes y sus familias. Tras un periodo a menudo estresante y duro en el hospital, la vuelta a casa puede traer sentimientos encontrados: alivio, pero también ansiedad por las responsabilidades de los cuidados. El auxiliar de enfermería tiene un importante papel que desempeñar en la prestación de apoyo psicológico a ambas partes.

Preparar a los pacientes para la rehabilitación

Tras una larga estancia en el hospital, los pacientes a veces sienten aprensión al volver a casa. Pueden temer no estar suficientemente preparados o ser una carga para sus seres queridos. El auxiliar asistencial debe escuchar estas preocupaciones y **tranquilizar al paciente** asegurándole que es capaz de adaptarse a esta nueva situación.

- **Reforzar la independencia**: El cuidador puede animar al paciente recordándole los progresos que ya ha hecho y ayudándole a comprender que podrá seguir mejorando incluso en casa.
- **Calmar las preocupaciones**: es esencial tranquilizar a los pacientes asegurándoles que, incluso en casa, contarán con el apoyo de visitas periódicas de enfermeras o fisioterapeutas si es necesario.

Ayudar a las familias a gestionar sus emociones

El regreso del paciente a casa puede ser estresante para la familia, que tiene que asumir nuevas responsabilidades. Algunos familiares pueden sentirse abrumados por la gestión de los cuidados, sobre todo si no tienen experiencia en este ámbito. El cuidador debe ofrecer apoyo psicológico **reduciendo su ansiedad** y respondiendo a sus preguntas.

- **Fomentar el diálogo**: Es importante fomentar el diálogo abierto con la familia, permitiéndoles expresar sus temores y asegurándoles que no están solos. El cuidador puede remitirles a la ayuda a domicilio o a los servicios de apoyo adecuados.
- **Normalizar las dificultades**: El cuidador puede explicar que el periodo de adaptación puede ser difícil al principio, pero que esto forma parte del proceso. Es normal encontrar obstáculos, pero pueden superarse con un seguimiento adecuado.

- Educación para la atención domiciliaria: vendajes, higiene, tratamiento del dolor

La educación en cuidados domiciliarios es un elemento fundamental en la transición del hospital al hogar, sobre todo para los pacientes que requieren cuidados prolongados como cambios de vendajes, gestión de la higiene personal y control del dolor. Esta educación pretende **capacitar a los pacientes** y a sus familias, al tiempo que garantiza la continuidad de unos cuidados de calidad para promover la recuperación y el bienestar. El auxiliar de enfermería, en colaboración con el equipo médico, desempeña un papel esencial en este proceso educativo impartiendo los conocimientos necesarios y ofreciendo un apoyo personalizado.

Apósitos: garantizar una cicatrización óptima

El cambio de **apósitos** suele ser uno de los aspectos más delicados de los cuidados domiciliarios. Una herida mal cuidada o unas medidas inadecuadas pueden provocar complicaciones como infecciones o cicatrices hipertróficas. Por ello, la educación sobre el cuidado de las heridas debe ser precisa y accesible, prestando especial atención a la **higiene**, la **técnica** y la **frecuencia de los cuidados**.

Principios de higiene antes y durante el tratamiento

Antes de cualquier manipulación, es esencial observar estrictas medidas de **higiene** para evitar la contaminación de la herida. El auxiliar de enfermería debe explicar la importancia de estas medidas a la familia del paciente o al propio paciente.

- **Lavado de manos**: Insistir en el lavado minucioso de las manos con agua y jabón antes de cada cambio de apósito, seguido del secado con toallas limpias. Si está disponible, el uso de **gel** hidroalcohólico **puede** ser un complemento al lavado de manos.

265

- **Uso de guantes**: Es esencial explicar que es necesario utilizar guantes estériles de un solo uso para manipular la herida. El auxiliar de cuidados puede demostrar cómo ponerse los guantes de forma higiénica, sin tocar el exterior del guante.

El proceso de cambio de apósito

El cuidador debe proporcionar instrucciones claras y detalladas sobre el proceso de cambio de apósito, procurando demostrar cada paso, si es posible, antes de que el paciente o sus familiares realicen estas acciones solos.

- **Retirada del apósito antiguo**: Muestre cómo retirar suavemente el apósito antiguo sin causar dolor excesivo ni dañar la herida. Si hay una costra adherida al apósito, puede utilizarse **suero fisiológico** o agua tibia para facilitar la retirada.
- **Limpieza de la herida**: Explique la importancia de **limpiar suavemente** la herida con una solución estéril, como suero fisiológico. Se recomienda utilizar gasas estériles para limpiar suavemente alrededor de la herida, sin frotar.
- **Colocación del nuevo apósito**: Mostrar cómo colocar el nuevo apósito para que quede bien ajustado, sin apretar demasiado. Según el tipo de herida, puede tratarse de **apósitos secos, apósitos grasos** o **apósitos específicos** como alginatos o hidrocoloides. Es importante explicar el uso de cada tipo de apósito y sus indicaciones específicas.

Vigilancia de los signos de infección

El cuidador debe insistir en el control regular de la herida, explicando qué signos de infección deben alertar al paciente o a sus familiares. Estos signos pueden incluir :

- Enrojecimiento **o hinchazón**: El aumento del enrojecimiento o la hinchazón alrededor de la herida puede ser un signo de infección.
- **Secreción anormal**: La presencia de pus, un olor desagradable o una secreción amarilla o verde es un indicador importante.
- **Fiebre o dolor intenso**: La aparición de fiebre o dolor inusual e intenso también debe comunicarse rápidamente a un profesional sanitario.

Higiene: mantener la salud y prevenir complicaciones

La higiene diaria es otro aspecto fundamental de la asistencia domiciliaria, sobre todo para los pacientes que se recuperan de una hospitalización prolongada o para los que tienen movilidad reducida. El auxiliar de enfermería desempeña un papel clave a la hora de enseñar a los pacientes a mantener su higiene sin comprometer la cicatrización de las heridas ni provocar complicaciones.

Aseo y cuidado corporal adecuados

El auxiliar de cuidados debe explicar cómo realizar **el aseo diario** adaptado a las necesidades específicas del paciente, teniendo en cuenta sus limitaciones físicas y el estado de sus heridas.

- **Limpieza parcial**: En el caso de pacientes con apósitos o heridas, la limpieza puede ser parcial, con un lavado con esponja para evitar mojar los apósitos. Es importante recordar que las zonas alrededor de las heridas deben limpiarse con cuidado, pero sin empapar la propia herida.
- **Uso de productos suaves**: Los cuidadores deben recomendar el uso de productos de aseo **suaves**, sin perfume y no irritantes, para evitar agravar la piel debilitada por los cuidados o la inmovilidad prolongada.

- **Cuidado del cabello**: Si el paciente está encamado, lavarse el pelo puede requerir técnicas especiales, como el uso de un **recipiente de champú** en la cama, para evitar desplazamientos innecesarios.

Prevención de escaras

Para los pacientes encamados o con movilidad reducida, la prevención de **las úlceras por presión** es una de las prioridades de la higiene diaria. El auxiliar de enfermería debe explicar las medidas sencillas pero eficaces que hay que poner en práctica para limitar los riesgos.

- **Reposicionamiento regular**: el reposicionamiento cada dos horas es esencial para evitar la presión prolongada en puntos de alto riesgo (talones, sacro). La familia o el paciente deben recibir formación sobre estas técnicas.
- **Hidratación de la piel**: Aplique cremas hidratantes en las zonas de riesgo para mantener la piel flexible y evitar irritaciones.

Tratamiento del dolor: un aspecto esencial del confort en el hogar

El tratamiento del dolor es un elemento central de la asistencia domiciliaria, ya que un dolor mal controlado puede dificultar la curación y el bienestar del paciente, además de complicar los cuidados. Por tanto, es vital que los pacientes y sus familias estén bien informados sobre cómo tratar el dolor de forma eficaz, ya sea causado por una herida, una enfermedad crónica o una intervención quirúrgica reciente.

Administración de analgésicos

El auxiliar de enfermería debe explicar claramente el **plan de tratamiento analgésico** prescrito por el médico, insistiendo en la importancia de seguir las dosis y tiempos recomendados para evitar periodos de dolor no controlado.

- **Analgésicos de nivel 1 y 2**: Para el dolor leve o moderado, pueden recetarse analgésicos como el paracetamol o los antiinflamatorios no esteroideos (AINE). Es importante recordar las dosis máximas diarias para evitar sobredosis, sobre todo con el paracetamol.
- **Opiáceos**: En casos de dolor más intenso, pueden prescribirse opiáceos suaves como el tramadol. Debe informarse a la familia de los posibles efectos secundarios (somnolencia, estreñimiento) y de cómo ajustar la dosis en caso necesario.

Técnicas no medicinales

Además de la medicación, los cuidadores pueden enseñar **técnicas no medicinales** para aliviar el dolor, métodos a menudo infravalorados pero muy eficaces cuando se aplican correctamente.

- **Aplicaciones de frío o calor**: Según el tipo de dolor, puede ser útil la aplicación de compresas frías o calientes. El frío reduce la inflamación, mientras que el calor relaja los músculos y reduce la tensión.
- **Técnicas de relajación y respiración**: enseñar a los pacientes técnicas de **relajación** o **respiración** profunda puede ayudarles a controlar mejor el dolor, sobre todo cuando la medicación no es suficiente o antes de un tratamiento potencialmente doloroso.

Control del dolor

El cuidador también debe explicar la importancia de controlar y evaluar el dolor con regularidad, utilizando escalas de **dolor** (numéricas, visuales o faciales), para adaptar los tratamientos si es necesario.

- **Ajustar los tratamientos**: Si el dolor persiste a pesar del tratamiento, o si aumenta, es esencial informar al médico lo antes posible para que pueda reevaluarse la estrategia analgésica. Un dolor mal controlado también puede ser señal de una complicación que requiera atención médica inmediata.
- Seguimiento posthospitalario: rehabilitación social y profesional

El **seguimiento posterior a la hospitalización**, sobre todo en el caso de pacientes que han sufrido un periodo prolongado de cuidados intensivos o una enfermedad grave, no se limita a la recuperación física. La **rehabilitación social y profesional** es un aspecto esencial para volver a una vida normal. Supone un apoyo global que tiene en cuenta la salud mental, la integración social y la reanudación de las actividades profesionales, respetando al mismo tiempo las capacidades y limitaciones del paciente. Este proceso de rehabilitación requiere un enfoque multidisciplinar, en el que cuidadores, personal médico, servicios sociales y otros profesionales colaboren para apoyar al paciente en esta transición.

Comprender los retos de la rehabilitación posthospitalaria

Tras una larga estancia en el hospital, los pacientes pueden encontrarse con **múltiples retos** relacionados con la reintegración en su entorno familiar, social y profesional. La enfermedad o accidente que han sufrido puede haberles dejado **secuelas físicas**, como movilidad limitada o fatiga crónica, pero también **psicológicas**, como ansiedad, depresión o sentimientos de aislamiento. Para muchas personas, la rehabilitación posthospitalaria es un verdadero viaje, en el que la reanudación de la vida cotidiana y las actividades profesionales deben adaptarse gradualmente.

Impacto en la independencia y la confianza en uno mismo

El periodo de convalecencia puede afectar a la independencia de los pacientes, haciéndoles más dependientes de quienes les rodean para las tareas cotidianas. Esto puede provocar una pérdida de **confianza en sí mismo**, miedo a no poder reanudar una vida "normal" o a convertirse de nuevo en una carga para los seres queridos. Además, la fatiga persistente o el dolor crónico pueden limitar la capacidad de participar plenamente en actividades sociales y profesionales.

La importancia del apoyo personalizado

Cada paciente tiene unas necesidades de rehabilitación específicas. Algunos pueden necesitar **reeducación física** para recuperar la movilidad y la fuerza muscular, mientras que otros necesitarán **apoyo psicológico** para superar los traumas asociados a la enfermedad o la hospitalización. Por último, la vuelta al trabajo, cuando sea posible, debe planificarse cuidadosamente, teniendo en cuenta las posibles limitaciones funcionales.

Reinserción social: recuperar un lugar en la sociedad

Una de las primeras etapas de la asistencia posthospitalaria es permitir a los pacientes **volver a ocupar su lugar en la sociedad**. Esto implica reanudar la interacción social, implicarse en actividades familiares o comunitarias y, a veces, incluso adaptarse a una nueva identidad, marcada por la enfermedad o las secuelas de un accidente.

Apoyo a la reinserción social

El aislamiento social es un riesgo importante para los pacientes que salen de una hospitalización de larga duración. Algunos pueden sentirse **desconectados de quienes les rodean**, o incluso tener dificultades para aceptar la imagen que su cuerpo o su estado de salud reflejan de ellos. El apoyo de sus cuidadores, así como de sus allegados, es esencial para ayudar a los pacientes a superar esta transición.

- **Apoyo psicológico y emocional**: El auxiliar de enfermería y el equipo médico deben estar atentos a los signos de **depresión** o **ansiedad**, que pueden aparecer cuando el paciente se enfrenta a su nueva vida cotidiana. Puede ser necesario derivar al paciente a un psicólogo o a un grupo de apoyo.
- **Fomentar la interacción social**: Es esencial animar a los pacientes a reanudar las actividades sociales, aunque sea a pequeña escala. Participar en eventos familiares, retomar el contacto con los amigos o incluso implicarse en actividades comunitarias puede devolver gradualmente la confianza en uno mismo y evitar el aislamiento.

Adaptarse a una nueva identidad

Los pacientes que han sufrido una enfermedad grave, lesiones importantes o quemaduras, por ejemplo, a menudo tienen que aprender a **aceptar su nuevo aspecto físico** o las limitaciones funcionales impuestas por su estado. Esta puede ser una etapa muy difícil y requiere un apoyo especial.

- **Aceptar los cambios corporales**: Las cicatrices visibles, las prótesis o las secuelas motoras pueden afectar profundamente a la autoimagen. El apoyo psicológico, combinado con la reeducación estética o funcional, puede ayudar a los pacientes a recuperar su cuerpo.
- **Recuperar la confianza**: El papel de la familia y los amigos, así como de los profesionales sanitarios, es reforzar la **confianza de los pacientes** en sus capacidades destacando sus progresos, por leves que sean, y animándoles a participar en actividades que les hagan sentirse mejor.

Rehabilitación profesional: reincorporación a una actividad adecuada

La vuelta al trabajo es un objetivo importante para muchos pacientes, pero debe abordarse con **cautela** y **realismo**. La vuelta al trabajo sólo puede hacerse tras una evaluación completa de las capacidades físicas y psicológicas del paciente. El médico del trabajo desempeña un papel central en esta evaluación, pero el auxiliar de enfermería y el equipo de rehabilitación también pueden participar en esta preparación acompañando al paciente durante toda su convalecencia.

Evaluación de la capacidad funcional

Antes de reincorporarse al trabajo, es fundamental determinar si el paciente es capaz de hacer frente a las **exigencias físicas y mentales** del puesto. Algunos empleos requieren un esfuerzo físico importante o un ritmo de trabajo sostenido, que pueden ser incompatibles con el estado de salud del paciente tras la hospitalización.

- **Rehabilitación física**: si el paciente ha sufrido una pérdida de movilidad o fuerza, a menudo es necesaria la **rehabilitación física**. Las sesiones de fisioterapia o terapia ocupacional pueden ayudar al paciente a recuperar algunas de sus capacidades físicas y permitirle recuperar cierto grado de independencia en su trabajo.
- **Ajustes de las condiciones de trabajo**: Para muchos pacientes, la vuelta al trabajo a tiempo completo en las condiciones habituales no es inmediatamente factible. El médico del trabajo puede recomendar **ajustes**, como la vuelta al trabajo a tiempo parcial, un puesto adaptado o una reducción de la carga de trabajo. El auxiliar de enfermería puede participar en estas conversaciones transmitiendo información sobre la evolución del paciente y ayudando a evaluar lo que es realista.

273

Apoyo a la reinserción profesional

La vuelta al trabajo puede ser una fuente de estrés para los pacientes, sobre todo si temen no estar a la altura o si el trabajo exige un esfuerzo que aún no se sienten capaces de realizar. Por tanto, es esencial proporcionar **apoyo psicológico y técnico** para facilitar esta transición.

• **Reincorporación gradual al trabajo**: Una reincorporación gradual al trabajo, por etapas, permite a los pacientes poner a prueba sus capacidades sin ponerse en riesgo. Se puede empezar con jornadas reducidas, horarios flexibles o tareas menos exigentes física o mentalmente.

• **Apoyo de empresarios y compañeros**: La implicación de empresarios y compañeros también es crucial. Un entorno laboral comprensivo y atento puede ayudar al paciente a readaptarse más fácilmente. A veces, los cuidadores pueden desempeñar un papel **mediador** explicando a los empresarios las necesidades específicas del paciente y sugiriendo ajustes.

Formación y reciclaje profesionales

En algunos casos, la enfermedad o las secuelas del accidente impiden al paciente volver a su trabajo anterior. En tales casos, puede ser necesario un **cambio de carrera**. Esto puede incluir formación para adquirir nuevas habilidades o reciclaje para un trabajo que sea más compatible con las capacidades actuales del paciente.

• **Formación adaptada**: Existen **programas de rehabilitación profesional** para pacientes con discapacidades o limitaciones físicas. Estos cursos de formación les permiten adquirir nuevas competencias adaptadas a su estado de salud, lo que facilita una reconversión profesional satisfactoria.

El papel del auxiliar de cuidados en la rehabilitación

El auxiliar de enfermería, en colaboración con el equipo multidisciplinar (fisioterapeutas, psicólogos, médicos del trabajo), desempeña un papel crucial en la **preparación y el apoyo al paciente** durante todo el proceso de rehabilitación social y profesional.

Seguimiento individual

Debido a su estrecho contacto diario con los pacientes, los asistentes sanitarios suelen estar en la mejor posición para evaluar su evolución y sus necesidades específicas. Al proporcionar **un apoyo constante**, ya sea mediante la escucha, el asesoramiento o la asistencia, ayudan al paciente a superar los obstáculos que encuentra durante este delicado periodo.

- **Evaluar los progresos**: El auxiliar de enfermería participa en el seguimiento regular de las capacidades del paciente, ya sea en términos de movilidad, autonomía o bienestar psicológico. Ayudan a ajustar el programa de rehabilitación en función de los progresos del paciente.
- **Animar y motivar**: El apoyo moral es esencial para ayudar a los pacientes a recuperar la confianza en sus capacidades. Al valorar las pequeñas victorias y animar al paciente a perseverar, el auxiliar de enfermería desempeña un papel clave en el proceso de rehabilitación.

Coordinación con otros profesionales

El proceso de rehabilitación social y profesional requiere **una coordinación fluida** entre todos los implicados en la asistencia sanitaria. Los cuidadores trabajan con fisioterapeutas, terapeutas ocupacionales, médicos y servicios sociales para garantizar que los pacientes reciban un apoyo integral adaptado a sus necesidades.

Capítulo 7

Gestión de emergencias y crisis en la Unidad de Quemados

Situaciones de emergencia y capacidad de reacción

• Signos de deterioro rápido a reconocer: shock, insuficiencia respiratoria.

Reconocer los signos de deterioro rápido es esencial para los cuidadores, sobre todo cuando atienden a pacientes con riesgo de complicaciones graves, como **shock** o **insuficiencia respiratoria**. Estas afecciones representan emergencias médicas, y su rápida gestión puede significar la diferencia entre la vida y la muerte. Los cuidadores, sobre todo los auxiliares de enfermería, suelen ser los primeros en observar cambios sutiles en el estado de un paciente y deben recibir formación para identificar estos primeros signos, de modo que puedan alertar inmediatamente al equipo médico.

Entender el shock: insuficiencia circulatoria aguda

El shock es un fallo circulatorio agudo que provoca la **hipoperfusión de** órganos y tejidos, comprometiendo su oxigenación y función. Existen varios tipos de shock (hipovolémico, cardiogénico, séptico, anafiláctico), pero todos comparten signos clínicos comunes que deben reconocerse rápidamente.

Signos clínicos de shock

El shock se manifiesta por signos visibles de **hipotensión grave** e **hipoperfusión de** órganos vitales como el cerebro, los riñones y el corazón. Los cuidadores deben estar especialmente alerta a los cambios bruscos en el estado general del paciente.

• **Extremidades pálidas y frías**: La reducción del flujo sanguíneo periférico suele traducirse en una piel **fría**, **húmeda** y **pálida**, sobre todo en las extremidades (manos, pies). Esto refleja una vasoconstricción periférica destinada a mantener el flujo sanguíneo a los órganos vitales.

- **Hipotensión**: Uno de los principales signos de shock es la caída de la **tensión arterial**. Una presión arterial sistólica inferior a 90 mmHg es motivo de preocupación. Si el paciente ya está siendo monitorizado, cualquier descenso significativo de la presión arterial debe notificarse inmediatamente.
- **Taquicardia**: En respuesta al descenso de la tensión arterial, el organismo intenta compensarlo aumentando la frecuencia cardíaca. Puede observarse **taquicardia** (aumento de la frecuencia cardiaca), generalmente superior a 100 latidos por minuto.
- **Alteración de la conciencia**: Como el cerebro es uno de los primeros órganos afectados por la conmoción, pueden producirse **trastornos de la conciencia**, que van desde la confusión a una marcada somnolencia o incluso la pérdida de conciencia.
- **Respiración rápida** y superficial: En respuesta a la hipoxia tisular, los pacientes en shock pueden experimentar **taquipnea** (aumento de la frecuencia respiratoria), a menudo asociada a una respiración rápida y superficial.
- **Oliguria**: Una reducción significativa de la producción de orina (**oliguria**), o incluso una ausencia total de orina (**anuria**), es señal de que los riñones no reciben suficiente sangre para funcionar correctamente.

Tipos de shock y signos específicos

Aunque los signos comunes del shock están presentes, ciertos tipos de shock tienen manifestaciones específicas que es importante conocer:

- **Shock hipovolémico**: A menudo debido a una hemorragia o a una deshidratación grave, este estado se manifiesta con **palidez extrema**, **hipotensión** marcada y **sed intensa**. El paciente también puede mostrar signos de hemorragia visible (sangre en la herida, por ejemplo).

- **Shock séptico**: Causado por una infección sistémica, se presenta con **fiebre**, **piel inicialmente caliente** que se vuelve fría en las fases avanzadas, y **signos de infección** (enrojecimiento, hinchazón o pus en el lugar de una herida).
- **Shock anafiláctico**: Causado por una reacción alérgica grave, se asocia a **dificultades respiratorias**, **erupción cutánea** y **angioedema** (hinchazón de labios y garganta), que puede evolucionar rápidamente a obstrucción de las vías respiratorias.

Insuficiencia respiratoria: una urgencia vital

La **insuficiencia respiratoria** es la incapacidad del sistema respiratorio para garantizar un intercambio de gases suficiente, lo que provoca hipoxia (disminución del oxígeno en la sangre) o hipercapnia (aumento del dióxido de carbono). Puede aparecer de forma repentina y debe reconocerse rápidamente para evitar complicaciones graves, como una parada cardiorrespiratoria.

Signos de insuficiencia respiratoria

La insuficiencia respiratoria se manifiesta con **dificultades para respirar**, alteración del intercambio gaseoso y signos de dificultad respiratoria que el cuidador debe ser capaz de detectar rápidamente.

- **Disnea**: El paciente experimenta **molestias respiratorias** graves, acompañadas de una sensación de falta de aire. Puede respirar con **esfuerzo** y sus movimientos respiratorios se hacen muy visibles. La frecuencia respiratoria suele estar aumentada (**taquipnea**), pero también puede ser **irregular**.
- **Cianosis**: Una **coloración azulada de** los labios, los dedos o los lóbulos de las orejas es un signo de hipoxia

grave. Indica que los tejidos ya no reciben suficiente oxígeno, una señal de alarma importante.

- **Uso de músculos accesorios**: Cuando se hace difícil respirar, el paciente utiliza los **músculos del cuello**, los hombros y el pecho para intentar compensar. El **aleteo de las alas de la nariz** también es un signo visible en pacientes con insuficiencia respiratoria aguda.
- **Agitación o confusión**: La falta de oxígeno en el cerebro puede provocar **agitación** o **confusión** en el paciente, o incluso alteraciones de la conciencia similares a las que se observan en el shock.
- **Respiración ruidosa**: En un paciente con dificultad respiratoria pueden oírse **ruidos respiratorios** como estertores, sibilancias o ronquidos. Estos ruidos suelen estar asociados a una obstrucción parcial de las vías respiratorias.

Causas comunes de insuficiencia respiratoria

Las causas de la insuficiencia respiratoria son variadas, pero determinadas situaciones requieren una atención especial:

- **Edema pulmonar**: está causado por una acumulación de líquido en los pulmones y se manifiesta con **respiración rápida**, crepitación **de los pulmones** (estertores crepitantes) y **cianosis**.
- **Infecciones pulmonares graves**: La neumonía grave puede causar insuficiencia respiratoria, con **fiebre**, **esputo purulento** y dificultad respiratoria aguda.
- **Asma aguda grave**: Durante un ataque de asma, el paciente puede experimentar **sibilancias** intensas, disnea grave y cianosis. Si no se trata, la crisis puede evolucionar a insuficiencia respiratoria.
- **Exacerbación de la EPOC**: Los pacientes con enfermedad pulmonar obstructiva crónica (EPOC) pueden experimentar una exacerbación repentina de sus síntomas, con **aumento de la disnea**, **hipercapnia** (CO_2 elevado) y confusión.

Reacciones inmediatas en caso de deterioro rápido

Cuando se detectan signos de shock o insuficiencia respiratoria, el auxiliar sanitario debe **actuar con rapidez** para señalar la emergencia y ayudar a estabilizar al paciente mientras espera la intervención del equipo médico. Cada segundo cuenta, y es crucial seguir los protocolos de emergencia manteniendo la calma y la organización.

Reconocer y advertir

- **Alerta inmediata**: ante la sospecha de shock o insuficiencia respiratoria, el auxiliar sanitario debe **alertar** inmediatamente **a la enfermera o al médico** y activar los protocolos de emergencia. La prioridad es informar rápidamente del estado crítico del paciente para permitir una intervención médica rápida.
- **Monitorización continua**: mientras se espera al equipo médico, es esencial monitorizar las **constantes vitales** del paciente (respiración, pulso, color de la piel) y anotar cualquier cambio. Esto proporcionará información precisa y actualizada a los cuidadores cuando lleguen.

Primeros auxilios de urgencia

- **Posicionamiento adecuado**: En caso de dificultad respiratoria, se recomienda colocar al paciente en **posición semisentada** (Fowler) para facilitar la respiración. Para un paciente en shock, la **posición supina con las piernas elevadas** (Trendelenburg) puede ayudar a mejorar la perfusión de los órganos vitales.
- **Oxigenoterapia**: Si se sospecha una insuficiencia respiratoria, el auxiliar de cuidados puede administrar **oxígeno** utilizando una mascarilla o gafas de oxígeno, según el protocolo, hasta que llegue el equipo médico.
- **Monitorización de la consciencia**: Si el paciente pierde la consciencia, debe monitorizarse la respiración y los

movimientos torácicos. Si el paciente deja de respirar, debe iniciarse inmediatamente **la reanimación cardiopulmonar**.

- Protocolos de emergencia específicos para víctimas de quemaduras

Los **protocolos de emergencia** para pacientes quemados son esenciales porque las quemaduras graves son emergencias médicas complejas, que implican tanto el tratamiento de lesiones cutáneas como complicaciones sistémicas potencialmente mortales. Estos pacientes requieren una atención rápida, eficaz y bien coordinada para estabilizar su estado general, prevenir complicaciones inmediatas como el shock hipovolémico, la insuficiencia respiratoria o la infección, e iniciar el proceso de curación. Los cuidadores, y los auxiliares de enfermería en particular, deben estar familiarizados con estos protocolos para poder intervenir rápida y adecuadamente desde los primeros minutos tras la llegada de un paciente quemado.

Problemas específicos de las víctimas de quemaduras

Un paciente con quemaduras graves se enfrenta a importantes retos fisiológicos. **Las quemaduras extensas** no sólo afectan a la piel, que desempeña un papel crucial en la regulación de la temperatura corporal y la protección contra las infecciones, sino también a muchos sistemas internos. Por ello, los pacientes quemados corren el riesgo de sufrir **un shock hipovolémico, insuficiencia respiratoria, infecciones** graves y **desequilibrios electrolíticos**.

Criterios para identificar a una víctima de quemaduras

Una **víctima de quemaduras** se define por varios criterios clínicos, entre ellos :

- Quemaduras que cubran más **del 20% de la superficie corporal total** de un adulto.

- **Quemaduras profundas** (de segundo o tercer grado).
- **Quemaduras respiratorias** o por inhalación.
- Quemaduras que afectan a zonas específicas como la cara, las manos, los pies, los genitales o las articulaciones principales.
- Quemaduras acompañadas de **traumatismos** o **comorbilidades** importantes.

Una vez identificados estos criterios, el paciente debe ser tratado con urgencia mediante protocolos específicos.

Primera fase: Estabilización inmediata

El tratamiento inicial de las quemaduras graves se centra en **estabilizar las funciones vitales** del paciente. Esta fase es crítica para prevenir el shock, mantener una oxigenación adecuada y limitar la progresión del daño tisular.

Evaluación rápida ABCDE

El protocolo de gestión de emergencias para pacientes quemados suele seguir el enfoque **ABCDE**, que se utiliza en todas las situaciones de emergencia para evaluar y tratar a los pacientes de forma sistemática y eficaz.

1. **A - Vía aérea con protección de la columna cervical** :

   ○ El tratamiento de **las vías respiratorias** es la máxima prioridad. Si se sospecha **inhalación de humo**, el paciente puede presentar edema de las vías respiratorias superiores, riesgo de obstrucción o quemaduras de la mucosa. Es esencial **asegurar las vías respiratorias**, a veces mediante una intubación precoz, incluso si los signos respiratorios aún no son visibles, ya que el edema puede progresar rápidamente.

   ○ Los signos de inhalación de humo incluyen hollín alrededor de las fosas nasales, ardor facial, tos con esputo negro y dificultades respiratorias.

2. B - Respiración :

○ La oxigenoterapia de alto flujo (100%) se introduce rápidamente en los pacientes sospechosos de inhalación de humo o que sufren quemaduras graves. Se vigila estrechamente la saturación de oxígeno.

○ Se requiere vigilancia para detectar el **edema pulmonar** o el daño por inhalación, que pueden causar dificultad respiratoria aguda. Puede solicitarse una radiografía de tórax y gasometría para evaluar la función pulmonar.

3. C - Tráfico :

○ Existe un riesgo importante de **shock hipovolémico** en los pacientes quemados, ya que las pérdidas de líquidos a través de la piel quemada son masivas. La **infusión intravenosa** de grandes volúmenes de fluidos es inmediatamente necesaria para compensar estas pérdidas. La reanimación con líquidos suele calcularse mediante la **fórmula de Parkland**: 4 ml de solución de Ringer lactato por kilogramo de peso corporal y por porcentaje de superficie corporal quemada (calculado según la "regla del 9").

○ La vigilancia de los signos de shock, como hipotensión arterial, taquicardia y oliguria, es esencial desde el momento del ingreso.

4. D - Discapacidad (evaluación neurológica) :

○ Se realiza una evaluación del estado de consciencia del paciente mediante la escala de coma **de Glasgow**, para comprobar si existe alguna alteración neurológica debida a la inhalación de monóxido de carbono o a un traumatismo asociado.

5. **E - Exposición** :

- ○ Hay que **destapar completamente** al paciente para evaluar la extensión de las quemaduras. Es importante vigilar los signos de **hipotermia**, ya que la pérdida de la barrera cutánea debida a las quemaduras puede provocar un rápido descenso de la temperatura corporal. El paciente debe mantenerse caliente con mantas térmicas.

Reanimación con fluidos

Una vez conseguida la estabilización inicial, la reanimación con líquidos desempeña un papel crucial en las primeras horas para evitar el shock hipovolémico. El objetivo es mantener **una perfusión tisular adecuada**, medida por la presión arterial y la diuresis. La cantidad de líquidos administrada se ajusta en función de la evolución clínica del paciente, y la monitorización continua es esencial para evitar la sobrecarga de líquidos.

Segunda fase: Tratamiento de las quemaduras y prevención de complicaciones

Una vez conseguida la estabilización, el tratamiento específico de **las quemaduras** pasa a ser prioritario. Esto incluye el tratamiento de la herida, la prevención de infecciones y la vigilancia de complicaciones sistémicas.

Cuidado de heridas

El cuidado de las heridas por quemaduras es delicado, ya que estas heridas son especialmente vulnerables a la infección. Los siguientes protocolos son esenciales:

- • **Desbridamiento** : Las heridas deben **limpiarse y desbridarse** para eliminar el tejido necrótico. Esto ayuda a prevenir la infección y a evaluar la profundidad y extensión de las quemaduras. El desbridamiento suele realizarse con anestesia para minimizar el dolor.

- **Apósitos**: Se aplican **apósitos estériles** no adhesivos para proteger las quemaduras y favorecer la cicatrización. **Los apósitos oleosos** o **con base de silicona** se utilizan para mantener la herida húmeda y limitar el riesgo de cicatrización hipertrófica. Para las quemaduras superficiales, pueden utilizarse apósitos oclusivos como los **hidrocoloides**.
- **Prevención de infecciones** : Dado que la piel es la primera línea de defensa contra la infección, su destrucción expone al paciente a un alto riesgo de septicemia. Pueden administrarse **antibióticos profilácticos** en caso de quemaduras extensas, especialmente si aparecen signos de infección local o sistémica.

Tratamiento del dolor

Los pacientes quemados experimentan un dolor intenso, no sólo a causa de las lesiones cutáneas, sino también durante los cuidados habituales, como los cambios de apósito o el desbridamiento. Debe establecerse desde el principio un protocolo de **tratamiento del dolor** que incluya :

- **Analgésicos fuertes**: Los opiáceos (como la morfina) se utilizan a menudo para tratar el dolor agudo. Su administración debe adaptarse a la respuesta del paciente y vigilarse para evitar efectos secundarios.
- **Analgesia multimodal**: Además de los opiáceos, pueden utilizarse antiinflamatorios no esteroideos (AINE) y técnicas no farmacológicas (relajación, hipnosis) para reducir el dolor y mejorar el confort del paciente.

Complicaciones y seguimiento

Las víctimas de quemaduras están expuestas a una serie **de complicaciones graves**, y es necesario un seguimiento continuo para detectarlas y tratarlas rápidamente.

Infecciones y sepsis

Las infecciones son la principal amenaza para los pacientes con quemaduras graves. Es esencial un seguimiento cuidadoso para detectar signos de infección, como fiebre, taquicardia persistente o aparición de pus en las heridas. Si se sospecha una infección, deben tomarse rápidamente muestras bacteriológicas y antibióticos.

síndrome compartimental

En caso de quemaduras profundas, sobre todo en las extremidades, puede producirse **un síndrome compartimental**, que provoca la compresión de los músculos y nervios debido al edema. Este síndrome se manifiesta por un dolor desproporcionadamente intenso, una sensación de tensión en la extremidad y una disminución del pulso. Requiere una intervención quirúrgica urgente (fasciotomía).

Trastornos electrolíticos e insuficiencia renal

La reanimación intensiva con líquidos y la insuficiencia orgánica pueden provocar **desequilibrios electrolíticos** (sobre todo hiperpotasemia) e insuficiencia renal aguda. Es esencial controlar los electrolitos sanguíneos y la función renal, y puede ser necesario ajustar los líquidos y los tratamientos.

- El papel del auxiliar de enfermería en situaciones críticas: apoyar al equipo médico y calmar al paciente

El papel del asistente sanitario en situaciones críticas es esencial para garantizar el buen funcionamiento de la asistencia de urgencia. A caballo entre el apoyo físico a los equipos médicos y la tranquilidad psicológica a los pacientes, el auxiliar de enfermería se convierte en una figura fundamental en los momentos de mayor tensión. Ya sea en una reanimación, un shock o una crisis médica aguda, el auxiliar de enfermería suele ser el primero en intervenir para **estabilizar la situación**, **ayudar al equipo médico** y **calmar al paciente**, adoptando un enfoque tranquilo y profesional.

Apoyo al equipo médico: una función operativa esencial

En una situación crítica, el equipo médico trabaja bajo presión para tomar rápidamente decisiones vitales, aplicar los cuidados de urgencia y reanimar al paciente. El auxiliar de enfermería desempeña un papel indispensable de **apoyo técnico** y logístico, que permite a médicos y enfermeros concentrarse en los aspectos médicos al tiempo que garantiza que todas las acciones se lleven a cabo sin contratiempos.

Preparación del equipo de emergencia

Una de las primeras tareas de un asistente sanitario en una situación crítica es **preparar rápidamente** el **equipo** necesario para las intervenciones de urgencia. Esto puede incluir la preparación de equipos de reanimación (desfibrilador, carro de urgencias), oxigenoterapia u obtención de infusiones y medicamentos esenciales.

- **Disponibilidad del carro de urgencias**: El auxiliar de cuidados debe asegurarse de que el **carro de urgencias** esté siempre bien equipado y listo para su uso. En caso de emergencia, puede recuperar y preparar los dispositivos necesarios, como jeringuillas, catéteres o equipos de infusión.
- **Inicio de la oxigenoterapia**: si el paciente tiene dificultades respiratorias, el asistente sanitario puede

empezar inmediatamente a **administrar oxígeno** mediante una mascarilla o gafas de oxígeno, mientras controla la saturación de oxígeno del paciente.

Asistencia técnica

Los auxiliares sanitarios también prestan apoyo directo al equipo médico durante las operaciones críticas. Pueden preparar y pasar el instrumental necesario, ayudar en la instalación de dispositivos médicos o realizar procedimientos técnicos bajo la supervisión de una enfermera o un médico.

- **Ayudar a insertar infusiones**: El auxiliar de enfermería puede preparar el **equipo de infusión**, garantizar la colocación correcta del paciente y supervisar la inserción correcta de una vía venosa por parte de la enfermera o el médico.
- **Apoyo durante la reanimación**: durante la reanimación cardiopulmonar (RCP), el auxiliar sanitario desempeña un papel crucial realizando tareas como **el masaje cardíaco**, alternándose con otros miembros del equipo o asegurándose de que los dispositivos de ventilación (mascarilla de ventilación, bolsa de autollenado) están colocados.

Control y transmisión de información

Otro aspecto importante del papel del auxiliar de enfermería en una situación crítica es la **monitorización continua del estado del paciente**. Deben observar e informar de cualquier cambio en los parámetros vitales (pulso, respiración, color de la piel) para que el equipo médico pueda ajustar los tratamientos en tiempo real.

- **Comunicación con el equipo**: El asistente sanitario proporciona información clara y precisa al equipo médico sobre las observaciones realizadas en el paciente, lo que facilita la toma rápida de decisiones. Pueden informar de un cambio en el pulso, la aparición de un síntoma preocupante o un cambio en la consciencia.

- **Comprobación de medicamentos**: Si hay que administrar tratamientos de urgencia, como medicamentos inyectables, el auxiliar de cuidados puede comprobar que todo está listo, de acuerdo con las prescripciones médicas, y preparar las dosis bajo la supervisión de la enfermera.

Calmar al paciente: un apoyo psicológico crucial

En situaciones críticas, el paciente, si está consciente, puede **ser presa de una intensa ansiedad**. La sensación de perder el control de su cuerpo, el dolor, el miedo a una muerte inminente o simplemente la visión de los equipos médicos en acción pueden amplificar esta angustia. El auxiliar de enfermería, con su **presencia tranquilizadora** y su capacidad para calmar, desempeña un papel crucial en el apoyo psicológico del paciente angustiado.

Adoptar una actitud tranquila y tranquilizadora

El primer reflejo del auxiliar de enfermería es mantener una actitud **tranquila** y **serena**. Evitando cualquier gesto o palabra precipitados, contribuyen a crear un ambiente tranquilizador, incluso en medio de una urgencia. Este enfoque contribuye a reducir la ansiedad del paciente, que capta la actitud de los cuidadores para calibrar la gravedad de la situación.

- **Una mirada amable y una voz calmada**: Utilizar un **tono de voz tranquilizador** y mantener un contacto visual relajante ayuda a crear una conexión con el paciente, ayudándole a sentirse menos aislado en caso de emergencia.
- **Contacto terapéutico**: Un simple gesto de **contacto físico suave**, como coger la mano del paciente, puede tener un profundo efecto calmante. Ayuda a aliviar el miedo y a recordar al paciente que se le cuida y se le rodea.

291

Explicar acciones para reducir la ansiedad

Una parte importante de la gestión de la ansiedad del paciente consiste en proporcionarle una **explicación clara y sencilla** de los cuidados que se le están prestando. Si el paciente está consciente, necesita entender lo que le está ocurriendo para reducir la sensación de pánico. El auxiliar de enfermería, que a menudo está físicamente más cerca del paciente que otros miembros del equipo médico, puede desempeñar este papel de intermediario explicando las fases del tratamiento de forma concisa.

- **Explique lo que se está haciendo**: Por ejemplo, si se está insertando un gotero o administrando oxígeno, el cuidador puede explicar simplemente que esto ayudará a aliviar los síntomas o a mejorar la respiración.
- **Tranquilizar sobre la evolución de la situación**: Dar información positiva sobre la evolución del tratamiento ("Te estamos dando oxígeno para que puedas respirar mejor, así que pronto te sentirás mejor") ayuda a tranquilizar al paciente.

Control del dolor y confort inmediato

En determinadas situaciones críticas, **el dolor** es una fuente importante de ansiedad y sufrimiento para el paciente. En tales casos, el auxiliar de enfermería no sólo debe garantizar el **confort físico** inmediato del paciente, sino también gestionar el dolor adoptando medidas rápidas y adecuadas.

- **Ajustar la posición del paciente**: A veces, el simple cambio de posición del paciente puede mejorar su comodidad, sobre todo si sufre dificultad respiratoria o dolor agudo. El auxiliar de enfermería debe asegurarse de que el paciente está colocado de forma óptima, respetando las necesidades médicas inmediatas.
- **Control del dolor**: si el paciente manifiesta un dolor intenso, el auxiliar de cuidados puede comunicar esta información al equipo médico para que se le administren

analgésicos rápidamente. También pueden utilizar técnicas no medicinales, como compresas frías o calientes, si la situación lo permite.

Crear un entorno relajante

Incluso en una situación crítica, el auxiliar de cuidados puede contribuir modificando el entorno inmediato para que el ambiente sea menos estresante. Esto puede incluir gestos sencillos que ayuden a reducir el nivel de ansiedad del paciente.

- **Reducir los estímulos**: limitar el ruido ambiental, atenuar las luces si es compatible con la situación médica o cerrar la puerta para evitar distracciones innecesarias puede ayudar a reducir la agitación del paciente.
- **Proteger la dignidad del paciente**: El auxiliar de cuidados vela por que el paciente conserve su dignidad en esos momentos de gran vulnerabilidad, por ejemplo cubriéndolo con una sábana durante los procedimientos médicos para evitar una exposición excesiva.

El cuidador como intermediario con los familiares

En situaciones críticas, los **familiares** del paciente pueden estar presentes y vivir estos momentos con extrema ansiedad. El auxiliar de enfermería suele ser el **primer punto de contacto** para las familias. Pueden proporcionar información básica sobre el estado del paciente y tranquilizarles, al tiempo que les explican la importancia de **mantener la calma** para no agravar la situación.

- **Informar a los familiares**: el cuidador puede explicar brevemente lo que ocurre sin dar detalles médicos complejos, dejando que los médicos den explicaciones en profundidad.
- **Ofrecer apoyo emocional**: a veces, ser una presencia tranquilizadora para los seres queridos, ayudarles a entender que pueden apoyar al paciente de forma tranquila

293

y positiva, es tan importante como la atención directa al propio paciente.

Coordinación y comunicación en situaciones de crisis

• Cómo organizar la asistencia durante una afluencia masiva de pacientes quemados (escenario de catástrofe)

Organizar la atención a una afluencia masiva de pacientes quemados en una situación de catástrofe es un reto enorme, que requiere **una coordinación rigurosa**, una **gestión de prioridades** y **una movilización rápida de recursos humanos y materiales**. Las catástrofes, como los grandes incendios, las explosiones o los accidentes industriales, pueden generar un número muy elevado de quemados en muy poco tiempo, desbordando rápidamente las estructuras hospitalarias. El objetivo en una situación así es estabilizar al mayor número posible de pacientes optimizando al mismo tiempo unos recursos limitados, identificando los casos más graves y garantizando una atención adecuada para todos.

Preparación previa: creación de un plan de catástrofes

En una situación de catástrofe, la **preparación previa** es crucial para garantizar que los equipos asistenciales puedan responder con eficacia. Los centros sanitarios deben disponer de un **plan de gestión de catástrofes** diseñado específicamente para responder a una afluencia masiva de pacientes quemados. Este plan incluye protocolos de emergencia, movilización rápida de recursos y formación periódica del personal en gestión de crisis.

Formación y simulación periódica

Los equipos asistenciales, incluidos los auxiliares de enfermería, necesitan formación periódica para hacer frente a este tipo de escenarios. **Los simulacros de catástrofe** ponen a prueba la capacidad del personal para reaccionar con rapidez y adaptarse a las necesidades de atención masiva. Estos ejercicios son esenciales para detectar puntos débiles y mejorar los procesos.

Almacenamiento de suministros esenciales

Los hospitales también deben garantizar que disponen de **existencias** suficientes de **suministros específicos** para quemaduras (apósitos, soluciones de hidratación, medicamentos) y dispositivos de reanimación. Estas existencias deben ser accesibles rápidamente para garantizar un tratamiento eficaz.

Acogida de las víctimas: organización y triaje médico

Durante una afluencia masiva de pacientes quemados, el primer paso para gestionar la atención es establecer un sistema de **triaje** para determinar la gravedad de las quemaduras y priorizar la atención según el estado de las víctimas. Este triaje es fundamental para asignar los limitados recursos a los pacientes que más los necesitan.

Creación de zonas de clasificación

El triaje comienza en cuanto los pacientes llegan al centro de asistencia o al lugar de la catástrofe, antes de ser trasladados al hospital. Puede desplegarse un equipo de **primeros auxilios** o una **unidad móvil** para evaluar rápidamente a las víctimas. El personal médico, incluidos los camilleros, se encarga de asignar a los pacientes en función de la urgencia de su estado.

- **Zona roja**: Para pacientes en **emergencias potencialmente mortales** que requieren una intervención inmediata, a menudo con quemaduras extensas o dificultad respiratoria grave.
- **Zona amarilla**: Para pacientes que requieren **atención urgente**, pero cuyo estado es estable a corto plazo, como los que presentan quemaduras moderadas.

- **Zona verde**: Para pacientes con lesiones menos graves que pueden esperar más tiempo para recibir tratamiento.

El triaje en la práctica: priorizar la atención

El triaje de los pacientes quemados se basa en varios criterios:

- **Superficie corporal quemada**: Las quemaduras que cubren más del 20 al 30% de la superficie corporal total (SCT) se consideran generalmente graves y requieren una reanimación inmediata con líquidos.
- **Profundidad de las quemaduras**: las quemaduras de segundo y tercer grado, sobre todo si afectan a zonas vitales como la cara, el cuello o los genitales, son prioritarias.
- **Signos de dificultad respiratoria**: Los pacientes con **quemaduras por inhalación** o síntomas de asfixia deben ser tratados inmediatamente.
- **Estabilidad hemodinámica**: Los signos de **shock hipovolémico** (hipotensión, taquicardia) indican que debe iniciarse urgentemente la reanimación con líquidos.

Gestión de los cuidados: estabilización y tratamiento de urgencia

Una vez realizado el triaje, la prioridad es **estabilizar las funciones vitales** de los pacientes antes de pasar a tratar las quemaduras propiamente dichas. Esta fase es crucial para evitar muertes por las complicaciones inmediatas de las quemaduras, como el shock o la insuficiencia respiratoria.

Reanimación y estabilización de pacientes

Los pacientes con quemaduras graves deben recibir cuidados intensivos de reanimación nada más llegar. El auxiliar de enfermería desempeña un papel crucial en la **monitorización de los parámetros vitales**, la instauración de perfusiones y la asistencia al equipo de enfermería en el tratamiento del dolor y los primeros auxilios.

- **Reanimación con líquidos**: Para evitar **el shock hipovolémico**, se administran infusiones masivas de líquidos (generalmente Ringer lactato) al ingreso. El volumen se ajusta en función de la superficie corporal quemada, utilizando la **fórmula de Parkland**. El celador debe controlar la diuresis y la tensión arterial para asegurarse de que la reanimación es eficaz.
- **Asistencia respiratoria**: Si se sospecha de quemaduras por inhalación, se inicia inmediatamente una oxigenoterapia al 100%, a veces acompañada de **intubación** para proteger las vías respiratorias si el edema es grave.
- **Tratamiento del dolor**: las víctimas de quemaduras experimentan un dolor intenso, por lo que es necesario administrar **analgésicos potentes** lo antes posible. El auxiliar asistencial vigila la evolución del dolor y el efecto de los tratamientos administrados.

Tratamiento de las quemaduras

El tratamiento de las heridas por quemaduras debe ser rápido, pero adaptado a los recursos disponibles. El objetivo es **prevenir la infección**, **proteger el tejido quemado** y evaluar la gravedad de las quemaduras para poder planificar los cuidados a largo plazo.

- **Desbridamiento**: Las quemaduras graves suelen requerir el **desbridamiento** del tejido necrótico. Esto se realiza en un entorno estéril, a menudo con anestesia local o general. El auxiliar de enfermería puede preparar el material necesario y ayudar a los cuidadores en el proceso.

297

- **Apósitos**: **Los apósitos estériles** y no adhesivos son esenciales para cubrir las quemaduras, reducir el riesgo de infección y proteger la herida. En función de los recursos disponibles, pueden utilizarse apósitos especializados, como **hidrocoloides** o **apósitos oleosos**. Si los recursos son limitados, puede ser necesario optar por soluciones más sencillas pero eficaces, como gasas estériles impregnadas con productos antisépticos.

Coordinación de los recursos humanos y materiales

La **gestión de recursos** es un reto importante durante una afluencia masiva de pacientes quemados. El personal asistencial, incluidos los auxiliares de enfermería, debe asignarse de forma eficiente para garantizar la continuidad de los cuidados, evitando al mismo tiempo el agotamiento del equipo. También es crucial una buena gestión de **las existencias médicas**.

Distribución de tareas

El gran número de pacientes exige una **clara división de funciones** entre los miembros del equipo. Cada cuidador debe ser asignado a un área o categoría de pacientes (leves, moderados, graves), en función de la urgencia y las competencias disponibles.

- **Reforzar los equipos**: En una situación de catástrofe, a menudo es necesario **reforzar los equipos** con personal adicional, a veces procedente de otros establecimientos. Los auxiliares de cuidados pueden ser llamados para gestionar más pacientes o asumir tareas técnicas normalmente reservadas a los enfermeros, bajo supervisión.

Gestión de inventarios y priorización de recursos

Los recursos materiales (apósitos, líquidos intravenosos, analgésicos) pueden agotarse rápidamente durante una afluencia masiva de pacientes. Es importante disponer de **una gestión centralizada de las existencias**, que reponga regularmente a los equipos con el material necesario. Se pueden utilizar soluciones de sustitución si se agota cierto material.

Coordinación con los servicios de apoyo: evacuación y traslado de pacientes

En una situación de catástrofe, a menudo es necesario **trasladar** a determinados pacientes a otros establecimientos, en particular a **centros especializados en quemaduras**. Esta coordinación logística es vital para evitar saturar un solo hospital y garantizar que los pacientes más graves reciban la atención especializada que necesitan.

- **Priorización de los traslados**: Los pacientes quemados más graves o que requieren intervenciones quirúrgicas complejas (injertos de piel, reanimación prolongada) deben ser trasladados prioritariamente a centros especializados. Los cuidados básicos (reanimación con líquidos, estabilización) se prestan antes del traslado.
- **Coordinación con los servicios de emergencia**: la evacuación de pacientes se lleva a cabo en colaboración con **los servicios de ambulancias**, **los servicios de transporte médico** y, en algunos casos, las autoridades locales si hay que transportar a un gran número de pacientes a largas distancias.

- Trabajar en colaboración con los equipos de reanimación, los servicios de emergencia y los bomberos.

La **colaboración con los equipos de reanimación, los servicios de emergencia y los bomberos** es fundamental en situaciones de emergencia, en las que cada minuto cuenta para salvar vidas. Esta colaboración, a menudo orquestada en condiciones de gran presión, requiere **una coordinación fluida**, una **comunicación clara** y **un reparto preciso de funciones**. El objetivo común es estabilizar rápidamente a los pacientes, prestarles los cuidados adecuados sobre el terreno o durante el transporte y dirigirlos a las estructuras asistenciales apropiadas. Aunque su papel se centra más en apoyar a los equipos médicos, los auxiliares sanitarios son actores clave en esta dinámica, ya que ayudan a gestionar los cuidados, preparar el equipo y acompañar a los pacientes.

Trabajar juntos sobre el terreno: bomberos y servicios de emergencia en primera línea

Cuando se produce una emergencia, como un accidente grave, un incendio o una catástrofe natural, los **bomberos y los servicios médicos de urgencia (SAMU)** suelen ser los primeros equipos en intervenir. Trabajan coordinadamente para atender a las víctimas in situ, evaluar la urgencia de cada situación y prestar los primeros auxilios antes de organizar el transporte al hospital. Esta fase **de prehospitalización** es crucial para la supervivencia de los pacientes, ya que permite estabilizar su estado antes de su ingreso en cuidados intensivos en el hospital.

El papel de los bomberos en situaciones de emergencia

Los bomberos suelen ser los primeros en llegar al lugar de una catástrofe o accidente. Su función principal es **proteger el lugar** y prestar primeros auxilios. Colaboran estrechamente con los servicios de emergencia para evaluar el estado de las víctimas y prestarles los primeros cuidados.

- **Rescate y extracción de víctimas**: los bomberos suelen encargarse de extraer a las víctimas en caso de incendio, accidente de tráfico o cualquier situación en la que el acceso a los heridos sea difícil. Colaboran con los equipos médicos para garantizar que los pacientes sean extraídos de forma segura sin agravar sus lesiones.
- **Evaluación y transmisión de la información**: Los bomberos realizan una **evaluación** inicial **de las constantes vitales de** las víctimas, transmiten esta

información a la SAMU y les ayudan a priorizar las intervenciones en función de la gravedad de las lesiones. También preparan a los pacientes para su tratamiento por el personal médico garantizando un **triaje** rápido y eficaz sobre el terreno.

Intervención del SEM: tratamiento médico in situ y durante el transporte

El **Servicio de Atención Médica Urgente (SAMU)** está formado por médicos, enfermeros y socorristas formados en urgencias prehospitalarias. Su función es prestar **asistencia médica inmediata** en el lugar del incidente y estabilizar a los pacientes antes de trasladarlos a cuidados intensivos o a los servicios de urgencias de los hospitales. El SAMU suele trabajar en coordinación con los bomberos para prestar primeros auxilios y organizar el transporte de pacientes.

*   **Estabilización de las funciones vitales**: una de las prioridades de la SAMU es **estabilizar las funciones vitales** de los pacientes (respiración, circulación sanguínea) antes de su traslado. Esto incluye la puesta en marcha de perfusiones, la administración de oxígeno e incluso la intubación si es necesario, así como el tratamiento del dolor con la medicación adecuada.
*   **Organización del transporte sanitario**: en función de la gravedad del estado del paciente, la SAMU decide si es necesario el **transporte sanitario**. En este caso, un médico o enfermero proporciona apoyo médico para continuar los cuidados intensivos durante el traslado al hospital. Trabajan en estrecha colaboración con los equipos de reanimación de los centros asistenciales para prepararlos a recibir al paciente en las mejores condiciones posibles.

Coordinación hospitalaria: acogida de los equipos de cuidados intensivos

Cuando los pacientes llegan al hospital, los equipos de reanimación toman el relevo de los servicios de urgencias para garantizar la continuidad asistencial. La colaboración entre los equipos prehospitalarios y hospitalarios es esencial para garantizar una **transición fluida** y **minimizar las pérdidas de tiempo**. La comunicación es clave para garantizar que los equipos hospitalarios estén informados del estado de los pacientes antes de su llegada, lo que les permite prepararse para intervenir de inmediato.

Transmisión de información y continuidad asistencial

A su llegada al hospital, los servicios de emergencia y los bomberos transmiten toda la información pertinente sobre el paciente a los equipos de cuidados intensivos: estado general, tratamientos administrados in situ, intervenciones realizadas durante el transporte y cambios en la situación. Esta **transmisión de información** es fundamental para un tratamiento rápido y adecuado.

- **Informe médico**: Cuando los equipos de reanimación se hacen cargo del paciente, el SAMU y los bomberos entregan un **informe médico** al médico o enfermero de reanimación a cargo del paciente. En él se incluyen las constantes vitales, la naturaleza de las lesiones, los tratamientos administrados (medicación, reanimación con fluidos, gestión de las vías respiratorias) y cualquier complicación que haya podido surgir durante el transporte.
- **Coordinación de los cuidados**: a partir de la información facilitada, los equipos hospitalarios priorizan las intervenciones. Los auxiliares de enfermería participan en la **preparación de los equipos**, la colocación del paciente y la prestación de primeros auxilios urgentes. También participan en la monitorización continua de los parámetros

vitales mientras los médicos de reanimación toman decisiones sobre el tratamiento.

Asistencia y apoyo a los equipos de cuidados intensivos

Cuando se enfrentan a una emergencia, los equipos de cuidados intensivos confían en la capacidad de respuesta y la eficacia de los auxiliares de enfermería para gestionar múltiples tareas al mismo tiempo. En momentos de gran tensión, el auxiliar de enfermería garantiza una presencia constante al lado del paciente al tiempo que presta **apoyo técnico** a los médicos y enfermeros.

- **Preparación y gestión de los equipos**: El auxiliar de enfermería se asegura de que todos los **equipos de reanimación** (desfibrilador, infusiones, dispositivos de intubación, etc.) estén listos y en buen estado de funcionamiento. También preparan las infusiones y ayudan a colocar los dispositivos médicos bajo la supervisión de la enfermera.
- **Apoyo durante los procedimientos médicos**: Durante los procedimientos médicos urgentes, como la intubación o la inserción de vías venosas, el auxiliar de enfermería ayuda al equipo **proporcionando instrumentos**, manteniendo la posición del paciente o aplicando cuidados de apoyo como la ventilación manual mediante un balón autorrellenable.

El papel del auxiliar de enfermería en la coordinación y seguimiento del paciente

El auxiliar de enfermería es también un elemento clave en el **seguimiento continuo de** los pacientes de cuidados intensivos y en la **colaboración interdisciplinar** con otros equipos médicos. Realizan el seguimiento de los cuidados iniciales, preparan a los pacientes para procedimientos más complejos y ayudan a mantener la calidad de los cuidados tras las intervenciones de urgencia.

Control y mantenimiento de las funciones vitales

Una vez estabilizado el paciente, el auxiliar de enfermería se encarga de **vigilar las constantes vitales** (frecuencia cardiaca, saturación de oxígeno, tensión arterial) y los parámetros clínicos para detectar rápidamente cualquier deterioro del estado del paciente. Esta vigilancia permite alertar rápidamente al equipo médico en caso necesario y garantiza que el tratamiento se ajuste en función de la evolución del paciente.

- **Monitorización respiratoria**: Si el paciente está intubado o ventilado, el auxiliar de enfermería monitoriza **los intercambios respiratorios**, comprueba que el aparato funciona correctamente y se asegura de que se satisfacen las necesidades de oxígeno.
- **Control de las infusiones** : Las infusiones administradas durante la reanimación deben controlarse continuamente para evitar cualquier desequilibrio electrolítico o sobrecarga de líquidos. El auxiliar de enfermería desempeña un papel en esta gestión, asegurándose de que las soluciones se administran correctamente y controlando la diuresis del paciente.

Comunicación con otros departamentos

En una situación crítica, los cuidados no se limitan únicamente a los equipos de cuidados intensivos. En colaboración con los médicos, el auxiliar de enfermería debe **comunicarse con otros departamentos del hospital**, como cirugía o diagnóstico por imagen, para organizar exámenes adicionales (exploraciones, radiografías) o preparar una posible intervención quirúrgica.

- **Coordinación logística**: el asistente sanitario puede organizar el **traslado** del paciente a otros departamentos, asegurándose de que se mantienen los cuidados durante el traslado (administración de oxígeno, infusiones) y transmitiendo la información necesaria a los equipos que recibirán al paciente.

- **Apoyo a las familias**: aunque el núcleo de su trabajo se centra en el paciente, los auxiliares sanitarios también pueden desempeñar una función de **apoyo psicológico** a las familias que esperan información sobre el estado de salud de su ser querido. En situaciones muy urgentes, suelen ser los primeros en responder a las preguntas de las familias y tranquilizarlas sobre los cuidados que se les están prestando.

- Utilizar herramientas de comunicación para garantizar una distribución óptima de la asistencia

El uso eficaz de **las herramientas de comunicación** es esencial para garantizar una distribución óptima de la asistencia, sobre todo en un entorno médico en el que las urgencias, la complejidad de la atención y la colaboración entre varios equipos son habituales. **Una comunicación clara y estructurada** no sólo ayuda a coordinar la atención entre los distintos profesionales sanitarios, sino que también garantiza que cada paciente reciba la atención adecuada en el momento oportuno. Esto es especialmente crucial en situaciones de gran volumen, como una afluencia masiva de pacientes, o en departamentos en los que la rapidez y la precisión son cruciales, como urgencias, reanimación o cuidados intensivos.

La importancia de la comunicación para una distribución óptima de la asistencia

En un entorno sanitario, la comunicación es mucho más que un simple intercambio de información. Está en el centro de la **asignación de tareas**, la **coordinación interdisciplinar** y la **toma de decisiones clínicas**. Sin una comunicación eficaz, la asistencia puede desorganizarse, con retrasos en la atención, duplicación de tareas o, lo que es peor, errores médicos.

Comunicación interdisciplinar

En un hospital, la asistencia rara vez la presta una sola persona o equipo. Médicos, enfermeras, auxiliares, fisioterapeutas, radiólogos y otros profesionales de la salud trabajan juntos para ofrecer la atención más completa posible. **Una buena comunicación interdisciplinar** es, por tanto, esencial para garantizar una coordinación fluida y evitar que se descuiden aspectos de la asistencia.

- **Comunicación entre equipos**: Cuando se produce un cambio de servicio o un relevo de turno, **la comunicación entre** profesionales sanitarios es un factor clave para garantizar la continuidad asistencial. El uso de herramientas como las **sesiones informativas** al principio y al final de los turnos permite compartir información crucial sobre el estado de los pacientes, las prioridades asistenciales y los tratamientos actuales. Estos briefings permiten identificar a los pacientes que requieren una atención especial y asignar las tareas en consecuencia.

Optimizar la asistencia mediante la comunicación digital

La integración de **las tecnologías de la comunicación** en la asistencia sanitaria ha propiciado intercambios más fluidos y una mejor coordinación de esfuerzos entre los distintos agentes que intervienen en el itinerario asistencial. Herramientas digitales como las **historias clínicas informatizadas**, los **sistemas de mensajería segura** y los **gráficos de seguimiento en tiempo real** se han convertido en elementos esenciales para garantizar una gestión eficaz de los cuidados.

- **Historias clínicas compartidas: Las historias clínicas electrónicas** (HCE) ofrecen a todos los equipos implicados en la atención de un paciente acceso instantáneo a información esencial como el historial médico, los resultados de las pruebas y los tratamientos en curso. Gracias a esta herramienta, cada miembro del equipo puede ver en tiempo real las intervenciones realizadas por los demás profesionales, lo que evita repeticiones y garantiza que cada tratamiento complemente a los anteriores.

- **Sistemas de alerta y notificación**: los sistemas **seguros de mensajería interna** permiten a los equipos sanitarios comunicar rápidamente los cambios en el estado de un paciente o las urgencias que requieren una intervención inmediata. Estas herramientas pueden utilizarse para enviar alertas o notificaciones automáticas cuando se detecta una situación crítica, como un deterioro de los parámetros vitales de un paciente.

Herramientas de comunicación verbal y no verbal: transmitir información esencial

Además de las herramientas digitales, la **comunicación verbal** sigue siendo un pilar fundamental de la coordinación asistencial. El personal asistencial debe ser capaz de transmitir información de forma clara, precisa y concisa, sobre todo en situaciones en las que hay que tomar decisiones rápidamente.

El método SBAR (Situación, Antecedentes, Evaluación, Recomendación)

Uno de los métodos más eficaces para estructurar los intercambios entre cuidadores es el método **SBAR** (Situación, Antecedentes, Evaluación, Recomendación). Esta herramienta de comunicación estructurada permite transmitir información clara y esencial, sobre todo en situaciones de emergencia.

- **Situación (Situation)**: Se trata de una breve descripción de la situación actual del paciente. Ejemplo: "La señora X, de 68 años, ingresada por insuficiencia cardiaca, experimenta un deterioro respiratorio".

- **Antecedentes** : Breve recordatorio de la historia clínica o del contexto de la situación. Ejemplo: "Paciente con insuficiencia cardíaca grave, en tratamiento con diuréticos".
- **Evaluación** : Los resultados de la evaluación clínica del paciente, como las constantes vitales, el estado general o los resultados de pruebas recientes. Ejemplo: "Saturación de oxígeno 85%, taquicardia 120 latidos por minuto, disnea grave".
- **Recomendación**: Lo que se recomienda para el tratamiento posterior. Por ejemplo: "Recomiendo oxigenoterapia a 15 litros/minuto, así como una estrecha vigilancia con un monitor de gases en sangre.

Este método normalizado garantiza que cada cuidador disponga de la información esencial necesaria para ajustar los cuidados de forma adecuada e inmediata.

Signos no verbales y comunicación a pie de cama

La comunicación no verbal también desempeña un papel importante en la distribución de los cuidados, sobre todo dentro de los equipos asistenciales que trabajan codo con codo junto a la cama del paciente. A menudo se utilizan gestos, miradas y signos rápidos para coordinar los cuidados sin interrumpir los procedimientos médicos.

- **Coordinación durante las intervenciones**: Durante los cuidados delicados o las intervenciones técnicas (inserción de una infusión, vendajes complejos), los cuidadores pueden coordinarse mediante gestos rápidos y señales visuales para pedir un instrumento, ajustar una posición o intervenir rápidamente sin necesidad de largos intercambios verbales.
- **Postura y contacto con el paciente**: Cuando es necesario tranquilizar al paciente mientras se le presta asistencia, el contacto visual tranquilizador o una presencia física

sencilla y calmada pueden contribuir a tranquilizarlo y a crear una atmósfera de confianza.

Utilización de herramientas de comunicación en situaciones de emergencia

En situaciones de emergencia, como una afluencia masiva de pacientes o una catástrofe, las herramientas de comunicación adquieren una dimensión aún más crítica. **La coordinación rápida** entre varios equipos y la gestión de la asistencia deben llevarse a cabo sin confusiones ni pérdidas de tiempo, o la atención al paciente se verá comprometida.

Comunicación durante el triaje médico

Cuando se produce una afluencia masiva de pacientes, es preciso establecer un **sistema de triaje eficaz** para clasificar a los pacientes en función de la gravedad de sus lesiones o su estado. La comunicación entre los equipos de triaje y los equipos asistenciales es vital para garantizar que se da prioridad a los pacientes más graves.

- **Utilización de códigos o tarjetas de triaje**: las tarjetas de triaje de colores (rojo para urgencias vitales, amarillo para atención urgente pero diferida, verde para atención menor) son una herramienta de comunicación visual sencilla y eficaz para clasificar rápidamente a los pacientes. Esto permite a los equipos asistenciales reconocer inmediatamente las prioridades, sin necesidad de largas discusiones.
- **Coordinación entre equipos**: El **jefe de equipo** o coordinador debe centralizar la información transmitida por los equipos de triaje y distribuir a los pacientes a los departamentos o cuidadores adecuados en función de las necesidades. Esto permite asignar mejor los recursos y evita la saturación en determinados departamentos.

Comunicación con los servicios de urgencia prehospitalarios

Los **servicios de emergencia prehospitalarios**, como el SAMU y los bomberos, suelen ser los primeros en llegar al lugar en caso de accidente grave o catástrofe. Una comunicación clara entre estos equipos y el hospital permite preparar con antelación la llegada de los pacientes.

• **Radio y mensajería segura**: los equipos sobre el terreno transmiten información sobre el estado de los pacientes (número de heridos, naturaleza de las lesiones, necesidad de cuidados específicos) en tiempo real por radio o sistemas de mensajería. De este modo, el hospital puede **preparar a los equipos** y organizar los cuidados con eficacia incluso antes de que lleguen los pacientes.

Simulación de urgencias para auxiliares de enfermería

• La importancia de los ejercicios de simulación en la formación continua

Los **ejercicios de simulación** desempeñan un papel fundamental en la **formación continua** de los profesionales sanitarios. Estos ejercicios recrean situaciones clínicas de la vida real, a menudo complejas y potencialmente estresantes, en un entorno seguro y controlado, donde el error se convierte en una herramienta de aprendizaje y no en una fuente de graves consecuencias. La simulación ofrece a los profesionales sanitarios -ya sean estudiantes, enfermeros, auxiliares sanitarios o médicos- una **experiencia de inmersión** que mejora no sólo sus competencias técnicas, sino también su capacidad para **tomar decisiones rápidas**, **trabajar en equipo** y **gestionar la presión**.

Aprender en condiciones reales: reducir la distancia entre teoría y práctica

Una de las principales ventajas de los ejercicios de simulación es que **acortan la distancia entre la teoría y la práctica clínica**. En efecto, aunque la formación teórica sigue siendo esencial, no basta para preparar a los cuidadores para los retos prácticos de su trabajo diario, en el que hay que tomar decisiones en cuestión de segundos y cada gesto cuenta. La simulación crea una **interfaz realista**, sumergiendo a los participantes en escenarios de la vida real como paradas cardíacas, partos complejos, situaciones de traumatismos múltiples y catástrofes médicas.

Del conocimiento a la acción

En la simulación, los cuidadores no se limitan a aplicar conocimientos teóricos, sino que tienen que movilizarlos para tomar decisiones en **tiempo real**. Cada gesto y cada palabra influyen directamente en la evolución de la situación, lo que les obliga a entrenarse para actuar con rapidez y eficacia.

- **Gestión de la incertidumbre**: la simulación enfrenta a los participantes a situaciones en las que la información es incompleta o evolutiva, lo que refleja la realidad clínica. Aprenden a **actuar con incertidumbre**, a priorizar las acciones a realizar y a ajustar sus decisiones en función de las respuestas del paciente o de los cambios en el estado clínico.
- **Respuesta a emergencias**: Los simulacros recrean **situaciones de emergencia** en las que los participantes deben aprender a mantener la calma y a trabajar eficazmente bajo presión. Esto mejora su capacidad para gestionar momentos de estrés intenso preservando la calidad de la atención.

Reforzar las capacidades técnicas y de toma de decisiones

Los ejercicios de simulación están diseñados para desarrollar y **perfeccionar las habilidades técnicas** de los cuidadores. Al practicar procedimientos médicos en maniquíes de alta tecnología o simuladores virtuales, los participantes pueden practicar procedimientos delicados como intubaciones, perfusiones complejas o reanimación cardiopulmonar (RCP) tantas veces como sea necesario. Esta repetición les permite **dominar sus habilidades** y prepararse para los peligros que se encuentran en la práctica clínica real.

Formación en procedimientos poco frecuentes o complejos

Ciertos procedimientos médicos, aunque potencialmente vitales, rara vez se llevan a cabo en el trabajo diario de los cuidadores. La simulación puede servir para entrenarse en estas intervenciones infrecuentes sin riesgo para los pacientes, y para prepararse para intervenir eficazmente si se presentan estas situaciones.

- **Situaciones de alto riesgo**: por ejemplo, los equipos de reanimación pueden entrenarse para situaciones de **crisis respiratorias graves** que requieran una intubación rápida o una intervención de urgencia. En la simulación, pueden practicar estos complejos procedimientos técnicos en un entorno sin riesgos, lo que aumenta su confianza y eficacia en situaciones reales.
- **Desarrollo de reflejos técnicos**: mediante la simulación, los cuidadores desarrollan **reflejos** y **automatismos** que les permiten actuar con rapidez, incluso en situaciones de gran presión. Al practicar repetidamente estos gestos, adquieren fluidez en la ejecución de los cuidados.

Afinar la toma de decisiones

Los ejercicios de simulación no se limitan a dominar los gestos técnicos. También pretenden **reforzar la capacidad de toma de decisiones**. La capacidad de analizar rápidamente una situación, identificar las prioridades y tomar las decisiones adecuadas es esencial en el ámbito médico. La simulación ayuda a desarrollar esta capacidad exponiendo a los profesionales sanitarios a escenarios dinámicos en los que cada decisión influye en el resultado del escenario.

- **Evaluación de riesgos y establecimiento de prioridades**: los escenarios de simulación obligan a los participantes a **establecer prioridades entre las medidas que** deben tomarse. Por ejemplo, ante un paciente politraumatizado, los cuidadores tienen que decidir qué herida tratar primero, al tiempo que controlan las constantes vitales y se aseguran de no agravar otras lesiones.
- **Adaptabilidad**: la simulación también capacita a los cuidadores para adaptarse a situaciones en las que el estado del paciente cambia rápidamente. Esto les permite mantenerse flexibles y modificar sus decisiones en función de los nuevos datos clínicos o las respuestas a los tratamientos.

Mejorar el trabajo en equipo y la comunicación

El **trabajo en equipo** es una habilidad crucial en el ámbito médico, donde la coordinación entre los distintos miembros de un equipo sanitario puede determinar el resultado de una intervención. Los ejercicios de simulación brindan la oportunidad de **practicar la colaboración interdisciplinar**, desarrollar la capacidad de **comunicación** y reforzar el espíritu de equipo.

Reforzar la coordinación interdisciplinar

En la práctica médica diaria, la asistencia rara vez la presta una sola persona. En cada intervención intervienen varios actores, desde auxiliares de enfermería y enfermeros hasta médicos, radiólogos y fisioterapeutas. La simulación nos permite recrear esta dinámica y practicar un trabajo conjunto eficaz.

- **Roles bien definidos**: Durante un ejercicio de simulación, cada participante debe desempeñar su propio papel, y los equipos aprenden a **coordinarse** rápidamente, dividir tareas y trabajar en un entorno en el que todos conocen su área de responsabilidad.
- **Reactividad y colaboración**: Los ejercicios de simulación de situaciones complejas, como paradas cardíacas o crisis politraumáticas, permiten a los equipos poner a prueba su capacidad para colaborar en tiempo real, comunicarse eficazmente y ajustar sus acciones a medida que evoluciona la situación.

Comunicación en situaciones de estrés

Una comunicación clara y precisa es esencial para evitar errores y garantizar una asistencia fluida. La simulación nos permite practicar esta comunicación en condiciones de estrés, en las que la información debe transmitirse de forma concisa y sin ambigüedades.

- **Métodos de comunicación estructurados**: los simulacros ofrecen un marco para practicar **métodos de comunicación estructurados**, como el método SBAR (Situación, Antecedentes, Evaluación, Recomendación), que garantiza un intercambio rápido y preciso de la información importante.
- **Reducir los malentendidos**: en situaciones de crisis, es fácil que surjan **malentendidos** si la comunicación no es fluida. En la simulación, los cuidadores aprenden a

expresarse con mayor eficacia y a aclarar las instrucciones para evitar cualquier confusión durante las intervenciones.

Simula para aprender de tus errores sin consecuencias

Una de las principales ventajas de la simulación es la posibilidad de **cometer errores sin dañar a los pacientes**. Este entorno de aprendizaje seguro permite a los cuidadores experimentar, poner a prueba sus límites y, sobre todo, aprender de sus errores.

Reflexión posterior a la simulación: debriefing

Después de cada ejercicio de simulación, se realiza un **debriefing** con los participantes para analizar las acciones realizadas, identificar errores o áreas de mejora y reforzar lo aprendido. Este momento de reflexión es esencial para integrar las competencias y los conocimientos adquiridos durante el ejercicio.

- **Análisis de los errores**: el debriefing ofrece la oportunidad de debatir los errores cometidos de forma constructiva y sin prejuicios, para que los cuidadores puedan aprender a evitarlos en situaciones de la vida real.
- **Reflexión crítica**: Esta fase posterior a la simulación permite a los participantes **reflexionar críticamente** sobre sus prácticas, comprender mejor las implicaciones de sus decisiones y aprender a mejorar sus resultados.

Aumentar la confianza en uno mismo

Al practicar situaciones de simulación, los cuidadores **adquieren confianza** para enfrentarse a situaciones a las que quizá no se hayan enfrentado antes en su vida profesional. Esta confianza es crucial cuando se enfrentan a situaciones similares en la vida real, ya que les permite reaccionar con calma y seguridad.

- Gestionar las emociones y mantener la calma bajo presión

Gestionar las emociones y **mantener la calma bajo presión** son habilidades esenciales para los profesionales sanitarios, que a menudo se enfrentan a situaciones de intenso estrés. Ya se trate de una urgencia médica, de una afluencia masiva de pacientes o de la gestión de un paciente en situación crítica, el personal sanitario debe ser capaz de mantener la compostura para tomar decisiones informadas y prestar una atención de calidad. Esta capacidad de gestionar las emociones, sin perder la concentración y la eficacia, es una combinación de habilidades innatas y adquiridas que se desarrollan con el tiempo, la experiencia y la práctica.

El impacto de las emociones en el rendimiento en el entorno médico

Los profesionales sanitarios trabajan en un entorno en el que la vida de los pacientes depende de la **capacidad de respuesta**, la **competencia** y el **criterio** del equipo sanitario. En este contexto, las emociones pueden tener un impacto significativo en la capacidad de **pensar con claridad**, **comunicarse eficazmente** y **tomar decisiones rápidas**.

El estrés y sus efectos fisiológicos

El estrés desencadena una respuesta fisiológica inmediata, a menudo denominada "respuesta de lucha o huida", que prepara al organismo para reaccionar ante una amenaza. Aunque esta respuesta puede ser útil en determinadas situaciones, también puede mermar las capacidades cognitivas y de toma de decisiones si no se controla. El ritmo cardíaco aumenta, los músculos se tensan y la adrenalina inunda el cuerpo, lo que puede **reducir la capacidad** de **concentración** y procesamiento de la información.

- **Deterioro de la concentración**: En situaciones de estrés, la capacidad de concentración puede verse afectada, lo que dificulta la gestión de tareas complejas, la toma de decisiones rápidas o la organización de los cuidados.

También puede dar lugar a olvidos o errores en la gestión de los cuidados, como la administración incorrecta de medicamentos o la omisión de procedimientos técnicos importantes.

- **Reacciones emocionales incontroladas**: El estrés intenso también puede provocar **reacciones emocionales incontroladas**, como pánico, irritabilidad o incluso lágrimas, que pueden interferir en la capacidad de mantener la concentración e interactuar eficazmente con otros miembros del equipo.

Estrategias para gestionar las emociones bajo presión

La gestión de las emociones bajo presión se basa en una combinación de **técnicas personales** y **prácticas profesionales** que permiten mantener la calma, la concentración y la eficacia, incluso en las situaciones más estresantes. Estas estrategias son esenciales para prestar una atención de calidad, preservando al mismo tiempo la propia salud mental y emocional.

Control de la respiración y relajación

La respiración es una de las formas más sencillas y eficaces de **regular el estrés** y calmar el sistema nervioso bajo presión. Si te concentras en respirar lenta y profundamente, puedes reducir la activación del sistema nervioso simpático, responsable de la respuesta al estrés, y mejorar tu capacidad para pensar con claridad.

- **Técnicas de respiración controlada**: cuando se acumulan los sentimientos de estrés, tomarse un momento para practicar la **respiración profunda** (por ejemplo, inhalar durante 4 segundos, aguantar la respiración durante 4 segundos y luego exhalar lentamente durante 6 segundos) puede ayudar a recuperar un estado de calma.

- **Relajación muscular progresiva**: esta técnica consiste en contraer y luego soltar distintos grupos musculares, empezando por los pies y subiendo gradualmente hacia la cabeza. Esto libera la tensión física y mejora la relajación mental.

Desarrollar rutinas mentales positivas

Las rutinas mentales positivas ayudan a mantener la concentración y la calma bajo presión. Son estrategias mentales para **gestionar el flujo de pensamientos** y mantener una mentalidad de resolución de problemas.

- **Autoafirmaciones**: Repetir frases positivas y realistas como "Soy capaz de manejar esta situación" o "Voy a tomar las decisiones paso a paso" puede ayudar a **reducir la ansiedad** y a volver a centrarse en las tareas que tenemos entre manos.
- **Visualización positiva**: imaginar mentalmente situaciones de éxito o proyectar cómo se va a manejar una situación crítica ayuda a **preparar** la **mente** para rendir bajo presión.

Aprovechar la formación y la experiencia

Una de las mejores maneras de mantener la calma en situaciones de tensión es poder recurrir a sólidos conocimientos técnicos y a la **experiencia práctica** adquirida mediante la formación. Cuanta más formación tenga una persona para enfrentarse a situaciones críticas, más capaz será de mantener la calma y seguir los procedimientos con confianza.

- **Simulaciones y ensayos**: **Los ejercicios de simulación** recrean situaciones de estrés en un entorno controlado, lo que brinda la oportunidad de practicar el mantenimiento de la calma y la toma de decisiones correctas bajo presión. La repetición de movimientos técnicos durante el entrenamiento también ayuda a desarrollar **reflejos**

318

automáticos que serán útiles en situaciones de la vida real.

- **Saber confiar en el equipo**: La confianza en el equipo es un elemento clave para gestionar el estrés. Cuando una situación es compleja, saber que se puede contar con otros miembros del equipo para compartir la carga de trabajo y colaborar eficazmente ayuda a **reducir la presión** personal y a mantener la concentración.

Establecer prioridades claras

En una situación de estrés, la multitud de tareas y la presión del tiempo pueden provocar sentimientos de confusión y pánico. Es esencial **saber priorizar** para no sentirse abrumado por la magnitud de la situación.

- **Divida las tareas en etapas**: En lugar de intentar hacerlo todo a la vez, es importante **priorizar** las acciones más urgentes. Por ejemplo, en una situación de parada cardiaca, la reanimación debe ser prioritaria antes de ocuparse de otros aspectos. Estructurar el trabajo paso a paso ayuda a no perder el control.
- **Concéntrate en lo esencial**: bajo presión, es fácil perder la concentración y querer resolverlo todo a la vez. Si te concentras en lo que es **inmediatamente necesario** para estabilizar la situación, te resultará más fácil mantener la compostura y gestionar la situación con eficacia.

Gestión de las emociones en el trato con los pacientes

Gestionar las emociones no es sólo cuestión del cuidador, sino también de la relación con el paciente, que puede estar experimentando ansiedad, dolor o pánico. En estas situaciones, el cuidador debe ser capaz de **mantener la calma** para tranquilizar al paciente y evitar transmitirle su propio estrés.

Comunicación tranquilizadora

El tono de voz, los gestos y la postura del cuidador influyen directamente en el nivel de estrés del paciente. Una comunicación **tranquila y tranquilizadora** puede ayudar a calmar una situación tensa.

- **Utiliza un tono de voz tranquilo**: Hablar despacio y con voz calmada ayuda a crear una atmósfera tranquilizadora. Los pacientes suelen percibir el estado emocional del cuidador a través de su tono de voz.
- **Expresar empatía**: Mostrar a los pacientes que se comprenden sus preocupaciones o su dolor ayuda a crear un clima de confianza. Decir cosas como "Veo que estás preocupado, cuidaremos de ti" ayuda a reducir el nivel de estrés del paciente.

Controle su lenguaje corporal

El lenguaje corporal suele ser más revelador que las propias palabras. En una situación de crisis, adoptar una postura **abierta y tranquila** ayuda a enviar señales de confianza no sólo al paciente, sino también a los demás miembros del equipo.

- **Mantener el contacto visual**: Mantener el contacto visual con los pacientes puede ayudar a tranquilizarlos y hacerles saber que se les cuida con esmero.
- **Gestos medidos y precisos**: al controlar sus movimientos y evitar los gestos bruscos o precipitados, los cuidadores contribuyen a reducir la ansiedad.

Tomar distancia de las situaciones estresantes

Mantener la calma bajo presión también significa **saber recuperarse** de una situación intensa. La **gestión posterior al**

evento es crucial para evitar la acumulación de estrés y el agotamiento. Darse tiempo para **reflexionar sobre las emociones** y comentarlas con los compañeros ayuda a liberar tensiones y a prepararse mejor para situaciones futuras.

Debriefing y feedback

Tras un momento de intenso estrés, es importante poder **compartir los sentimientos** con el equipo. **Los debriefings proporcionan** un marco para expresar lo que salió bien, las dificultades encontradas y las emociones sentidas.

- **Analizar la situación**: El debriefing permite volver la vista atrás a las medidas adoptadas durante la emergencia e identificar lo que funcionó bien y lo que podría mejorarse. Este **análisis constructivo** ayuda a gestionar mejor situaciones similares en el futuro.
- **Compartir emociones**: Compartir las emociones con los compañeros también ayuda a **liberar la tensión acumulada**. Te ayuda a comprender mejor tus propias reacciones emocionales y a sentirte respaldado por el equipo.

Cuidarse

La gestión de las emociones bajo presión también incluye **prácticas de gestión del estrés a largo plazo**, como tomarse tiempo libre, realizar actividad física con regularidad y emplear técnicas de relajación.

- **Hacer pausas con regularidad**: incluso en un entorno laboral ajetreado, es esencial **hacer pausas** para que el cuerpo y la mente descansen. Una pausa de unos minutos puede bastar para recuperar la concentración y evitar el exceso de trabajo.
- **Practicar la atención plena: la meditación de atención plena** es una técnica reconocida para reducir el estrés. Consiste en prestar una atención serena y desapegada a los

pensamientos, emociones y sensaciones corporales, sin juzgarlos. Esta práctica permite gestionar mejor las emociones y mantener la concentración incluso en situaciones de gran presión.

- Análisis de las reacciones tras una situación de crisis

Analizar las reacciones tras una situación de crisis es un proceso esencial para mejorar la atención de urgencia, aumentar las competencias de los equipos sanitarios e identificar áreas de mejora para evitar que se repitan los errores. Tras una situación de crisis -ya sea una emergencia médica, una catástrofe natural o una afluencia masiva de pacientes- es fundamental dar un paso atrás y examinar las medidas adoptadas, las decisiones tomadas y los resultados obtenidos. Este proceso permite integrar **las lecciones aprendidas** en la práctica diaria y refuerza la capacidad de los equipos para responder con mayor eficacia a futuras crisis. El análisis de retroalimentación se basa en un examen metódico, comprensivo y constructivo de los acontecimientos, en el que participan todos los agentes implicados.

La importancia de la retroalimentación en la gestión de crisis

La **retroalimentación** posterior a la **crisis**, también conocida como **debriefing** o **análisis posterior a la crisis**, tiene como objetivo comprender lo que ocurrió durante el suceso, evaluar lo que funcionó y lo que no, e identificar **áreas de mejora** en situaciones futuras. Este proceso ofrece una oportunidad única para aprender no sólo de los errores, sino también de los aciertos, fomentando un clima de **transparencia** y **colaboración** en los equipos.

Una oportunidad para el aprendizaje colectivo

Cada crisis ofrece lecciones únicas. Al tomarse el tiempo necesario para reflexionar sobre lo ocurrido, los equipos pueden reforzar sus capacidades colectivas, aprender de sus errores y celebrar sus éxitos. La retroalimentación permite que todos contribuyan a la reflexión y proporciona un marco para el diálogo en el que **los puntos de vista individuales** pueden enriquecer la comprensión colectiva.

- **Compartir perspectivas**: Los miembros del equipo, ya sean médicos, enfermeras, auxiliares de cuidados o técnicos, pueden aportar **diferentes perspectivas** sobre cómo se vivió y gestionó la situación. Estos puntos de vista son inestimables para comprender los distintos niveles de atención y mejorar la coordinación interdisciplinar.
- **Eliminar el miedo al error**: al ofrecer un marco no punitivo y afectuoso, el análisis de la retroalimentación anima a los cuidadores a **expresar sus dudas** y errores sin temor a repercusiones. El objetivo es **convertir los errores** en oportunidades de aprendizaje en lugar de verlos como fracasos.

Mejorar la capacidad de respuesta y la eficacia durante las crisis

Una retroalimentación adecuada ayuda a **perfeccionar los procedimientos** y a optimizar la capacidad de respuesta en situaciones de emergencia. Cuando un equipo tiene la oportunidad de debatir abiertamente las dificultades encontradas y las soluciones aplicadas, se vuelve más ágil y capaz de afrontar crisis similares con mayor eficacia.

- **Identificación de disfunciones**: Los comentarios ponen de manifiesto los **problemas u** obstáculos que han dificultado una atención eficaz, ya sea en términos de comunicación, logística o mala asignación de tareas.
- **Perfeccionamiento de procedimientos**: mediante el análisis de sucesos pasados, los equipos pueden ajustar los protocolos existentes, mejorar la asignación de recursos y

simplificar los procedimientos administrativos y logísticos para mejorar la atención al paciente.

Las etapas clave de una retroalimentación eficaz

Para que el análisis del feedback sea realmente beneficioso, es importante estructurarlo en torno a **cuatro etapas principales**: descripción de los hechos, evaluación crítica, identificación de áreas de mejora y aplicación de cambios concretos.

1. Descripción de los hechos

El primer paso consiste en repasar la **cronología de los acontecimientos**, describiendo de forma objetiva lo sucedido durante la crisis. El objetivo es poner de relieve las acciones emprendidas, las decisiones tomadas y los resultados obtenidos, sin juzgar ni analizar en esta fase. El objetivo es establecer una narración clara de la crisis para que todos tengan una comprensión común de la secuencia de los acontecimientos.

- **Trazar las etapas clave**: cada miembro del equipo puede compartir las acciones concretas que llevó a cabo y las decisiones que consideró necesarias. Esta fase permite **reconstruir** la **secuencia** precisa **de los acontecimientos**.
- **Registro de datos**: puede ser útil basarse en datos objetivos como historiales médicos, lecturas de constantes vitales o resultados de pruebas para disponer de una **base concreta** para analizar los acontecimientos.

2. Evaluación crítica: qué funcionó bien y qué falló

La segunda fase consiste en evaluar las acciones emprendidas, identificando qué ha funcionado bien y qué **dificultades se han encontrado**. Es esencial abordar esta fase con un enfoque constructivo, evitando señalar con el dedo a las personas, sino centrándose en los procesos y los sistemas.

- **Identificar los éxitos**: todo informe de evaluación debe celebrar también lo que ha funcionado bien. ¿Qué intervenciones salvaron vidas? ¿Qué aspectos de la comunicación facilitaron el trabajo en equipo? Destacar **los puntos fuertes** del **equipo** fomenta la confianza y el espíritu de colaboración.
- **Analizar los obstáculos**: igual de importante es examinar los **puntos débiles**. ¿Qué podría haberse hecho mejor? ¿Dónde se produjeron retrasos o errores? El objetivo es entender por qué se produjeron estos problemas y cómo pueden evitarse en el futuro.

3. Identificación de áreas de mejora

Una vez identificados los puntos positivos y negativos, es crucial identificar **áreas** concretas **de mejora**. Esto puede incluir ajustes en los procedimientos, recomendaciones de formación adicional o cambios en la forma de organizar la asistencia.

- **Proponer soluciones prácticas**: Los equipos deben trabajar juntos para proponer **soluciones pragmáticas** que puedan aplicarse inmediatamente. Por ejemplo, si se comprueba que la comunicación entre los cuidadores y los equipos de emergencia es inadecuada, podría ser útil organizar cursos de formación sobre el método de comunicación SBAR o crear un canal de comunicación específico para emergencias.
- **Priorizar las acciones a emprender**: No todos los cambios pueden aplicarse simultáneamente. Es importante **priorizar** las acciones más urgentes o de mayor impacto, para garantizar que las mejoras sean progresivas y sostenibles.

4. Aplicación de los cambios y seguimiento

La última etapa consiste en transformar las enseñanzas extraídas de la retroalimentación en **cambios concretos** en la práctica diaria. Estos cambios pueden referirse a protocolos, formación o gestión de recursos. También es importante supervisar los resultados de estos cambios para asegurarse de que tienen el efecto deseado.

- **Aplicar medidas correctivas**: las soluciones identificadas deben integrarse en la práctica clínica. Esto puede incluir ajustes en la asignación de funciones, mejoras en los equipos o la creación de nuevos protocolos para responder a situaciones similares.
- **Medir el impacto**: Para evaluar la eficacia de los cambios aplicados, es importante supervisar su impacto a lo largo del tiempo. Pueden establecerse **indicadores de rendimiento** para comprobar si las nuevas medidas conducen a una mejor gestión de las crisis y a un menor número de errores o retrasos.

Crear un clima de confianza para la retroalimentación constructiva

Para que el análisis del feedback sea realmente beneficioso, es esencial establecer un **clima de confianza y transparencia** en los equipos. Todos tienen que sentirse cómodos compartiendo sus impresiones, aciertos y también errores, sin miedo a ser juzgados o a las repercusiones.

Fomentar la buena voluntad y la capacidad de escucha

La retroalimentación debe ser un foro en el que la gente pueda hablar **libremente** y **con espíritu de buena voluntad**. El objetivo no es criticar o encontrar defectos, sino entender cómo mejorar las prácticas colectivamente.

- **Evitar la culpabilización individual**: es importante no **culpar a** los individuos de errores que a menudo son consecuencia de problemas sistémicos o de comunicación. El enfoque debe centrarse en **los procesos**, para que los sistemas sean más sólidos.

- **Fomentar la escucha activa**: Hay que animar a cada miembro del equipo a **expresar su punto de vista** y a escuchar activamente las opiniones de los demás. Escuchar atentamente permite tener en cuenta múltiples perspectivas y comprender mejor la dinámica del equipo.

Implicar a todo el equipo en la mejora continua

El análisis del feedback no es un hecho aislado. Es un proceso continuo que debe integrarse en la cultura del equipo sanitario. Es esencial que todo el personal, desde los camilleros hasta los médicos, **participe en** este proceso.

- **Reforzar la colaboración**: el análisis del feedback es una **oportunidad para reforzar el espíritu de equipo** y fomentar una cultura de **colaboración interdisciplinar**. Cada miembro del equipo, sea cual sea su función, aporta una perspectiva única que contribuye a la mejora colectiva.
- **Potenciación de la mejora continua**: Al integrar regularmente la retroalimentación en la rutina de los equipos, el personal asistencial desarrolla un **reflejo permanente de aprendizaje**. Se crea así un círculo virtuoso de mejora continua, en el que cada crisis se convierte en una oportunidad para perfeccionar las prácticas y optimizar la atención.

Capítulo 8

La evolución de las tecnologías y su impacto en la atención a las quemaduras

Nuevas tecnologías de apósitos y cicatrización de heridas

- Uso de biomateriales y piel artificial

El **uso de biomateriales y piel artificial** en el ámbito médico, sobre todo en el tratamiento de quemaduras graves, representa un gran avance en el tratamiento de lesiones cutáneas profundas y extensas. Estas innovaciones permiten tratar eficazmente a los pacientes con quemaduras graves, favoreciendo una mejor cicatrización, reduciendo el riesgo de infección y mejorando la calidad de vida a largo plazo. Los biomateriales y la piel artificial son herramientas valiosas que complementan las técnicas tradicionales de injerto cutáneo y abren perspectivas prometedoras en el campo de la **medicina regenerativa**.

La piel: un órgano esencial y frágil

La piel es el órgano más grande del cuerpo humano y desempeña funciones esenciales como la **protección frente a infecciones**, la **regulación de la temperatura** y la **retención de líquidos corporales**. Cuando está gravemente dañada, como en el caso de las quemaduras profundas, estas funciones se ven comprometidas, exponiendo al paciente a riesgos vitales como la pérdida de líquidos, el shock hipovolémico o las infecciones graves.

Limitaciones de los tratamientos tradicionales

Históricamente, el tratamiento de las grandes quemaduras se basaba principalmente en técnicas de **injerto cutáneo autólogo** (con la propia piel del paciente para cubrir las heridas) o **alogénico** (con piel de donante). Aunque estos métodos han demostrado su eficacia, tienen importantes limitaciones:

- **Disponibilidad limitada de piel**: En pacientes con quemaduras que cubren una gran superficie corporal, la cantidad de piel sana disponible para el injerto autólogo puede ser insuficiente.

- **Riesgo de rechazo**: En el caso de los trasplantes alogénicos (procedentes de donantes), existe un riesgo de rechazo inmunitario, lo que limita su uso a corto plazo.
- **Cicatrices**: Incluso con injertos satisfactorios, los pacientes pueden desarrollar **cicatrices hipertróficas** o **queloides**, que alteran el aspecto y la función de la piel.

Biomateriales: una alternativa innovadora

Ante las limitaciones de los injertos tradicionales, **los biomateriales** han surgido como alternativa innovadora para la **regeneración de tejidos**. Los biomateriales son sustancias artificiales o naturales que pueden implantarse en el organismo para reparar o sustituir tejidos dañados. En el tratamiento de quemaduras, desempeñan un papel crucial al proporcionar una estructura temporal que guía y estimula **la regeneración de la piel**.

Biomateriales absorbibles y no absorbibles

Los biomateriales utilizados en la regeneración cutánea se dividen en dos grandes categorías: **los reabsorbibles**, que el organismo descompone una vez que han cumplido su función, y **los no reabsorbibles**, que permanecen en el cuerpo de forma permanente.

- **Biomateriales reabsorbibles**: Estos materiales están diseñados para degradarse gradualmente y ser sustituidos por tejido natural a medida que la piel se regenera. Un ejemplo es el **colágeno** o el **ácido hialurónico**, que suelen utilizarse para crear matrices temporales que ayuden a cicatrizar heridas profundas.
- **Biomateriales no reabsorbibles**: se utilizan para proporcionar una estructura permanente cuando la regeneración natural de la piel es limitada. Estos materiales, como **el politetrafluoroetileno** (PTFE), se

utilizan en casos en los que es necesario mantener una barrera física o una estructura a largo plazo.

Ventajas de los biomateriales en el tratamiento de quemaduras

Los biomateriales ofrecen una serie de ventajas para la regeneración de la piel:

- **Reducción del riesgo de infección**: Al actuar como barrera protectora, los biomateriales ayudan a prevenir la invasión bacteriana de las heridas abiertas, reduciendo así el riesgo de infección.
- **Estimular la cicatrización**: Algunos biomateriales son bioactivos, lo que significa que pueden liberar factores de crecimiento o moléculas que estimulan la proliferación de células cutáneas y vasos sanguíneos, acelerando así el proceso de cicatrización.
- **Mejora estética**: Al guiar la regeneración tisular de forma controlada, los biomateriales reducen la formación de cicatrices hipertróficas o queloides, mejorando el aspecto de la piel tras la cicatrización.

Piel artificial: una solución revolucionaria

La piel artificial es uno de los avances más revolucionarios en el tratamiento de quemaduras y heridas cutáneas graves. Se trata de una piel creada artificialmente que puede aplicarse a las heridas para favorecer la regeneración de la piel natural. A diferencia de los biomateriales, que actúan como estructuras temporales o permanentes, la piel artificial imita las **propiedades de la piel humana** tanto en estructura como en función.

Diseño de piel artificial

La piel artificial suele estar compuesta por dos capas principales que imitan la estructura de la piel natural:

- **Epidermis artificial**: La capa externa, la epidermis, está diseñada para proteger contra las infecciones y la pérdida de fluidos. Suele estar hecha de polímeros sintéticos o naturales, como colágeno o silicona.
- **Dermis artificial**: La capa interna, la dermis, está diseñada para proporcionar una base sobre la que las células de la piel puedan regenerarse. Suele estar compuesta de materiales biológicos como colágeno o proteínas que estimulan la formación de nuevos vasos sanguíneos y la migración de fibroblastos.

Ejemplos de piel artificial

Existen varios tipos de piel artificial, desarrollados por distintos laboratorios y empresas. Algunas de las más conocidas son :

- **Plantilla de regeneración dérmica Integra®**: Esta piel artificial utiliza una matriz de colágeno y glucosaminoglicanos para imitar la estructura de la dermis. Se aplica sobre heridas profundas y se cubre con una membrana protectora. Con el tiempo, las células del paciente colonizan esta matriz y forman piel nueva.
- **Epicel®**: Se trata de **piel cultivada** en laboratorio a partir de células epidérmicas del propio paciente. Las células se extraen, se cultivan en el laboratorio para que se multipliquen y luego se reimplantan en las heridas. Este método es especialmente útil para pacientes con muy poca piel sana disponible para injertos.

Aplicaciones y ventajas de la piel artificial

La piel artificial ofrece importantes ventajas, sobre todo para los pacientes que sufren quemaduras graves:

- **Cicatrización más rápida**: al crear un entorno favorable para la regeneración de los tejidos, la piel artificial **reduce el tiempo de cicatrización** de las heridas profundas.
- **Menos dolor**: los pacientes tratados con piel artificial suelen experimentar menos dolor que los tratados con métodos tradicionales, porque los materiales utilizados reducen la exposición de las terminaciones nerviosas al aire y los patógenos.
- **Reducción del riesgo de contracturas**: Al proporcionar una base estable para la regeneración de la piel, la piel artificial reduce el riesgo de que se formen **contracturas**, que pueden limitar la movilidad y provocar deformidades.

Retos y perspectivas

Aunque el uso de biomateriales y piel artificial representa un gran avance, sigue planteando una serie de **retos**. El coste de producción de estas tecnologías sigue siendo elevado, lo que limita su accesibilidad a todos los pacientes. Además, a pesar de los avances en biocompatibilidad, algunos biomateriales aún pueden provocar reacciones inmunitarias o rechazo en casos concretos.

Desarrollo de nuevas generaciones de piel artificial

La investigación actual se centra en el desarrollo de **piel artificial más sofisticada**, capaz de imitar aún más las propiedades de la piel natural, sobre todo en cuanto a **sensibilidad**, **resistencia mecánica** y **regeneración autónoma**. Los avances en bioimpresión 3D también permiten **crear piel a medida**, impresa a partir de las propias células del paciente, para obtener resultados aún más personalizados y eficaces.

Integración de nanotecnología y bioimpresión

Las nanotecnologías abren nuevas perspectivas de mejora de los biomateriales y la piel artificial, en particular mediante la integración de **nanosensores** capaces de controlar la evolución de la cicatrización de heridas o liberar fármacos en respuesta a señales específicas. **La bioimpresión 3D** también permite recrear con mayor precisión las estructuras de la piel, con la integración de capilares sanguíneos y células específicas de cada capa cutánea.

- Los últimos avances en apósitos inteligentes y su seguimiento

Los apósitos inteligentes representan un gran avance en el cuidado de las heridas, sobre todo para el tratamiento de quemaduras, heridas crónicas y heridas complejas. Estos innovadores apósitos hacen mucho más que simplemente proteger la herida; son capaces de **monitorizar el estado de cicatrización**, administrar tratamientos localizados e incluso comunicar a los cuidadores información en tiempo real sobre la evolución de la herida. Estas tecnologías, derivadas de las últimas investigaciones en biomedicina, nanotecnología e ingeniería electrónica, abren nuevas perspectivas para el **seguimiento personalizado y optimizado de** las heridas, reduciendo las complicaciones y acelerando la cicatrización.

¿Qué es un aderezo inteligente?

Un **apósito inteligente** es un dispositivo médico que incorpora sensores o sistemas de administración de fármacos capaces de vigilar activamente la herida e interactuar con ella. A diferencia de los apósitos tradicionales, que se limitan a proteger la herida mecánicamente, estos dispositivos proporcionan **datos en tiempo real** sobre el estado de la herida, lo que facilita **una gestión más sensible y precisa**.

Características principales de los apósitos inteligentes

Los apósitos inteligentes pueden realizar varias funciones a la vez:

- **Monitorización de los parámetros de la herida**: Incorporan sensores capaces de medir indicadores clave de la cicatrización de la herida, como **la temperatura**, el **pH, los niveles de humedad** y la presencia de **infecciones**. Estos datos pueden utilizarse para controlar la evolución de la herida y detectar complicaciones en una fase temprana.
- **Administración de fármacos**: Algunos apósitos inteligentes están diseñados para administrar **fármacos** o **agentes antimicrobianos** directamente en la herida según sea necesario. Esto permite una liberación selectiva y controlada de los tratamientos, acelerando la cicatrización y reduciendo el riesgo de infección.
- **Comunicación en tiempo real**: Mediante tecnologías de transmisión de datos, los apósitos inteligentes pueden enviar información sobre el estado de la herida a los profesionales sanitarios a través de **aplicaciones móviles** o sistemas sanitarios conectados. Esto permite la **monitorización a distancia**, reduciendo la necesidad de cambios frecuentes de apósito, que pueden ralentizar la cicatrización.

Los últimos avances tecnológicos en apósitos inteligentes

Los **últimos avances** en apósitos inteligentes son el resultado de la convergencia entre biotecnología, nanotecnología y sistemas electrónicos miniaturizados. Estos avances están permitiendo desarrollar dispositivos cada vez más sofisticados, garantizando al mismo tiempo su biocompatibilidad y eficacia clínica.

Sensores integrados: control continuo y preciso

Los apósitos inteligentes modernos están equipados con **sensores miniaturizados** capaces de monitorizar multitud de parámetros biológicos que influyen en la cicatrización de las heridas. Por ejemplo, la temperatura de la herida es un importante indicador de inflamación e infección. Un sensor térmico integrado puede detectar un aumento de la temperatura local, un signo temprano de infección, incluso antes de que aparezcan síntomas visibles.

- **Sensores de pH**: El **pH de** la herida es otro indicador crucial. Un pH demasiado alto o demasiado bajo puede indicar un retraso en la cicatrización o una infección. Los apósitos inteligentes equipados con sensores de pH pueden alertar al cuidador cuando el valor del pH se sale del intervalo óptimo para la cicatrización, lo que permite una intervención rápida.
- **Sensores de humedad**: Mantener un entorno **húmedo** es bueno para la cicatrización, pero un exceso de humedad puede favorecer la proliferación de bacterias. Los apósitos inteligentes controlan continuamente los niveles de humedad, ajustando su capacidad para absorber el exceso de líquido o mantener una hidratación óptima.

Liberación controlada de medicamentos

Otra área clave para el desarrollo de apósitos inteligentes es la **administración localizada de fármacos**. Estos apósitos están diseñados para administrar tratamientos de forma selectiva, a menudo en forma de **nanopartículas o microtanques** que suministran las sustancias activas directamente a la herida.

- **Apósitos liberadores de antibióticos**: para las heridas con riesgo de infección, algunos apósitos inteligentes son capaces de liberar **agentes antibacterianos** (como antibióticos o nanopartículas de plata) cuando es necesario, en función de indicadores detectados por sensores. Esto permite tratar la infección en una fase temprana sin sobremedicación.

- **Liberación de factores de crecimiento**: algunos apósitos inteligentes incluyen **factores de crecimiento** que favorecen la regeneración tisular, como plaquetas enriquecidas o proteínas estimulantes. Estas sustancias se liberan de forma controlada, optimizando la cicatrización sin necesidad de intervenciones adicionales.

Conectividad y supervisión a distancia

Una de las principales innovaciones de los apósitos inteligentes es su capacidad para conectarse a sistemas de monitorización **en tiempo real**. Gracias a la miniaturización de los componentes electrónicos y al uso de tecnología inalámbrica, estos apósitos pueden transmitir datos directamente a dispositivos móviles o bases de datos hospitalarias.

- **Aplicaciones móviles y alertas**: Los apósitos inteligentes pueden conectarse a aplicaciones que permitan al paciente o al profesional sanitario controlar la evolución de la herida. Por ejemplo, si los sensores detectan un signo de infección o retraso en la cicatrización, la aplicación envía una **alerta** para animar a revisar la herida o ajustar el tratamiento.
- **Seguimiento** a **distancia**: Estos apósitos también permiten el seguimiento a distancia de los pacientes, lo que resulta especialmente útil para pacientes con heridas crónicas o que se encuentran en la fase posterior a la hospitalización. Los datos se transmiten al hospital o centro asistencial, donde los médicos pueden supervisar la evolución sin necesidad de consultas físicas frecuentes.

Aplicaciones clínicas de los apósitos inteligentes

Las **aplicaciones clínicas** de los apósitos inteligentes son enormes y abarcan una amplia gama de tipos de heridas, desde quemaduras hasta heridas quirúrgicas y úlceras crónicas. Estos dispositivos son especialmente beneficiosos para pacientes con riesgo de complicaciones o que requieren un seguimiento estrecho y regular.

Tratamiento de las quemaduras

En el tratamiento de **quemaduras graves**, los apósitos inteligentes ofrecen una solución revolucionaria. Las quemaduras graves requieren una atención constante para prevenir infecciones y controlar la cicatrización, y los apósitos inteligentes permiten hacerlo sin necesidad de retirar el apósito con regularidad, lo que puede ralentizar la curación.

- **Control de infecciones**: gracias a sus sensores incorporados, los apósitos inteligentes pueden detectar rápidamente los primeros signos de infección, mucho antes de que sean visibles. Esto permite una intervención precoz y reduce el riesgo de complicaciones graves.
- **Reducción de los cambios de apósito**: Tradicionalmente, los cambios de apósito son un momento delicado para los pacientes quemados, ya que exponen la herida, causan dolor y pueden interrumpir el proceso de cicatrización. Con los apósitos inteligentes, **la monitorización continua** puede limitar las intervenciones físicas sobre la herida, optimizando la cicatrización y evitando al mismo tiempo traumatismos adicionales.

Heridas y úlceras crónicas

Los pacientes que sufren **heridas crónicas**, como úlceras diabéticas o llagas por presión, también se benefician enormemente de los apósitos inteligentes. Estas heridas suelen ser difíciles de cuidar, requieren atención continua y son propensas a complicaciones frecuentes, como infección o necrosis.

- **Optimización del tratamiento**: al controlar indicadores clave como la humedad o la presencia de infección, los apósitos inteligentes permiten **personalizar el**

tratamiento para cada paciente. Esto mejora las posibilidades de recuperación y reduce el tiempo de tratamiento.

- **Menos ingresos hospitalarios**: gracias a la monitorización a distancia, los pacientes con heridas crónicas pueden ser controlados en casa, lo que reduce la necesidad de frecuentes visitas al hospital y permite a los médicos intervenir sólo cuando es necesario.

Cuidados postoperatorios e intensivos

En los cuidados postoperatorios, sobre todo después de una cirugía mayor, se utilizan apósitos inteligentes para controlar la cicatrización y prevenir las infecciones, que son complicaciones frecuentes tras una intervención quirúrgica.

- **Monitorización de** suturas: los apósitos inteligentes pueden detectar signos precoces de **dehiscencia** (apertura de la herida quirúrgica) o infección en las suturas, lo que permite intervenir rápidamente antes de que la situación se vuelva crítica.
- **Liberación localizada de antibióticos**: La liberación controlada de antibióticos en zonas con riesgo de contaminación postoperatoria reduce el riesgo de formación de biopelículas bacterianas y las complicaciones relacionadas con la infección.

Retos y perspectivas de futuro de los apósitos inteligentes

Aunque los apósitos inteligentes han demostrado su eficacia y beneficios en diversas aplicaciones clínicas, aún quedan varios retos por superar antes de que estas tecnologías se integren plenamente en la práctica diaria.

Accesibilidad y coste

Debido a las avanzadas tecnologías que incorporan, los apósitos inteligentes pueden ser caros de producir, lo que limita su accesibilidad a determinados centros asistenciales o pacientes. Es necesario seguir reduciendo los costes de producción para que estos dispositivos estén más al alcance de todos.

Biocompatibilidad y seguridad

La integración de **tecnologías electrónicas** en dispositivos médicos impone estrictos requisitos de **biocompatibilidad** y **seguridad**. Es crucial garantizar que los materiales utilizados no provoquen reacciones adversas ni rechazo, y que los sensores no interfieran en la cicatrización natural de las heridas.

- Terapias celulares y regeneración cutánea: el papel del auxiliar de enfermería en su aplicación

Las terapias celulares y la **regeneración cutánea** representan importantes innovaciones en el tratamiento de las lesiones cutáneas, sobre todo en pacientes que sufren quemaduras graves, úlceras crónicas u otras afecciones que comprometen la regeneración de la piel. Estas terapias pretenden restaurar la función y la integridad de la piel utilizando células vivas, como **células madre, fibroblastos** o **queratinocitos**, para promover la reparación de los tejidos. El papel del **auxiliar de cuidados** en la aplicación de estas técnicas es vital, ya que desempeña un papel activo en la gestión de los cuidados, el seguimiento de los pacientes y el apoyo durante todo el proceso de tratamiento. El auxiliar de enfermería también está al frente de la observación y notificación de cualquier signo de complicación o de éxito de la regeneración.

Terapias celulares en la regeneración cutánea

Las terapias celulares para la regeneración de la piel se basan en el uso de células capaces de reparar o sustituir el tejido dañado.

Estas células pueden cultivarse en el laboratorio a partir de células del propio paciente o de donantes, y luego se reimplantan en las heridas para favorecer la cicatrización.

Tipos de células utilizadas

Las terapias celulares aplicadas a la regeneración de la piel suelen implicar a varios tipos de células que desempeñan un papel clave en la reparación de los tejidos:

- **Células madre**: Las **células madre** son especialmente prometedoras porque tienen la capacidad de diferenciarse en distintos tipos de células de la piel, como los queratinocitos (que forman la epidermis) o los fibroblastos (que forman la dermis). Las células madre, a menudo extraídas de la médula ósea o la grasa del paciente, se cultivan para producir células capaces de sustituir el tejido dañado.
- **Queratinocitos** : Estas células son responsables de la formación de la epidermis. En terapia celular, los queratinocitos pueden cultivarse en el laboratorio a partir de pequeñas biopsias de la piel sana del paciente y luego aplicarse a las heridas para ayudar a reconstruir la epidermis.
- **Fibroblastos** : Los fibroblastos desempeñan un papel esencial en la reparación dérmica, produciendo colágeno y otras proteínas que forman la matriz extracelular. Estas células se utilizan para rellenar el tejido dañado y estimular la cicatrización profunda.

Métodos de aplicación

A continuación, las células cultivadas o recolectadas se **aplican directamente sobre las heridas** o se incorporan a **matrices biológicas** o **apósitos específicos** que actúan como soporte temporal para favorecer la adhesión y proliferación celular. Estas células ayudan a reconstruir las distintas capas de la piel al tiempo que estimulan la regeneración natural.

El papel del asistente en la aplicación de terapias celulares

En el contexto de las terapias celulares, el cuidador ocupa una posición central en la **gestión de los pacientes y su atención diaria**. Aunque la aplicación directa de las células suele correr a cargo de médicos o enfermeros especializados, el cuidador desempeña un papel crucial en la supervisión y el apoyo a los pacientes antes, durante y después de los procedimientos. Ayudan a preparar el entorno asistencial, controlan los signos clínicos y prestan un importante apoyo psicológico al paciente.

Preparación del paciente y del entorno

Antes de cualquier procedimiento de terapia celular, el auxiliar de enfermería ayuda a **preparar al paciente**, asegurándose de que el entorno asistencial es estéril y cumple los protocolos.

- **Preparación de la herida**: El auxiliar de enfermería ayuda a limpiar la herida según protocolos asépticos, asegurándose de que la zona de tratamiento esté libre de cualquier riesgo de infección. Esto es esencial antes de aplicar las células para maximizar las posibilidades de éxito.
- **Gestión de la asepsia**: Como en estos tratamientos intervienen células vivas, a menudo frágiles, el asistente sanitario debe velar por que se mantengan unas condiciones de esterilidad rigurosas, tanto en la preparación del material como en la gestión del entorno del paciente. La aplicación de terapias celulares requiere una asepsia estricta, ya que cualquier contaminación podría comprometer el éxito del tratamiento.

Seguimiento del paciente tras la operación

El seguimiento postoperatorio es crucial para garantizar que las células implantadas se integren correctamente y que la regeneración de la piel se produzca de forma óptima. El auxiliar de enfermería desempeña un papel fundamental en el **control de los signos clínicos** y en la gestión diaria de los cuidados del paciente.

- **Vigilancia de signos de complicaciones**: los cuidadores suelen ser los primeros en detectar los primeros signos de complicaciones, como **infecciones** o reacciones inflamatorias anormales. Al vigilar de cerca el **enrojecimiento**, la **hinchazón** o **las exudaciones inusuales**, pueden alertar rápidamente al equipo asistencial de cualquier problema, lo que les permite intervenir en una fase temprana.
- **Cambios de apósito**: Tras la aplicación de terapias celulares, suelen utilizarse **apósitos especiales** para proteger la zona tratada y favorecer la cicatrización. El auxiliar de enfermería participa en los cambios de apósitos, procurando no alterar las células implantadas. Deben asegurarse de que los apósitos se ajustan correctamente, están limpios y cumplen los protocolos de tratamiento.
- **Hidratación y nutrición**: La regeneración de la piel requiere un **buen aporte nutricional** para favorecer la producción de nuevas células y mejorar la cicatrización. El auxiliar de enfermería supervisa las necesidades nutricionales del paciente, garantizando una dieta adecuada y, si es necesario, ayudando con la nutrición enteral o parenteral. La hidratación adecuada de la piel y del paciente también es esencial para garantizar un entorno favorable para la regeneración.

Apoyo psicológico y asistencia a los pacientes

Los pacientes que reciben terapias celulares, en particular las víctimas de quemaduras, suelen pasar por periodos de **intenso dolor** y **fragilidad emocional**. El auxiliar de enfermería, por su proximidad al paciente, desempeña un papel clave en la prestación de **apoyo psicológico**.

- **Disipar miedos y dudas**: Las terapias celulares pueden intimidar a los pacientes, sobre todo si los resultados no son visibles inmediatamente. El cuidador debe ser capaz de **tranquilizar a** los pacientes, responder a sus preguntas sobre el procedimiento y animarles durante todo el proceso de curación.
- **Apoyo continuo**: la curación es un proceso largo, y algunos pacientes pueden sentirse desanimados. Al estar a su lado todos los días, el cuidador desempeña un papel clave para mantenerlos **motivados** y **esperanzados**, señalándoles los progresos, por modestos que sean, que se han hecho con el tiempo.

Impacto de las terapias celulares en la calidad asistencial

La integración de las terapias celulares en la regeneración cutánea ha mejorado considerablemente las perspectivas de curación de los pacientes, sobre todo los que sufren quemaduras graves, heridas crónicas o defectos cutáneos extensos. Para los cuidadores, estas innovaciones exigen un nuevo enfoque de los cuidados, más **tecnológico** y **especializado**, sin dejar de centrarse en las necesidades humanas fundamentales de los pacientes.

Mejores resultados clínicos

Las terapias celulares permiten a menudo **una recuperación más rápida** y una **cicatrización más completa**, reduciendo las cicatrices y mejorando la calidad de vida de los pacientes. También cambia la forma de planificar la asistencia, con un seguimiento más estrecho de los resultados clínicos y una atención constante a los parámetros de cicatrización.

Reducir las complicaciones

Al favorecer una regeneración más natural y eficaz del tejido cutáneo, estas terapias **reducen el riesgo de complicaciones** graves como infecciones, contracturas y cicatrices hipertróficas. Esto significa también menos intervenciones quirúrgicas adicionales para los pacientes, menos estancias hospitalarias prolongadas y una rehabilitación más rápida.

Necesidad de formación continua para los cuidadores

La introducción de las terapias celulares exige que los cuidadores, incluidos los auxiliares de enfermería, **reciban una formación continua** para dominar las nuevas técnicas y comprender los protocolos específicos. Esto incluye el conocimiento de los **materiales utilizados**, la gestión de pacientes con tratamientos altamente especializados y la capacidad de reconocer signos sutiles de posibles complicaciones.

Tecnologías de supervisión a distancia

• Teleasistencia para pacientes posthospitalarios: uso de herramientas digitales

La teleasistencia para pacientes posthospitalarios, mediante el uso de **herramientas digitales**, ofrece un enfoque innovador y práctico para garantizar un seguimiento de calidad y reducir al mismo tiempo la necesidad de visitas frecuentes al hospital. Este método de atención permite mantener un seguimiento continuo de los pacientes tras recibir el alta, sobre todo en casos de atención compleja como quemaduras graves, heridas crónicas o secuelas de intervenciones quirúrgicas. La teleasistencia se basa en **tecnologías digitales**, como aplicaciones móviles, sensores conectados y plataformas de telemedicina, que facilitan los intercambios entre cuidadores y pacientes al tiempo que garantizan el seguimiento a distancia. Esto no solo permite detectar precozmente las complicaciones, sino que también tranquiliza a los pacientes ofreciéndoles un apoyo personalizado, incluso en casa.

Los objetivos de la teleasistencia posthospitalaria

El objetivo principal de **la teleasistencia** es garantizar **la continuidad de los cuidados** tras el alta hospitalaria, ofreciendo un seguimiento a distancia adaptado a las necesidades de los pacientes. Esta teleasistencia pretende :

- **Prevención de complicaciones**: al monitorizar el estado del paciente en tiempo real, la teleasistencia permite detectar precozmente signos de complicaciones, como infecciones, reapertura de heridas o desequilibrios metabólicos.
- **Optimizar la gestión de heridas y tratamientos**: La teleasistencia permite supervisar la cicatrización de las heridas, ajustar los tratamientos en función de los datos transmitidos a distancia y asesorar a los pacientes sobre las mejores prácticas que deben adoptar.
- **Reducción de los reingresos hospitalarios**: al ofrecer un seguimiento periódico y personalizado, la teleasistencia reduce la necesidad de reingresos hospitalarios, lo que es beneficioso tanto para la comodidad del paciente como para la gestión de los recursos hospitalarios.
- **Fomento de la autonomía del paciente**: Las herramientas digitales ayudan a los pacientes a conocer mejor su estado de salud, lo que les hace más autónomos a la hora de gestionar su tratamiento y rehabilitación en casa.

Herramientas digitales utilizadas en teleasistencia

La teleasistencia se basa en el uso de una amplia gama de herramientas digitales que facilitan la **comunicación**, la **monitorización a distancia** y la **evaluación clínica**. Estas tecnologías permiten a los cuidadores vigilar a los pacientes e intervenir rápidamente en caso de problema, limitando al mismo tiempo la necesidad de desplazarse.

Aplicaciones móviles y plataformas de telemedicina

Las **aplicaciones móviles** y las **plataformas de telemedicina** son interfaces que permiten a los pacientes mantenerse en contacto con sus cuidadores. Estas plataformas ofrecen una amplia gama de funciones:

- **Consultas por videoconferencia**: los pacientes pueden concertar **consultas a distancia** con su médico o enfermero para hablar de la evolución de su enfermedad, hacer preguntas o recibir consejos sobre cuidados domiciliarios. Estas consultas permiten mantener un seguimiento personalizado sin que el paciente tenga que desplazarse.
- **Diario de salud digital**: algunas herramientas digitales permiten a los pacientes llevar un **diario** de su estado de salud, registrando información como el dolor, la temperatura corporal y la evolución de la herida. Estos datos se comparten con los cuidadores, que pueden adaptar el tratamiento si es necesario.
- **Recordatorios de medicación**: Las aplicaciones móviles también pueden enviar **recordatorios automáticos** a los pacientes para que tomen su medicación o sigan rigurosamente su tratamiento, lo que garantiza un mejor cumplimiento.

Sensores y dispositivos de seguimiento conectados

Los sensores conectados, también conocidos como **dispositivos de monitorización remota**, desempeñan un papel crucial en el seguimiento a distancia de los pacientes. Estos dispositivos suelen ser portátiles y pueden recoger datos en tiempo real sobre diversos parámetros de salud.

- **Apósitos inteligentes**: Algunos pacientes posthospitalarios, sobre todo con heridas complejas o quemaduras, pueden beneficiarse de **apósitos inteligentes** capaces de medir la humedad de la herida, la temperatura local y el pH. Estos datos se transmiten automáticamente a los cuidadores, que pueden así evaluar el estado de cicatrización y ajustar el tratamiento si es necesario.

- **Sensores biométricos**: para los pacientes que requieren un seguimiento más exhaustivo, como los que padecen enfermedades crónicas o trastornos metabólicos, **los sensores biométricos** permiten medir a distancia la frecuencia cardiaca, la tensión arterial, los niveles de azúcar en sangre o la saturación de oxígeno. Esta información puede utilizarse para prevenir posibles complicaciones y reaccionar antes de que el estado del paciente se deteriore.
- **Básculas conectadas y otros dispositivos**: algunos pacientes convalecientes necesitan controlar su peso u otros parámetros físicos para evitar complicaciones. **Las básculas conectadas** y dispositivos similares permiten controlar esta información, que suele ser fundamental para los pacientes que se someten a rehabilitación posquirúrgica o tras un periodo de reposo prolongado en cama.

Historia clínica electrónica (HCE) y gestión de datos

La **historia clínica electrónica** desempeña un papel fundamental en la teleasistencia, ya que permite a los cuidadores acceder a toda la información del paciente de forma segura y centralizada. Estos historiales contienen **información actualizada** sobre el estado de salud del paciente, los tratamientos actuales y las consultas anteriores.

- **Compartir información entre profesionales sanitarios**: los cuidadores pueden **compartir** fácilmente **los datos** del paciente con otros especialistas si se necesita más asesoramiento o si hay que hacer ajustes en el tratamiento.
- **Seguimiento longitudinal**: el RME permite **un seguimiento a largo plazo** de los cambios en el estado del paciente, lo que facilita la comparación de datos y garantiza la continuidad de la atención, incluso a distancia.

El papel del auxiliar de enfermería en la teleasistencia

Los asistentes sanitarios desempeñan un papel central en la implantación de la teleasistencia, actuando como **pivote entre los pacientes y los equipos sanitarios**. Aunque la teleasistencia implica tecnologías digitales, también requiere una **presencia humana** que garantice el buen funcionamiento de la asistencia, guíe a los pacientes en el uso de las herramientas y mantenga un vínculo de confianza.

Ayudar a los pacientes a utilizar la tecnología

Los auxiliares asistenciales, que suelen estar en contacto directo con los pacientes, pueden ayudarles a **dominar el uso de las herramientas digitales** utilizadas en teleasistencia. Muchos pacientes, sobre todo los mayores o los que no se sienten muy cómodos con la tecnología, pueden necesitar apoyo para entender cómo utilizar los sensores conectados o las aplicaciones de monitorización.

- **Explicación de los dispositivos**: El cuidador explica a los pacientes cómo utilizar correctamente **los sensores** (como los vendajes inteligentes o los dispositivos de control de la tensión arterial), cómo interpretar los datos que proporcionan y cómo compartirlos con los cuidadores.
- **Ayuda con el manejo de aplicaciones**: si el paciente necesita utilizar una **aplicación móvil** para registrar su estado de salud o consultar resultados, el asistente sanitario puede mostrarle cómo navegar por la aplicación, enviar información o acceder a consejos médicos.

Seguimiento y ajuste de los cuidados

Además de ayudar a los pacientes a utilizar las herramientas digitales, los asistentes sanitarios desempeñan un papel activo en el **seguimiento** a distancia **de la asistencia** prestada.

- **Comprobación del uso correcto de los dispositivos**: El cuidador comprueba que los pacientes utilizan correctamente los dispositivos conectados y que los datos transmitidos a los cuidadores son exactos. Pueden ajustar los dispositivos si es necesario, por ejemplo cambiando o recolocando sensores instalados incorrectamente.
- **Notificación de anomalías**: si los dispositivos detectan valores anormales, o si el paciente expresa preocupación por su estado de salud, el asistente sanitario interviene para **comprobar los síntomas** y **alertar al equipo médico**. Esta función de vigilancia activa permite intervenir a tiempo, antes de que la situación se deteriore.

Apoyo psicológico y motivación del paciente

Los pacientes posthospitalizados pueden sentirse **ansiosos** o **solos** en ausencia de un contacto regular con sus cuidadores. El cuidador, incluso a distancia, desempeña un papel fundamental en el **apoyo psicológico** del paciente.

- **Escucha y empatía**: a través de las teleconsultas o los intercambios mediante herramientas digitales, el asistente sanitario sigue **escuchando al paciente**, responde a sus preguntas y le **tranquiliza** sobre la evolución de su estado de salud. Esto ayuda a generar **confianza** en el proceso de teleasistencia.
- **Animar a los pacientes a cumplir el tratamiento**: el asistente sanitario se asegura de que el paciente siga correctamente **los consejos médicos** y cumpla los protocolos de tratamiento, incluso fuera del hospital. Por ejemplo, puede recordar al paciente la importancia de cambiar los vendajes con regularidad o de seguir las recomendaciones dietéticas.

Ventajas de la teleasistencia para los pacientes y el sistema sanitario

La teleasistencia ofrece numerosas **ventajas** tanto para los pacientes como para el sistema sanitario en su conjunto, ya que optimiza la asistencia al tiempo que limita las limitaciones logísticas.

Para el paciente

- **Comodidad y seguridad en casa**: los pacientes pueden continuar su recuperación en la comodidad de su propio hogar, con la seguridad de que están **siendo controlados a distancia**. Esto mejora su bienestar psicológico y reduce la ansiedad asociada a los frecuentes viajes al hospital.
- **Reducción de las infecciones nosocomiales**: al limitar las estancias hospitalarias prolongadas, la teleasistencia reduce el riesgo de **infecciones nosocomiales**, que suelen asociarse a un entorno hospitalario prolongado.
- **Seguimiento personalizado**: la teleasistencia se adapta a las necesidades específicas de cada paciente, con ajustes en tiempo real a medida que evoluciona su estado de salud.

Para el sistema sanitario

- **Descongestión de los servicios hospitalarios**: la teleasistencia libera camas de hospital para pacientes en situaciones de emergencia, al tiempo que sigue atendiendo a los que se encuentran en fase de rehabilitación.
- **Optimización de los recursos humanos**: gracias a las herramientas digitales, los profesionales sanitarios pueden gestionar un mayor número de pacientes a distancia, optimizando su tiempo y garantizando al mismo tiempo un seguimiento de alta calidad.

- **Reducción de costes**: con menos reingresos hospitalarios, la teleasistencia **reduce los** costes **asociados** a estancias hospitalarias prolongadas o repetidas, al tiempo que mejora los resultados clínicos.

- Ayudar a los pacientes a gestionar su asistencia a distancia **Apoyar a los pacientes en la gestión remota de sus cuidados** se ha convertido en un componente clave de las prácticas sanitarias modernas, sobre todo con el desarrollo de herramientas digitales y la teleasistencia. En este contexto, se pide cada vez más a los pacientes que participen activamente en su propio cuidado, ya sea mediante el seguimiento de su estado de salud, la adherencia a los tratamientos o la comunicación con los cuidadores a través de plataformas remotas. Este acompañamiento es fundamental para garantizar la **continuidad de los cuidados**, asegurar **una gestión óptima** y **reforzar la autonomía** de los pacientes, ofreciéndoles al mismo tiempo un apoyo constante. El papel del cuidador es decisivo en este enfoque, sobre todo para los pacientes que requieren un seguimiento estrecho o los que tienen dificultades para adaptarse a las nuevas tecnologías.

El papel central del asistente en la asistencia a distancia

El auxiliar asistencial desempeña un papel esencial como **eslabón humano** que conecta al paciente con el equipo asistencial, especialmente en un contexto en el que el contacto directo con los profesionales sanitarios es menos habitual. Los pacientes, que a menudo se encuentran físicamente aislados en su domicilio, necesitan **puntos de referencia claros** para poder gestionar eficazmente sus cuidados a distancia y mantener un nivel óptimo de salud. Gracias a su proximidad al paciente y a su comprensión de los cuidados, los asistentes sanitarios facilitan esta transición hacia una gestión autónoma.

Ayudar a los ciudadanos a entender la asistencia y las herramientas digitales

La primera etapa de este apoyo consiste en **ayudar a los pacientes a comprender** los cuidados que deben seguir y proporcionarles las herramientas necesarias para gestionar eficazmente su salud en casa. Se trata, por una parte, de **informarles** sobre su estado de salud y los tratamientos que deben seguir y, por otra, de familiarizarles con las tecnologías digitales creadas para facilitar la gestión de sus cuidados.

- **Educación terapéutica**: El asistente explica la naturaleza de los cuidados a distancia de forma sencilla y adecuada. Esto incluye información sobre tratamientos, cuidados locales (como cambios de vendajes), efectos secundarios de la medicación y señales de alarma a las que hay que estar atento. Esta fase es crucial para que los pacientes **comprendan la importancia de** sus cuidados y sigan las recomendaciones médicas.
- **Familiarización con las herramientas digitales**: con la introducción de la teleasistencia y las tecnologías conectadas, el asistente sanitario desempeña el papel de **intermediario técnico**. Enseña a los pacientes a utilizar los dispositivos conectados, como sensores biométricos, vendajes inteligentes y aplicaciones móviles. De este modo, los pacientes aprenden a **navegar por la interfaz**, a entender los datos que reciben y a transmitirlos correctamente a sus cuidadores.

Supervisión y apoyo en la gestión diaria de los cuidados

Uno de los aspectos clave del apoyo a los pacientes en la gestión a distancia de sus cuidados es el **seguimiento activo** de la evolución de su asistencia. Aunque el paciente esté en casa, el asistente asistencial puede seguir **presente a distancia**, gracias a las modernas herramientas de comunicación, e intervenir cuando sea necesario realizar ajustes.

- **Comprobación de que los cuidados se aplican correctamente**: Mediante la supervisión a distancia o en visitas ocasionales, el auxiliar de cuidados se asegura de que el paciente sigue correctamente los protocolos de cuidados prescritos. Por ejemplo, puede comprobar que los apósitos se cambian correctamente y a los intervalos adecuados, o que la medicación se toma a las horas correctas. En caso de duda, puede guiar al paciente paso a paso para asegurarse de que los cuidados se aplican correctamente.

- **Control remoto de los signos clínicos**: gracias a dispositivos conectados, como sensores de humedad para heridas o monitores de constantes vitales, los auxiliares asistenciales pueden obtener **datos en tiempo real** sobre el estado del paciente. Así pueden detectar los **primeros signos de complicaciones**, como un deterioro de los parámetros o datos anómalos, y alertar rápidamente al equipo médico para que pueda actuarse a tiempo.

- **Apoyo para la gestión del dolor y el confort**: los pacientes pueden seguir experimentando dolor relacionado con su enfermedad o tratamiento, aunque estén a distancia. Mediante intercambios regulares o consultas a distancia, el asistente sanitario ayuda a los pacientes a **controlar su dolor**, ya sea ajustando su postura, aconsejándoles sobre el uso de medicamentos o guiándoles mediante técnicas de relajación o movilización suave.

Fomentar la autonomía del paciente

Uno de los principales objetivos de la teleasistencia es ayudar a los pacientes a **ser** cada vez más **autónomos** en la gestión de su propia salud. Para conseguirlo, el asistente sanitario actúa como un **entrenador**, guiando gradualmente al paciente hacia una mejor gestión autónoma de sus cuidados, al tiempo que está siempre disponible para apoyarle si es necesario.

- **Reforzar la confianza**: Al permitir que los pacientes adquieran **habilidades para gestionar su propia salud**, los cuidadores refuerzan la confianza de los pacientes en sí mismos. Les animan a tomar la iniciativa en la gestión diaria de sus cuidados, a vigilar atentamente su estado y a actuar de forma proactiva, sabiendo que pueden contar con apoyo a distancia si tienen alguna duda.

- **Establecer rutinas de cuidados**: El cuidador ayuda al paciente a establecer **rutinas** que fomenten una gestión regular y organizada de sus cuidados. Esto incluye recordatorios para tomar medicamentos, renovar vendajes y revisiones periódicas de su estado de salud. Esta estructuración ayuda al paciente a organizarse mejor y a gestionar sus cuidados con mayor independencia y tranquilidad.

Apoyo psicológico y emocional

La gestión de los cuidados a distancia puede ser a veces fuente de **ansiedad** para los pacientes, sobre todo para los que acaban de salir de un entorno hospitalario en el que estaban constantemente rodeados de profesionales sanitarios. El sentimiento de soledad o vulnerabilidad puede afectar a su bienestar y comprometer su adherencia a los cuidados. Por ello, el cuidador desempeña un papel fundamental a la hora de proporcionar **apoyo emocional** y **motivación** al paciente.

- **Mantener un vínculo humano**: Incluso a distancia, el cuidador puede mantener una relación **personalizada y afectuosa** con el paciente. Los intercambios regulares, ya sea a través de videollamadas, mensajes o visitas a domicilio, garantizan que los pacientes se sientan siempre apoyados y cuidados. Este vínculo humano es crucial para prevenir la soledad y la ansiedad.
- **Ánimo constante**: El proceso de recuperación, especialmente en casa, puede parecer largo y difícil para algunos pacientes. El papel del cuidador consiste en **animar** al paciente, reconociendo cada pequeño avance y asegurándole que su estado progresa. Esta motivación es

esencial para que los pacientes mantengan una actitud positiva y sigan su tratamiento con rigor.

Ventajas de la teleasistencia para los pacientes

Ayudar a los pacientes a gestionar sus cuidados a distancia ofrece una serie de **ventajas** significativas que favorecen su bienestar, al tiempo que optimizan la gestión asistencial.

Mayor flexibilidad y comodidad

La gestión a distancia permite a los pacientes permanecer en casa y seguir recibiendo **atención médica periódica**. Así se evitan los agotadores y estresantes desplazamientos al hospital y pueden recuperarse en un entorno familiar y cómodo. Las teleconsultas, por ejemplo, ofrecen una gran flexibilidad a la hora de organizar las citas, lo que facilita la adaptación de la asistencia al ritmo de vida del paciente.

Reducción del riesgo de infección

Al quedarse en casa, los pacientes reducen su exposición a **las infecciones nosocomiales**, que suelen asociarse a los entornos hospitalarios. Esto es especialmente importante para los pacientes vulnerables o inmunodeprimidos, que se benefician de un entorno más seguro al permanecer en casa.

Seguimiento más reactivo y personalizado

Las herramientas digitales permiten **un seguimiento continuo y en tiempo real** del estado del paciente. Esto significa que cualquier anomalía o complicación puede detectarse rápidamente, lo que permite intervenir antes y reducir el riesgo de que el estado del paciente empeore. Además, la asistencia a distancia es personalizada, adaptada a las necesidades específicas de cada paciente, lo que favorece una atención más específica y eficaz.

Los retos de la teleasistencia

Aunque la teleasistencia ofrece muchas ventajas, no está exenta de dificultades. La asistencia al paciente en este contexto requiere prestar especial atención a determinados aspectos para garantizar el éxito de este método.

Complejidad de las herramientas digitales

Para algunos pacientes, sobre todo los ancianos o los que no se sienten muy cómodos con la tecnología, el uso de las herramientas digitales puede resultar **complejo** y **confuso**. Por ello, el auxiliar de enfermería debe ser paciente y **enseñar** a estos pacientes a utilizar las herramientas y sacarles el máximo partido.

Mantener un vínculo emocional a distancia

La falta de contacto físico frecuente puede a veces hacer que los pacientes se sientan **desconectados**. Aunque las herramientas digitales facilitan los intercambios, no sustituyen completamente la relación humana. Por tanto, el cuidador debe encontrar la manera de mantener un **vínculo emocional fuerte**, incluso a distancia, estando presente y disponible de forma regular y manteniendo una comunicación empática.

- Ventajas y limitaciones de la telemedicina en el seguimiento de pacientes quemados

La telemedicina se ha convertido en una herramienta inestimable en el campo de la medicina, pues acerca a los pacientes a los profesionales sanitarios al tiempo que reduce las limitaciones geográficas y logísticas. La telemedicina ofrece una solución innovadora para el seguimiento de pacientes con **quemaduras** graves, a fin de garantizar **la continuidad de los cuidados** tras la fase aguda de hospitalización, evitando al mismo tiempo desplazamientos frecuentes y a menudo dolorosos para los pacientes. Gracias a las herramientas digitales, los cuidadores pueden seguir a distancia la evolución de las heridas, ajustar los tratamientos en tiempo real y mantener **una comunicación activa**

con los pacientes. Sin embargo, aunque este enfoque tiene muchas **ventajas**, también presenta ciertas **limitaciones** que deben tenerse en cuenta para optimizar el uso de la telemedicina en este ámbito específico.

Ventajas de la telemedicina en el seguimiento de pacientes quemados

La telemedicina ofrece una serie de **ventajas** para el seguimiento de pacientes con quemaduras graves, sobre todo tras recibir el alta hospitalaria. Estos pacientes, a menudo en fase de **rehabilitación** o **cuidados crónicos**, requieren un seguimiento periódico para evitar complicaciones, controlar la curación y ajustar los cuidados en casa.

1. Reducción de los desplazamientos y comodidad del paciente

Una de las principales ventajas de la telemedicina es la posibilidad de que los pacientes **permanezcan en casa** mientras reciben una atención de calidad. Las víctimas de quemaduras, sobre todo las que sufren **dolor** o **movilidad reducida** como consecuencia de sus lesiones, se benefician enormemente de esta flexibilidad.

- **Evitar dolorosos desplazamientos**: las consultas a distancia permiten a los pacientes evitar **frecuentes desplazamientos** al hospital, que pueden ser físicamente agotadores. Pueden permanecer en un entorno familiar y cómodo, al tiempo que se benefician de un seguimiento médico regular.
- **Seguimiento continuo desde casa**: gracias a herramientas conectadas, como **apósitos** y sensores **inteligentes**, los datos sobre el estado de la piel y la cicatrización se recogen en tiempo real y se transmiten a los cuidadores. Esto permite **un seguimiento continuo de las** quemaduras, sin que el paciente tenga que desplazarse sistemáticamente al hospital.

2. Vigilancia estrecha y personal

La telemedicina permite **un seguimiento estrecho y personalizado de** los pacientes con quemaduras graves, incluso después de haber recibido el alta hospitalaria. El seguimiento a distancia permite a los cuidadores intervenir rápidamente en caso de **complicaciones**, como infecciones o retrasos en la cicatrización.

- **Adaptación rápida de los cuidados**: los profesionales sanitarios pueden ajustar el tratamiento en función de los datos transmitidos a distancia, por ejemplo modificando **los protocolos de vendaje**, recetando antibióticos si se sospecha una infección o ajustando las dosis de analgésicos. Esta **capacidad de respuesta** reduce el riesgo de complicaciones y acelera la recuperación.
- **Consultas periódicas**: la telemedicina permite organizar **consultas frecuentes**, que a menudo son más regulares que las consultas presenciales. Estas consultas, ya sean por videoconferencia o por teléfono, ofrecen a los pacientes la oportunidad de hacer preguntas, compartir sus preocupaciones y recibir asesoramiento sobre la evolución de su tratamiento.

3. Prevención de complicaciones y mejora de la seguridad

El seguimiento de las víctimas de quemaduras requiere una atención especial para prevenir **complicaciones graves** como infecciones, **contracturas cicatriciales** y formación de **queloides**. La telemedicina permite detectar estos signos más rápidamente, gracias a la monitorización continua.

- **Detección precoz de infecciones**: Gracias a los sensores incorporados en algunos apósitos inteligentes, es posible **detectar signos** de **infección** antes de que sean visibles. Por ejemplo, un aumento de la temperatura local alrededor de una herida o un cambio en el pH pueden ser indicadores precoces que permiten intervenir de inmediato.

- **Seguimiento de contracturas y movilidad**: los profesionales sanitarios pueden controlar a distancia la movilidad del paciente, evaluando **ejercicios de rehabilitación** o recomendando **fisioterapias específicas** para prevenir la formación de contracturas.

4. Educación terapéutica y autonomía del paciente

La telemedicina también ofrece oportunidades de **educación terapéutica**, lo que permite a los pacientes comprender mejor su tratamiento y participar activamente en la gestión de su atención. Las herramientas digitales pueden incluir módulos de **autoaprendizaje**, vídeos explicativos o recursos educativos para ayudar a los pacientes a hacerse cargo de su tratamiento.

- **Fomento de la autonomía**: al permanecer en contacto regular con su equipo médico a distancia, se anima a los pacientes a ser más autónomos en la gestión de sus cuidados. Aprenden a reconocer mejor las señales de alarma y a aplicar ellos mismos determinados tratamientos bajo supervisión.
- **Mayor cumplimiento**: los pacientes son más propensos a **seguir los protocolos** cuando están en contacto regular con sus cuidadores. Esto contribuye a mejorar el cumplimiento del tratamiento, como el cambio de apósitos o la toma de medicación.

Límites y retos de la telemedicina en el seguimiento de pacientes quemados

A pesar de sus muchas ventajas, la telemedicina también tiene ciertas **limitaciones** cuando se trata del seguimiento de víctimas de quemaduras. Estas dificultades pueden afectar a la calidad del seguimiento y requieren soluciones adecuadas para superarlas.

1. Limitaciones técnicas y acceso a la tecnología

La tecnología está en el corazón de la telemedicina, pero también puede ser un obstáculo si los pacientes o cuidadores no disponen de las herramientas adecuadas o la conectividad necesaria.

- **Desigualdades en el acceso a la tecnología**: No todos los pacientes tienen acceso a **herramientas digitales de alto rendimiento** o a una conexión estable a internet, lo que puede dificultar la implantación de la teleasistencia, sobre todo en zonas rurales o para las poblaciones más vulnerables.
- **Complejidad de uso**: Para algunos pacientes, sobre todo los ancianos o los que no están familiarizados con las nuevas tecnologías, el uso de las herramientas de telemedicina puede resultar complejo. Pueden tener dificultades para manejar dispositivos como **sensores conectados**, navegar por aplicaciones de monitorización o participar en consultas por videoconferencia.

2. Ausencia de examen físico directo

Una de las principales limitaciones de la telemedicina es la **ausencia de contacto físico directo** con el paciente. Aunque las consultas a distancia permiten un seguimiento eficaz, ciertos aspectos del seguimiento de los pacientes quemados requieren **exámenes presenciales** para evaluar la gravedad de las quemaduras, la calidad de la cicatrización y la textura y elasticidad de la piel.

- **Límites de la evaluación visual**: Aunque el vídeo y las imágenes transmitidas a distancia permiten la evaluación visual de las heridas, algunos detalles pueden ser **difíciles de apreciar** a través de una pantalla, como la profundidad exacta de las quemaduras o los signos sutiles de complicaciones.

- **Importancia del tacto clínico**: **El tacto clínico** sigue siendo un componente esencial para evaluar ciertos parámetros, como la flexibilidad de la piel y la presencia de nudos o adherencias cicatriciales. La telemedicina no puede sustituir estas evaluaciones físicas.

3. Barreras psicológicas y relacionales

El **vínculo humano** entre el paciente y su equipo médico es un elemento central en el cuidado de los pacientes con quemaduras graves. En ocasiones, la monitorización remota puede crear una sensación de **distancia emocional** que afecta a la calidad de la relación terapéutica.

- **Aislamiento emocional**: para algunos pacientes, especialmente los que atraviesan una **larga** fase **de rehabilitación** o sufren una alteración de la imagen corporal tras una quemadura, **el apoyo psicológico** directo es esencial. La ausencia de contacto físico puede acentuar los sentimientos de aislamiento y soledad.
- **Menor confianza**: las consultas cara a cara ayudan a **generar confianza entre** el cuidador y el paciente. Aunque los intercambios a distancia pueden ser regulares, algunos pacientes pueden tener la impresión de recibir una atención menos personalizada y empática a través de pantallas.

4. Cuestiones de seguridad de los datos

El uso de la telemedicina implica el tratamiento de **datos** sanitarios **sensibles** de los pacientes, lo que plantea importantes cuestiones de **ciberseguridad** y **confidencialidad**.

- **Riesgo de filtración de datos**: Los datos sanitarios transmitidos a través de plataformas digitales pueden estar expuestos al riesgo de piratería o filtración. Por eso es esencial que las soluciones de telemedicina cumplan las normas de **seguridad de datos** y garanticen la protección de la información personal de los pacientes.

- **Complejidad de los protocolos de seguridad**: los protocolos de seguridad establecidos para proteger los datos pueden resultar a veces **complejos** de entender y seguir para los pacientes, lo que puede disuadirles de hacer pleno uso de estas herramientas.

Perspectivas y posibles mejoras

A pesar de estos retos, la telemedicina tiene **un inmenso potencial** para mejorar la atención a los pacientes quemados, sobre todo en la fase posthospitalaria. Para optimizar su eficacia, cabe prever una serie de mejoras.

1. Formación y apoyo a los pacientes

Para superar los obstáculos asociados al uso de herramientas digitales, es crucial ofrecer a los pacientes y sus familias **una formación adecuada**. Esto incluye explicaciones sencillas sobre el uso de las tecnologías, así como **material didáctico** que les ayude a dominar las plataformas de telemedicina.

2. Integración de las visitas físicas

La telemedicina no debe sustituir por completo a las consultas presenciales. Un enfoque híbrido, que combine **teleconsultas** periódicas con **visitas físicas ocasionales**, maximiza los beneficios de ambos enfoques, manteniendo un vínculo humano al tiempo que se aprovecha la monitorización a distancia.

3. Mayor seguridad de los datos

Las plataformas de telemedicina deben seguir mejorando la **seguridad de los datos** y simplificando los protocolos de confidencialidad para garantizar la protección de la información de los pacientes sin complicarles el uso de los servicios.

Inteligencia artificial y robótica en la sanidad

- El futuro de los robots asistentes en el tratamiento de quemaduras: vendajes automatizados y rehabilitación asistida

El futuro de **los asistentes robóticos** en el cuidado de **quemados** promete transformar el modo en que se atiende a estos pacientes, al combinar la innovación tecnológica con los conocimientos médicos. Las quemaduras graves requieren un seguimiento riguroso, cuidados cotidianos complejos y una rehabilitación prolongada, lo que supone un reto logístico y físico tanto para los cuidadores como para los pacientes. La introducción de robots capaces de realizar tareas precisas, como la aplicación **automatizada** de **apósitos** y la **asistencia a la rehabilitación**, podría revolucionar la atención a los pacientes con quemaduras graves, mejorando la eficacia de los cuidados y reduciendo al mismo tiempo la carga de trabajo de los equipos asistenciales.

Estas tecnologías, que hacen uso de la inteligencia artificial (IA), la robótica avanzada y los sensores inteligentes, prometen satisfacer las necesidades específicas de los pacientes quemados proporcionándoles una atención más precisa, personalizada y continua, al tiempo que permiten una mejor gestión de los recursos médicos.

Apósitos automatizados: precisión y eficacia en el cuidado de heridas

Uno de los aspectos más críticos de la atención a los quemados es **el tratamiento de las heridas** y los **apósitos**, que requiere precisión y una higiene impecable para evitar infecciones y favorecer una cicatrización óptima. Hoy en día, el cuidado de las heridas puede ser largo y doloroso, y requiere conocimientos especializados para cada cambio de apósito. **Los asistentes robóticos especializados en vendajes** pueden suponer un avance decisivo en este campo, automatizando determinadas tareas y garantizando al mismo tiempo una calidad asistencial constante.

Aplicación automática de apósitos

Los asistentes robóticos diseñados para aplicar apósitos pueden realizar estas tareas con una precisión que los cuidadores no siempre pueden garantizar, sobre todo en situaciones complejas o repetitivas. Estas máquinas utilizan **sensores inteligentes**, cámaras de alta definición y brazos robóticos para manipular materiales delicados y colocarlos correctamente sobre las zonas quemadas sin causar traumatismos adicionales.

- **Análisis de la herida en tiempo real**: Gracias a los sensores incorporados, estos robots pueden analizar las condiciones de la herida (humedad, temperatura, profundidad de las lesiones) en tiempo real para ajustar el tipo de apósito que debe aplicarse. Por ejemplo, un robot podría optar por aplicar un **apósito hidrocoloide** para mantener un entorno húmedo, o un **apósito antimicrobiano** si se detecta la aparición de una infección.
- **Precisión y uniformidad**: los robots pueden aplicar apósitos **de manera uniforme** y sin errores humanos. También pueden manipular materiales delicados sin ejercer una presión excesiva, evitando así agravar las heridas. La precisión de las máquinas también garantiza

una esterilidad absoluta, esencial para prevenir infecciones.

Cambios de apósito asistidos por robot

Los cambios frecuentes de apósitos son una etapa crucial en el cuidado de pacientes con quemaduras graves. Estos procedimientos, a veces dolorosos y estresantes para los pacientes, pueden automatizarse mediante robótica, lo que ahorra tiempo a los cuidadores y mejora la experiencia del paciente.

- **Menos dolor**: gracias a la automatización, los robots pueden cambiar los apósitos con movimientos lentos, medidos y constantes, reduciendo el **dolor asociado** a los cambios frecuentes y repetitivos. Además, pueden utilizar soluciones para **ablandar el tejido** antes de retirar un apósito, con lo que la operación resulta menos agresiva.
- **Seguimiento de la evolución**: Los robots pueden registrar la evolución de las heridas en cada cambio de apósito. Mediante **sistemas de captura de imágenes** y procesamiento de datos, pueden seguir la evolución de las quemaduras y transmitir esta información a los equipos médicos, lo que permite **un seguimiento continuo de la** cicatrización sin intervención humana constante.

Liberar tiempo para los cuidadores

La automatización de tareas asistenciales básicas, como los vendajes, permite a los equipos médicos concentrarse en tareas de mayor valor añadido, como la cirugía, las consultas clínicas o los cuidados intensivos para los casos más graves. Los asistentes robóticos se encargan de tareas repetitivas y tediosas, aligerando la carga de trabajo de los cuidadores.

Rehabilitación asistida por robots: optimizar la recuperación física

La rehabilitación física es otra etapa crucial en el tratamiento de las víctimas de quemaduras. Una vez curadas las quemaduras, muchos pacientes tienen que hacer frente a **contracturas**, **pérdida de movilidad** y deformidades relacionadas con las cicatrices. Los asistentes robóticos especializados en **rehabilitación** ofrecen un enfoque personalizado y continuo para ayudar a los pacientes a recuperar su movilidad, proporcionándoles apoyo constante en ejercicios de rehabilitación adaptados a su estado.

Exoesqueletos y ayudas a la movilidad

Los exoesqueletos robóticos son dispositivos portátiles que ayudan a los pacientes a moverse y realizar ejercicios de rehabilitación. Estos dispositivos son especialmente útiles para pacientes que han sufrido quemaduras en zonas articulares (como los brazos, las piernas o el cuello), donde la cicatrización puede limitar la flexibilidad y la movilidad.

- **Ejercicios personalizados**: Los exoesqueletos pueden programarse para **ayudar a** los pacientes en sus **movimientos** a medida que progresan. Por ejemplo, pueden ayudar a **extender las articulaciones**, **caminar** o **realizar movimientos finos** como abrir y cerrar las manos. Mediante sensores inteligentes, estos dispositivos ajustan la intensidad y la resistencia de los ejercicios en función de la fuerza y la capacidad de cada paciente.
- **Rehabilitación continua**: Una de las ventajas de los exoesqueletos es que permiten **una rehabilitación continua**, incluso en casa. Los pacientes pueden continuar su rehabilitación de forma independiente, bajo supervisión remota, con ajustes realizados por el equipo asistencial en caso necesario.

Robots de fisioterapia

Algunos robots están diseñados específicamente para **fisioterapia** y pueden acompañar a los pacientes en ejercicios de rehabilitación específicos, controlando al mismo tiempo sus movimientos con precisión. Estos robots pueden realizar **movimientos repetitivos** o guiar a los pacientes en ejercicios de **movilización pasiva** o **activa**, esenciales para prevenir contracturas o devolver la flexibilidad al tejido cicatricial.

- **Movimientos controlados**: Los robots de fisioterapia pueden aplicar **fuerzas medidas** para ayudar a estirar o movilizar el tejido cicatricial, reduciendo el riesgo de contracturas. Gracias a su precisión, pueden trabajar en zonas específicas y sensibles donde las intervenciones manuales serían difíciles de realizar con la misma consistencia.
- **Reducción de lesiones**: al adaptar la **fuerza y la amplitud de los movimientos**, estos robots reducen el riesgo de sobreesfuerzos o lesiones causadas por movimientos demasiado bruscos o mal controlados, garantizando una recuperación segura y gradual.

Motivar a los pacientes mediante la interacción robótica

La rehabilitación suele ser un proceso largo y difícil, que requiere un alto nivel de **motivación** por parte de los pacientes. Los asistentes robóticos pueden incluir aspectos **divertidos** o **interactivos**, como programas de rehabilitación en forma de juegos o retos, para animar a los pacientes a continuar sus ejercicios con entusiasmo.

- **Seguimiento de los progresos en tiempo real**: los robots pueden proporcionar información en tiempo real a los pacientes, mostrándoles sus **progresos diarios** y motivándoles para que sigan esforzándose. Estos sistemas también pueden indicar cuándo se han alcanzado los objetivos y sugerir nuevos ejercicios adaptados al progreso del paciente.

• **Interacción personalizada**: algunos robots pueden programarse para interactuar con los pacientes, hablarles y darles instrucciones claras, creando una **relación de apoyo** que estimula su compromiso con el proceso de rehabilitación.

Ventajas y perspectivas de los robots en la asistencia a quemados

La integración de asistentes robóticos en los cuidados de quemados tiene muchas ventajas tanto para los pacientes como para los cuidadores. Sin embargo, es importante reconocer que estas tecnologías aún están en fase de desarrollo y requieren **una adaptación constante** a las necesidades específicas de los pacientes.

Mejorar la calidad de la asistencia

Los asistentes robóticos ofrecen **una precisión constante**, reduciendo los errores humanos en cuidados críticos, como la aplicación de apósitos o la gestión de ejercicios de rehabilitación. También permiten un seguimiento continuo y en tiempo real de la evolución de la herida, lo que ofrece a los cuidadores **una visión completa de** la evolución del paciente sin interrupciones.

Optimizar el tiempo y los recursos

Los robots pueden aligerar la carga de trabajo de los equipos asistenciales, permitiéndoles concentrarse en tareas más complejas o en cuidados intensivos. Esto permite **asignar mejor los recursos** humanos y financieros, mejorando al mismo tiempo la calidad de la atención prestada a los pacientes.

Tratamientos personalizados

Gracias a la IA y a los sistemas de sensores, los robots pueden adaptar cada intervención a las necesidades específicas de cada paciente, ya sea ajustando la presión de un vendaje o la intensidad de un ejercicio de rehabilitación. Esta **personalización** significa que pueden responder más eficazmente a las variaciones individuales del proceso de curación y recuperación.

Límites y retos

A pesar de sus ventajas, **los robots asistentes** en el cuidado de quemados no están exentos de dificultades.

- **Costes elevados**: las tecnologías robóticas siguen siendo caras de desarrollar e implantar, lo que puede limitar su accesibilidad en determinados hospitales o para determinados pacientes.
- **Adaptación a las necesidades humanas**: aunque los robots pueden automatizar muchas tareas, es crucial mantener una dimensión **humana** en los cuidados, sobre todo en el caso de las víctimas de quemaduras, que necesitan mucho **apoyo psicológico**. La robótica no debe sustituir a la interacción humana, sino complementarla.
- **Formación para cuidadores**: La introducción de robots en la asistencia requiere **una formación adecuada** para los equipos asistenciales, que deben aprender a utilizar estas máquinas con seguridad y eficacia sin dejar de desempeñar su función de estar cerca de los pacientes.

- Integrar a los asistentes sanitarios en estas innovaciones tecnológicas

La **integración** de **los auxiliares de enfermería** en **innovaciones tecnológicas** como asistentes robóticos, dispositivos conectados y herramientas digitales representa un paso crucial para el futuro de la asistencia médica, sobre todo en entornos especializados como el cuidado de quemados. Como miembros esenciales del equipo asistencial, los auxiliares de enfermería desempeñan un papel clave en la gestión diaria de los pacientes, la supervisión de los cuidados y la prestación de apoyo psicológico. La introducción de las nuevas tecnologías en los hospitales y centros de rehabilitación no debe marginar a esta profesión, sino al contrario, reforzar su papel mejorando sus capacidades de intervención y aliviando al mismo tiempo ciertas tareas físicas repetitivas.

Los asistentes sanitarios pueden beneficiarse de estas tecnologías para **aumentar la eficiencia**, ofrecer una atención más personalizada y mejorar la comodidad del paciente. Sin embargo, su formación e implicación en el despliegue de estas innovaciones son esenciales para garantizar una transición fluida y optimizar el uso de la tecnología en la asistencia diaria.

El papel crucial del asistente en la adopción de la tecnología

La integración de las nuevas tecnologías en la asistencia, como los asistentes robóticos y las herramientas conectadas, está transformando las prácticas médicas. Sin embargo, esta transformación no elimina la importancia del papel del asistente sanitario, sino todo lo contrario. Los asistentes sanitarios son a menudo **el primer punto de contacto** con los pacientes, y su trabajo es esencial para garantizar la atención diaria, manteniendo al mismo tiempo una relación humana y afectuosa con los pacientes.

Apoyar el uso de las nuevas tecnologías

Uno de los papeles fundamentales del asistente asistencial en este contexto es ayudar a los pacientes a **utilizar las tecnologías** que les rodean. Los pacientes, sobre todo los que sufren grandes quemaduras, pueden ser física o emocionalmente frágiles, y la introducción de robots o dispositivos automatizados a veces puede parecer intimidante.

- **Garantizar la transición tecnológica**: los asistentes sanitarios, gracias a su **proximidad a los pacientes**, pueden explicar de forma sencilla y tranquilizadora cómo funcionan los robots asistentes o los sensores inteligentes, al tiempo que hacen hincapié en su papel en la mejora de los cuidados. Pueden ayudar a los pacientes a aceptar y adaptarse a estas tecnologías, manteniendo al mismo tiempo un enfoque centrado en el ser humano.
- **Ayudar a gestionar los dispositivos conectados**: los asistentes sanitarios también pueden desempeñar un papel activo en la gestión de herramientas digitales, como los vendajes inteligentes o los sensores de datos biométricos. Ayudan a los pacientes a **comprobar que** estos dispositivos **funcionan correctamente**, **interpretan la información transmitida por** estos sensores e informan de cualquier problema o anomalía a los equipos médicos.

Atención personalizada gracias a los datos tecnológicos

La introducción de sensores inteligentes y sistemas de monitorización continua proporciona a los cuidadores **datos en tiempo real** sobre el estado de los pacientes, lo que les permite personalizar aún más los cuidados. Por ejemplo, los sensores inteligentes de los apósitos pueden transmitir información sobre el progreso de la cicatrización, la temperatura local o la humedad de la herida, lo que permite a los cuidadores reaccionar rápidamente en caso de complicación.

- **Optimización de los cuidados diarios**: Estas herramientas tecnológicas permiten **adaptar los cuidados** día a día, en función del estado de la herida o de la evolución del paciente. El auxiliar de enfermería puede cambiar un apósito, ajustar una postura o aplicar cuidados específicos en función de los **datos objetivos** recogidos por los robots o sensores.
- **Mayor comodidad para el paciente**: Gracias a estas tecnologías, los auxiliares asistenciales pueden ajustar los cuidados a las necesidades reales de los pacientes,

reduciendo intervenciones innecesarias o gestos repetitivos que pueden causar dolor o incomodidad.

Reducción de la carga física y mejora de las condiciones de trabajo

Las innovaciones tecnológicas están permitiendo **reducir la carga de trabajo físico** de los cuidadores, automatizando determinadas tareas que pueden ser físicamente exigentes o repetitivas. Esto no solo contribuye a mejorar la atención al paciente, sino también a **preservar** la **salud física y mental** de los cuidadores.

Automatización de tareas repetitivas

El cuidado de las víctimas de quemaduras suele implicar movimientos repetitivos, como el cambio de apósitos, el reposicionamiento frecuente de los pacientes o la manipulación de materiales estériles. Los asistentes robóticos pueden automatizar algunas de estas tareas, lo que permite a los asistentes concentrarse en una atención más personalizada y menos mecánica.

- **Reducción de la fatiga física**: los robots pueden, por ejemplo, encargarse de tareas pesadas como **recolocar a los pacientes** o aplicar apósitos en grandes superficies, lo que permite a los cuidadores conservar su energía para acciones más complejas que requieren **la intervención** directa **del ser humano**.
- **Gestión de riesgos ergonómicos**: al asumir determinadas tareas pesadas, como mover o movilizar a los pacientes, los robots reducen el **riesgo de lesiones** para los cuidadores, como los dolores de espalda o articulares asociados a la manipulación de pacientes encamados o con movilidad reducida.

Control continuo y mayor eficacia

Tecnologías como los **dispositivos conectados** y los sistemas de monitorización a distancia permiten **optimizar el seguimiento continuo de** los pacientes, incluso fuera de la presencia inmediata de los asistentes sanitarios. Esto permite **detectar precozmente** las complicaciones y actuar con mayor rapidez, al tiempo que se garantiza un seguimiento constante.

- **Alerta de anomalía**: si un sensor detecta una anomalía, como un aumento de la temperatura alrededor de una herida o un descenso de la saturación de oxígeno, puede enviar automáticamente una alerta al asistente, que puede intervenir inmediatamente o informar de la anomalía a los médicos. Esto permite reaccionar rápidamente ante **situaciones de emergencia**, sin esperar a una intervención programada.
- **Coordinación con otros profesionales sanitarios**: al estar en el centro del proceso de seguimiento, el auxiliar de cuidados puede **coordinar acciones** con otros miembros del equipo, como enfermeras o médicos, en función de los datos recogidos. Esto mejora **el flujo asistencial** y permite una gestión más reactiva y colaborativa.

Formación continua y desarrollo de competencias

Para que la integración de la tecnología tenga éxito, es esencial **formar a** los auxiliares asistenciales en las nuevas prácticas y las nuevas herramientas. Esto requiere **una formación continua** para dominar las tecnologías y comprender cómo pueden enriquecer la labor asistencial, preservando al mismo tiempo la calidad de la atención humana.

Dominio de las herramientas tecnológicas

Uno de los principales retos es garantizar que los asistentes asistenciales comprendan y sepan utilizar las herramientas tecnológicas puestas a su disposición, ya sean robots asistentes, sensores conectados o aplicaciones móviles de monitorización de pacientes. Esta formación debe ser periódica y adaptarse a los niveles de competencia de cada cuidador.

- **Formación práctica**: los asistentes deben recibir formación sobre el uso práctico de robots y dispositivos, en particular sobre cómo supervisar su correcto funcionamiento, intervenir en caso de problema técnico o reaccionar ante las alertas emitidas por los sistemas automatizados. El dominio de estas herramientas permite a los asistentes **ser autónomos** y eficaces en su trabajo cotidiano.
- **Comprender los datos digitales**: El uso de sensores conectados y dispositivos de monitorización remota también requiere la capacidad de **interpretar los datos transmitidos** por estos dispositivos. Los cuidadores deben entender cómo utilizarlos para tomar decisiones informadas sobre los cuidados, colaborando al mismo tiempo con el resto del equipo asistencial.

Evolución de las capacidades humanas

La introducción de la tecnología no debe sustituir las capacidades humanas de los asistentes, sino enriquecer su papel. Las **cualidades humanas** de los cuidadores, como la empatía, la escucha y la atención, siguen estando en el centro de la asistencia, y su importancia se magnifica en un entorno tecnológico.

- **Fortalecimiento de la relación con los pacientes**: Con la reducción de las **tareas** mecánicas y físicas, los auxiliares asistenciales pueden dedicar más tiempo a **prestar apoyo emocional** a los pacientes. La dimensión humana sigue siendo esencial, sobre todo para las víctimas de quemaduras que, además de su sufrimiento físico, suelen ser presa de **una fragilidad psicológica** ligada a su imagen corporal y a su rehabilitación.

- **Apoyo psicológico**: mientras la tecnología se encarga de ciertas tareas técnicas, los auxiliares asistenciales deben asegurarse de que los pacientes no se sientan **aislados** en un entorno automatizado. Desempeñan un papel clave a la hora de **humanizar los cuidados** y tranquilizar a los pacientes asegurándoles que, a pesar del uso de la tecnología, siempre son el centro de atención.

El futuro de los asistentes sanitarios en un entorno tecnológico

La integración de los asistentes sanitarios en estas innovaciones tecnológicas debe verse como una **evolución natural de** su papel, que les permite concentrarse más en los **aspectos humanos** de la asistencia y en el **seguimiento clínico de** los pacientes. La automatización de determinadas tareas les ofrece la oportunidad de ser **más polivalentes**, preservando al mismo tiempo los valores fundamentales de su profesión.

Potenciar el papel del cuidador

La tecnología no sustituye a la presencia humana; al contrario, refuerza el papel de los asistentes sanitarios al situarlos en el centro de una nueva forma de prestar cuidados, más **precisa**, **personalizada** y **eficaz**. Al dominar estas herramientas, los asistentes sanitarios se convierten en protagonistas del progreso médico.

Colaboración más estrecha con los equipos médicos

Los auxiliares asistenciales, como usuarios cotidianos de estas tecnologías, desempeñan un papel fundamental en la **coordinación de la asistencia** con otros profesionales sanitarios. Al interpretar los datos e informar de las anomalías, colaboran

377

estrechamente con médicos, enfermeros y fisioterapeutas para mejorar la atención al paciente.

- Cómo prepararse para trabajar con estas tecnologías emergentes

Prepararse para trabajar con **tecnologías emergentes** en la asistencia sanitaria, como asistentes robóticos, dispositivos conectados y sistemas de telemedicina, requiere **una adaptación gradual** y la voluntad de aprender continuamente. Para los cuidadores, sobre todo los auxiliares, esta preparación no se limita al dominio de las herramientas tecnológicas. También implica desarrollar la comprensión de las **nuevas dinámicas asistenciales**, adquirir competencias técnicas y garantizar que **los valores humanos** sigan estando en el centro de su práctica. En un momento en que la asistencia sanitaria está cada vez más **digitalizada y robotizada**, los cuidadores deben prepararse para este nuevo paradigma recibiendo **una formación adecuada**, adoptando una **actitud proactiva** ante los cambios que se producen en su profesión e integrando estas herramientas para **mejorar la calidad de la asistencia**, manteniendo al mismo tiempo un vínculo humano con los pacientes.

Adquirir competencias tecnológicas básicas

El primer paso para prepararse a trabajar con tecnologías emergentes es adquirir **conocimientos tecnológicos básicos**. Aunque esto pueda parecer desalentador para algunos cuidadores que no están acostumbrados a manejar herramientas digitales, estas habilidades son ahora esenciales en el entorno sanitario moderno.

1. Formación en dispositivos tecnológicos

Los asistentes sanitarios deben familiarizarse con las **herramientas digitales** cada vez más habituales en la asistencia sanitaria, como los dispositivos conectados, los robots asistentes y las plataformas de telemedicina. Esto requiere **una formación específica** en el uso práctico de estas tecnologías.

- **Utilización de robots asistentes** : Los robots asistentes, diseñados para automatizar determinadas tareas como el cambio de apósitos, requieren una **formación práctica** sobre cómo configurarlos, supervisarlos y mantenerlos. Esta formación incluye también la gestión de los parámetros técnicos y la capacidad de intervenir en caso de mal funcionamiento.
- **Dominar los dispositivos conectados**: Los sensores de monitorización, como los vendajes inteligentes o los monitores biométricos, proporcionan datos en tiempo real sobre el estado del paciente. Los auxiliares asistenciales deben aprender a **interpretar estos datos**, integrarlos en la asistencia diaria y comprender las implicaciones clínicas de las anomalías detectadas por estas herramientas.
- **Telemedicina y herramientas digitales**: con el auge de las consultas a distancia, es esencial que los cuidadores sepan utilizar **las aplicaciones de telemedicina**, desde las plataformas de videoconferencia para comunicarse con los médicos hasta los sistemas de gestión electrónica de historias clínicas.

2. Formación continua

El mundo de la tecnología evoluciona rápidamente y es crucial que los cuidadores se mantengan al día de las últimas innovaciones. **La formación continua** te permite actualizar tus conocimientos y descubrir nuevas herramientas que pueden transformar tu forma de prestar cuidados.

- **Talleres y programas de formación**: muchos centros sanitarios están creando **programas de formación dedicados a las** nuevas tecnologías. Estos programas permiten a los asistentes adquirir conocimientos teóricos y prácticos sobre los nuevos dispositivos.

- **Acceso a recursos en línea**: También es importante explorar **recursos en línea** como tutoriales, seminarios web o plataformas de aprendizaje para comprender cómo utilizar eficazmente las herramientas tecnológicas y mantenerse a la vanguardia de la innovación médica.

Desarrollar una actitud de aprendizaje continuo

Ante las tecnologías emergentes, es esencial adoptar una **actitud proactiva de aprendizaje continuo**. Trabajar con tecnologías en constante evolución exige mantener la curiosidad, adaptarse a las nuevas prácticas y aceptar que el cambio es parte integrante de la profesión.

1. Ser curioso y abierto a la innovación

Los auxiliares asistenciales deben estar **abiertos a la innovación** y entender que las tecnologías emergentes no son una amenaza para su profesión, sino al contrario, un medio de **mejorar la calidad de la asistencia al** tiempo que se reducen las tareas repetitivas. Esta curiosidad por la tecnología debe ir acompañada de la **voluntad de aprender**.

- **Exploración de nuevas herramientas**: a medida que se introducen nuevas tecnologías en la asistencia sanitaria, es importante **probarlas** y explorarlas para conocer su potencial y sus limitaciones. Por ejemplo, experimentar con asistentes robóticos en entornos simulados puede ayudar a los cuidadores a entender cómo interactúan estas máquinas con los pacientes y cómo pueden aliviar las tareas físicas.
- **Participar en debates sobre tecnología**: asistir a conferencias, seminarios o grupos de trabajo sobre innovaciones tecnológicas en sanidad le permite mantenerse al día de las **nuevas tendencias** y enfoques de la atención al paciente.

2. Anticiparse a los cambios en la práctica asistencial

La profesión enfermera evoluciona con la tecnología. Por lo tanto, es esencial anticiparse a los cambios que afectarán a la **dinámica de los cuidados** y estar preparado para adaptar su práctica para incorporar estas innovaciones.

- **Adaptación a nuevas funciones**: con la introducción de robots y dispositivos conectados, la función del asistente asistencial puede transformarse en la de **supervisor** o **coordinador de la** asistencia automatizada. Esto significa ser capaz de gestionar tanto la interacción humana como la supervisión de las máquinas, garantizando que los cuidados tecnológicos se desarrollen con total seguridad.
- **Pensar en el impacto a largo plazo**: la tecnología está cambiando la forma de prestar asistencia, pero también las expectativas de los pacientes. Prepararse para estos cambios significa **pensar en el futuro de la profesión**, considerar cómo la tecnología puede mejorar la asistencia preservando al mismo tiempo la esencia humana de la relación cuidador-paciente.

Reforzar la relación humana con los pacientes

Aunque la tecnología puede aligerar ciertas tareas, nunca podrá sustituir la **dimensión humana de** los cuidados. En este contexto, los auxiliares asistenciales deben velar por mantener una **relación de confianza** con los pacientes, garantizando que la tecnología siga siendo una herramienta complementaria, y no un sustituto del apoyo humano.

1. Humanizar la asistencia automatizada

Los robots y otros dispositivos conectados, aunque eficaces en determinadas tareas, pueden hacer más impersonal la experiencia asistencial si su uso no **va acompañado de interacción humana**. Por tanto, los asistentes sanitarios deben asegurarse de que **la**

tecnología se utiliza para apoyar la asistencia sin deshumanizar la experiencia del paciente.

- **Combinar tecnología y cuidados**: incluso cuando se utilizan dispositivos automatizados para determinadas tareas, como el cambio de vendajes o la monitorización de las constantes vitales, el asistente sanitario debe seguir **interactuando directamente con el paciente**. Esto puede incluir gestos sencillos, como hablar con el paciente mientras la máquina realiza sus acciones, tranquilizarle sobre el proceso o explicarle la importancia de la tecnología que se está utilizando.
- **Tener en cuenta la experiencia del paciente**: Algunos pacientes, sobre todo los ancianos o los que tienen una relación difícil con la tecnología, pueden sentirse **desconectados** o incómodos con las herramientas digitales. Por lo tanto, es esencial **permanecer atento** a sus necesidades emocionales y asegurarse de que entienden cómo funciona la tecnología, sin dejar de ofrecerles apoyo psicológico continuo.

2. Escuchar activamente y con empatía

Los cuidadores deben tener cuidado **de no perder de vista la capacidad de escucha** y la **empatía** que caracterizan su profesión. A veces, la tecnología puede enmascarar **señales emocionales** o preocupaciones que los pacientes no expresan directamente.

- **Escuchar las preocupaciones sobre la tecnología**: Algunos pacientes pueden tener dudas sobre el uso de robots o dispositivos conectados en sus cuidados. El cuidador debe ser capaz de **responder a estas preocupaciones** y explicar cómo estas herramientas contribuyen a su bienestar sin sustituir la relación cuidador-paciente.
- **Ofrecer apoyo emocional**: la rehabilitación de las víctimas de quemaduras, por ejemplo, no se limita a los

cuidados físicos. Los cuidadores deben permanecer atentos a **las necesidades emocionales** de los pacientes y utilizar la tecnología como herramienta para aligerar las tareas rutinarias, lo que les permite dedicar más tiempo al apoyo psicológico.

Trabajar con el equipo multidisciplinar

La introducción de tecnologías emergentes está transformando no sólo el papel de los cuidadores, sino también la forma en que los equipos médicos trabajan juntos. La **coordinación** entre los distintos profesionales sanitarios se está convirtiendo en algo esencial para garantizar un uso eficaz y armonioso de estas herramientas.

1. Trabajar en estrecha colaboración con otros profesionales

Los auxiliares asistenciales deben colaborar con **enfermeros**, **médicos**, **fisioterapeutas** y **técnicos** para optimizar el uso de las nuevas tecnologías en los cuidados cotidianos. Esta colaboración garantiza que las herramientas tecnológicas **se integren a la perfección** en el proceso asistencial, sin comprometer la calidad de los cuidados.

- **Comunicar los resultados proporcionados por la tecnología**: los auxiliares asistenciales, que a menudo supervisan los dispositivos conectados en tiempo real, necesitan compartir la información recopilada con el resto del equipo para ajustar los cuidados en consecuencia. Esto incluye **transmitir datos** sobre la cicatrización de heridas, cambios en la movilidad o constantes vitales.
- **Adaptar la asistencia a la tecnología**: trabajando juntos, los miembros del equipo asistencial pueden adaptar los protocolos asistenciales a las nuevas capacidades que ofrece la tecnología, respetando al mismo tiempo las necesidades individuales de los pacientes.

2. Compartir opiniones

Los auxiliares sanitarios desempeñan un papel clave en la **evaluación de la eficacia** de las tecnologías utilizadas. Deben informar de **las observaciones clínicas** y compartir sus **comentarios** para ayudar a mejorar el uso de la tecnología dentro del equipo.

- **Observar el impacto de la tecnología en el bienestar del paciente**: al seguir de cerca las reacciones de los pacientes ante la tecnología, los auxiliares asistenciales pueden identificar situaciones en las que las herramientas automatizadas son especialmente eficaces, o en las que se necesita **más apoyo humano**.
- **Ayudar a mejorar los protocolos**: debe animarse a los cuidadores a dar su opinión sobre la eficacia de los dispositivos utilizados y a sugerir mejoras para su integración en los cuidados diarios. Esto ayudará a **perfeccionar los protocolos** y a garantizar un uso óptimo de las nuevas tecnologías.

Capítulo 9

Autonomía y educación terapéutica para pacientes quemados

Preparar a los pacientes para recuperar su independencia

• Adaptar los cuidados para fomentar la independencia desde el primer día

Fomentar la **autonomía de** los pacientes desde los primeros días de su asistencia es un objetivo fundamental de los cuidados, tanto para favorecer su recuperación física como para preservar su **dignidad** y **bienestar psicológico**. Ya sea en el hospital, en rehabilitación o de vuelta a casa, es esencial no considerar a los pacientes como pasivos, sino hacerles partícipes activos de su propio cuidado en la medida de sus posibilidades. La adaptación de los cuidados para favorecer esta autonomía se basa en un enfoque progresivo, centrado en las capacidades y necesidades individuales del paciente, respetando los **límites físicos y emocionales** propios de cada situación.

Este enfoque requiere una gran atención por parte de los cuidadores, que no sólo deben evaluar las capacidades del paciente, sino también apoyarle, motivarle y, a veces, educarle en determinadas tareas cotidianas. Esto significa adaptar los cuidados para tener en cuenta los puntos fuertes y débiles del paciente, sin dejar de estar atentos a sus necesidades. Fomentar la autonomía no significa abandonar a los pacientes a su suerte, sino ayudarles a recuperar la mayor independencia posible en un entorno seguro y atento.

1. Evaluar las capacidades del paciente desde el principio

Antes de empezar a fomentar la independencia, es fundamental realizar una evaluación global de las **capacidades físicas**, **mentales** y **emocionales** del paciente. Esta evaluación ayuda a identificar las habilidades que el paciente ya posee, así como las que requieren refuerzo o reeducación.

1.1 Evaluación de las capacidades motrices

Una evaluación de las habilidades motoras es esencial para determinar qué tareas cotidianas pueden realizar los pacientes de forma independiente y cuáles requieren asistencia parcial o total.

- **Observación de los movimientos**: Observar cómo el paciente se mueve, se levanta, se sienta y si es capaz de realizar ciertas acciones básicas, como cepillarse los dientes o comer por sí mismo, ayuda a determinar hasta qué punto puede participar en sus cuidados.
- **Colaboración con fisioterapeutas**: La colaboración con **fisioterapeutas** suele ser necesaria para obtener una evaluación más precisa de la capacidad del paciente para movilizar determinadas partes de su cuerpo. Esta evaluación orienta la adaptación de los cuidados.

1.2 Tener en cuenta el estado psicológico y cognitivo

Los aspectos **psicológicos** y **cognitivos** de los pacientes también deben tenerse en cuenta a la hora de evaluar su autonomía. Un paciente puede, por ejemplo, tener capacidad física suficiente, pero padecer problemas cognitivos o un **síndrome depresivo** que dificulte su voluntad de participar activamente en sus cuidados.

- **Evaluar el estado cognitivo**: Ciertas patologías, como el ictus o la demencia, pueden mermar las capacidades cognitivas del paciente. Es importante comprobar que el paciente comprende las instrucciones y es capaz de orientarse en el tiempo y el espacio.
- **Considerar el impacto emocional**: Algunos pacientes, sobre todo los que han sufrido traumas físicos o emocionales, pueden ser reacios a ser autónomos, por miedo al fracaso o por pérdida de confianza en sí mismos. Por lo tanto, el cuidador debe identificar estos obstáculos y tenerlos en cuenta a la hora de prestar apoyo.

2. Fomentar la participación del paciente en la atención diaria

Una vez evaluadas las capacidades, los cuidados pueden adaptarse para animar al paciente a participar activamente en las tareas cotidianas. El objetivo es **fomentar una participación gradual** que permita al paciente recuperar la confianza en sí mismo, garantizando al mismo tiempo su seguridad.

2.1 Fomentar acciones sencillas

Tareas cotidianas sencillas, como lavarse la cara, vestirse o comer, son oportunidades para devolver a los pacientes su **independencia funcional**.

- **Adaptar los cuidados de higiene**: En lugar de responsabilizarse totalmente del aseo del paciente, es posible animarle a que realice por sí mismo ciertas partes, en función de sus capacidades. Por ejemplo, se puede animar a un paciente a cepillarse los dientes solo, a utilizar un guante para lavarse la cara o a ocuparse de su higiene íntima con una ayuda mínima.
- **Proporcionar herramientas adaptadas**: En algunos casos, las **herramientas adaptadas** pueden facilitar la independencia. Por ejemplo, cepillos de dientes con mangos más gruesos, cubiertos ergonómicos o ropa adaptada a la movilidad reducida pueden ayudar a los pacientes a realizar solos determinadas tareas.

2.2 Adaptar las comidas para fomentar la independencia

Comer es una actividad esencial para la calidad de vida del paciente y ofrece muchas oportunidades para fomentar su independencia.

- **Animarle a comer solo**: aunque el paciente no sepa manejar perfectamente los cubiertos, animarle a que intente alimentarse solo con una cuchara o un tenedor especiales contribuye a reforzar su independencia. Si es necesario, el cuidador puede darle el primer bocado y luego dejarle continuar a su ritmo.

- **Adaptar** las **comidas**: Adaptar las comidas cortando los alimentos en trozos más fáciles de manipular, u ofreciendo alimentos blandos, permite a los pacientes gestionar mejor sus comidas por sí mismos. El papel del cuidador es **fomentar estos** pequeños gestos, permaneciendo disponible en caso de dificultad.

3. Fomentar la movilidad y la rehabilitación funcional

La movilidad es una de las principales claves de la independencia, ya sea para desplazarse o para el cuidado personal. Animar a los pacientes a moverse, aunque sea en distancias cortas, o a participar en **ejercicios de rehabilitación** es esencial para mejorar su motricidad y su confianza en sí mismos.

3.1 Fomentar la movilización desde el principio

Siempre que sea posible, es importante fomentar la **movilización precoz** para evitar la pérdida de masa muscular y la rigidez de las articulaciones. Incluso a los pacientes con movilidad reducida se les puede animar a participar activamente.

- **Animar al paciente a levantarse**: el cuidador puede animar al paciente a levantarse de la cama, sentarse en una silla o caminar unos pasos con un andador, en función de sus capacidades. Esto puede hacerse gradualmente, aumentando la distancia y la duración de los ejercicios a medida que el paciente gana confianza.
- **Hacer accesibles los entornos**: adaptar el entorno del paciente para que pueda moverse con seguridad es esencial. Esto puede incluir **pasamanos, sillas**

ergonómicas o **andadores** que les ayuden a moverse con independencia.

3.2 Fomentar los ejercicios de rehabilitación funcional

La rehabilitación funcional es crucial para los pacientes que sufren pérdida de movilidad, y debe fomentarse desde los primeros días de tratamiento. Trabajar con fisioterapeutas para adaptar los cuidados a estos ejercicios ayuda a optimizar el proceso de rehabilitación.

- **Ejercicios de estiramiento y fortalecimiento**: Pueden incorporarse a la rutina diaria del paciente ejercicios sencillos, como **estiramientos de** brazos y piernas, o ejercicios suaves de fortalecimiento muscular, para favorecer la recuperación de las habilidades motoras.
- **Adaptar los cuidados a la rehabilitación**: Durante los cuidados cotidianos, el cuidador puede incorporar determinados gestos relacionados con la rehabilitación. Por ejemplo, al lavarse, animar al paciente a levantar los brazos o estirar las piernas ayuda a mantener la movilidad articular.

4. Proporcionar apoyo psicológico para fomentar la independencia

El aspecto **psicológico** desempeña un papel fundamental en la recuperación de la independencia. Es importante animar a los pacientes, motivarlos y ayudarles a recuperar la **confianza** en sus capacidades. **La motivación** y la **benevolencia** son las fuerzas motrices que permiten a los pacientes superar sus miedos y avanzar hacia la independencia.

4.1 Reforzar la confianza de los pacientes en sí mismos

Muchos pacientes, sobre todo después de una enfermedad grave o un accidente, pueden perder la confianza en sus capacidades. El papel del cuidador es ayudarles a recuperar esa confianza, demostrándoles que son capaces de realizar ciertas tareas por sí mismos.

- **Fomente cada paso adelante**: Incluso los pasos más pequeños deben ser reconocidos y **alentados**. Si el paciente consigue completar una tarea que no pudo hacer el día anterior, el cuidador debe felicitarle y animarle a continuar. Esto refuerza la **motivación** del paciente y hace que quiera seguir progresando.
- **Fijar objetivos realistas**: Es importante fijar objetivos realistas y progresivos para no desanimar al paciente. Empezar con tareas sencillas y accesibles e ir aumentando gradualmente la dificultad ayuda al paciente a sentirse capaz de afrontar el reto.

4.2 Aceptar los fracasos y ajustar las expectativas

Es crucial aceptar que habrá días en los que el paciente no pueda sobrellevarlo. En esos casos, el apoyo debe caracterizarse por la **amabilidad** y la **paciencia**.

- **Apoyar el fracaso**: Cuando los pacientes no consiguen completar una tarea, es importante no hacerles sentir culpables o desanimados. El cuidador debe apoyarles recordándoles que el fracaso forma parte del proceso de recuperación y que es normal tener altibajos.
- **Ajustar los cuidados en función de las necesidades**: si un objetivo es demasiado difícil de alcanzar, puede reevaluarse y ajustarse para que el paciente no se sienta permanentemente fracasado. Los cuidados de seguimiento deben ser **flexibles y** adaptarse a las capacidades fluctuantes del paciente.

- Aprendizaje de gestos básicos (asearse, vestirse) con el apoyo de asistentes de cuidados

Aprender a realizar tareas básicas como lavarse y vestirse es un aspecto fundamental de la atención al paciente, sobre todo en situaciones en las que la autonomía se ha visto reducida como consecuencia de una enfermedad, una hospitalización prolongada o un accidente. Este proceso, aunque aparentemente sencillo, tiene una gran importancia **física**, **psicológica** y **emocional**. No se trata sólo de volver a aprender movimientos mecánicos, sino también de devolver al paciente el sentido de **la dignidad**, el **control** sobre su cuerpo y **la confianza en sí mismo**.

El auxiliar de enfermería desempeña un papel central en este proceso de aprendizaje, proporcionando **un apoyo comprensivo**, fomentando el progreso y adaptando sus intervenciones en función de las capacidades y necesidades de cada paciente. Este apoyo requiere paciencia, una observación atenta y la capacidad de motivar a los pacientes sin forzarlos nunca. El objetivo es **guiar al** paciente hacia la autonomía, respetando su ritmo y creando un entorno seguro en el que pueda progresar con serenidad.

1. Crear un entorno propicio para el aprendizaje

Antes de empezar a aprender los gestos básicos, es esencial **preparar un entorno** que fomente la participación activa del paciente. Para ello, hay que asegurarse de que el entorno sea **seguro** y esté **adaptado** a las capacidades físicas del paciente, además de tranquilizarle.

1.1 Crear un espacio seguro y adecuado

La seguridad del paciente es una prioridad en el aprendizaje de los movimientos básicos. El objetivo es evitar **caídas** o cualquier otro accidente disponiendo el espacio de forma que se faciliten los movimientos del paciente.

- **Adaptación del mobiliario**: En el cuarto de baño pueden instalarse **barras de sujeción**, **asientos de ducha o alfombrillas antideslizantes** para que los pacientes puedan realizar sus movimientos con total seguridad. En el dormitorio, una **cama médica** regulable en altura puede ayudar a los pacientes a sentarse o levantarse con más facilidad.
- **Facilidad de acceso**: también es importante que el aseo y el vestuario sean fácilmente accesibles. Por ejemplo, la ropa y los artículos de aseo deben estar al alcance de la mano para que el paciente no tenga que hacer esfuerzos excesivos para alcanzarlos.

1.2 Fomentar un clima de confianza y comodidad

La comodidad y la **confianza** son esenciales para que los pacientes se sientan capaces de participar activamente en su aprendizaje. Es crucial que el paciente se sienta respetado y apoyado, sin presiones.

- **Favorecer la intimidad**: Respetar la **intimidad** del paciente es esencial, sobre todo a la hora de ir al baño. Es importante pedirle siempre su **consentimiento** antes de intervenir, preservar al máximo su pudor y explicarle cada gesto antes de realizarlo. Esto refuerza la sensación de control y seguridad del paciente.
- **Tranquilizar al paciente**: Algunos pacientes pueden sentirse avergonzados o frustrados por la pérdida de su independencia. El auxiliar de enfermería debe estar ahí para **tranquilizarles**, recordándoles que estas dificultades son temporales y que progresan día a día.

2. Fomentar la autonomía en el aseo

Ir al baño es un acto cotidiano que puede convertirse rápidamente en un momento **vulnerable** para los pacientes cuando pierden la capacidad de hacerlo solos. Animar a los pacientes a participar activamente en su propio aseo es un paso clave para recuperar su independencia.

2.1 Adaptar la intervención a la capacidad del paciente

Cada paciente es único, con capacidades y limitaciones diferentes. Es importante evaluar lo que pueden hacer por sí mismos y adaptar la intervención en consecuencia.

- **Dejar que el paciente haga lo que pueda**: Si el paciente es capaz de realizar ciertas partes del aseo de forma autónoma, como lavarse la cara o las manos, el cuidador debe dejarle la iniciativa, permaneciendo cerca para ayudarle si es necesario. Esta autonomía parcial refuerza la **confianza** del paciente en sus capacidades.
- **Proporcionar asistencia progresiva**: Para acciones más complejas o físicamente exigentes, el cuidador puede **acompañar** al paciente, por ejemplo apoyando un brazo o guiando suavemente un movimiento. Es importante ayudar sin tomar el mando por completo, para que el paciente siga haciendo el esfuerzo necesario.

2.2 Utilizar las herramientas adecuadas para facilitar el cepillado

Algunos pacientes, debido a sus limitaciones físicas, pueden necesitar **equipos adaptados** para facilitar su participación en el aseo. Estas herramientas deben presentarse como ayudas temporales o permanentes para recuperar cierto grado de autonomía.

- **Utilizar guantes y esponjas ergonómicos**: los guantes de lavado con empuñaduras más gruesas o las esponjas largas facilitan que los pacientes se laven solos, sobre todo si tienen problemas de motricidad fina o de fuerza en las extremidades.
- **Adaptar la ducha o la bañera**: si el paciente puede ducharse solo, instalar un **asiento de ducha** o una

alcachofa de ducha manual puede facilitarle su independencia al tiempo que garantiza su seguridad.

3. Ayudar al paciente a vestirse

Vestirse es otra actividad esencial que, cuando se ve dificultada por problemas de movilidad o destreza, puede afectar profundamente a la autoestima. Ayudar a los pacientes a **volver a aprender a vestirse** les permite recuperar el control de su vida cotidiana.

3.1 Simplificar el vestido adaptando la ropa

Adaptar **la ropa** para que sea fácil de poner y quitar puede ayudar mucho a los pacientes a ser más independientes en esta actividad.

- **Ropa fácil de manejar**: ofrecer ropa con **cremalleras** en lugar de botones, **prendas** holgadas o calcetines sin costuras puede reducir la dificultad para vestirse. Las prendas **separadas** en lugar de una sola pieza también pueden ser más prácticas para los pacientes con movilidad reducida.
- **Organizar la ropa por etapas**: El cuidador puede organizar la ropa secuencialmente, preparando primero la ropa interior y después las prendas exteriores, explicando los diferentes pasos al paciente y animándole a que haga cada paso por sí mismo en la medida de lo posible.

3.2 Fomentar el vestido independiente

Al igual que en el aseoel , asistente debe animar al paciente a participar activamente en el proceso de vestirse, estando preparado para intervenir en caso necesario.

- **Guiar al paciente**: En lugar de vestir al paciente por sí mismo, es importante **mostrarle** cómo hacerlo y acompañarle en los movimientos. Por ejemplo, el auxiliar de cuidados puede ayudar a meter un brazo en una manga y luego dejar que el paciente termine de tirar de la manga por sí mismo.

- **Fomente los pequeños avances**: Cada pequeña victoria debe ser **alentada**. Si el paciente consigue ponerse un calcetín o meter la cabeza por una camiseta, es importante felicitarle por este progreso. Esto refuerza su motivación para seguir intentándolo, aunque tenga dificultades.

4. Motivar a los pacientes para que se hagan cargo de su propia autonomía

El aprendizaje de los fundamentos no se limita a los aspectos físicos. La motivación del paciente desempeña un papel crucial en su capacidad para **recuperar la independencia**. Por eso es esencial crear un clima en el que los pacientes se sientan **valorados** y **apoyados** en sus esfuerzos.

4.1 Adaptar el aprendizaje al ritmo del paciente

Cada paciente progresa a su propio ritmo, y es importante que el aprendizaje se adapte a las necesidades individuales. No hay que precipitarse en los pasos, sino respetar el **tiempo** necesario para que el paciente asimile cada gesto.

- **Progresividad**: Es esencial no exigir demasiado al paciente con demasiada rapidez. Empieza con tareas pequeñas y sencillas, como ponerse una manga o lavarse una parte concreta del cuerpo, y ve añadiendo gradualmente pasos más complejos a medida que mejoren la confianza y las habilidades.
- **Establecer rutinas**: invitar al paciente a participar en estas actividades en momentos regulares del día ayuda a crear una **rutina**, facilitando así el aprendizaje. Estas rutinas refuerzan la sensación de normalidad y animan al paciente a anticipar acciones futuras.

4.2 Apoyo psicológico al paciente

La pérdida de independencia puede ser una dura prueba psicológica. El papel del cuidador es proporcionar **apoyo moral**, animar y motivar al paciente para que siga esforzándose, incluso ante las dificultades.

- **Mostrar paciencia y empatía**: Es esencial adoptar una actitud **paciente**, asegurando al paciente que el aprendizaje lleva tiempo y que es normal encontrar obstáculos en el camino. El cuidador debe mostrar empatía, escuchar las frustraciones del paciente y recordarle que cada avance, por pequeño que sea, es una victoria.
- **Apoyar los fracasos**: es natural que los pacientes fracasen en determinados momentos de su proceso de aprendizaje. Estos fracasos deben tratarse **con compasión**, explicando al paciente que forman parte del proceso de aprendizaje y animándole a perseverar sin desanimarse.

5. Reforzar la autonomía mediante ejercicios prácticos

Para reforzar la adquisición de los gestos básicos, es útil proponer **ejercicios prácticos** que permitan a los pacientes mejorar su motricidad y coordinación, al tiempo que integran estos gestos en su vida cotidiana.

5.1 Proponer ejercicios para desarrollar la motricidad

Los ejercicios específicos pueden ayudar a los pacientes a mejorar su **motricidad fina** y su **coordinación**, dos habilidades esenciales para ir al baño y vestirse.

- **Ejercicios de agarre**: Trabajar la capacidad del paciente para agarrar objetos de diferentes tamaños y texturas puede ayudarle a manejar mejor utensilios como una franela, un cepillo para el pelo o la ropa.

- **Fortalecimiento muscular**: Animar a los pacientes a realizar ejercicios **ligeros** de **fortalecimiento muscular**, como levantar un brazo o doblar una pierna, puede ayudarles a recuperar la fuerza que necesitan para participar en los cuidados.

5.2 Integrar el aprendizaje en la vida cotidiana

El aprendizaje de los movimientos básicos debe integrarse en la rutina diaria del paciente, para que siga practicando con regularidad.

- **Hacer de los gestos un ritual diario**: Animar a los pacientes a realizar estos gestos básicos por sí mismos cada día ayuda a transformar el aprendizaje en un **hábito** y a aumentar su confianza en sí mismos. Cada día hay que animarles a que intenten hacer un poco más, con ayuda si es necesario.

- Animar a los pacientes a participar activamente en su rehabilitación.

Animar a los pacientes a **participar activamente en su rehabilitación** es un paso crucial no sólo para promover su recuperación física, sino también para mejorar su bienestar psicológico y emocional. La rehabilitación, ya sea tras una enfermedad, una lesión o una intervención quirúrgica, suele ser un proceso difícil, tanto física como mentalmente. Para tener éxito en este proceso, es esencial implicar plenamente al paciente situándolo en el centro de su atención. El papel de los cuidadores, en particular de los auxiliares de enfermería, es motivar y guiar a los pacientes, y ayudarles a desarrollar una actitud proactiva hacia su rehabilitación.

Esta participación activa significa que el paciente ya no es un mero receptor pasivo de cuidados, sino que se convierte en

protagonista de su propia recuperación. Da a los pacientes la sensación de recuperar gradualmente el **control** sobre su cuerpo y su vida, al tiempo que les ayuda a superar los obstáculos psicológicos y físicos que se interponen en el camino de la recuperación. Para lograrlo, es esencial crear un clima de **confianza**, fomentar los progresos siendo realistas en cuanto a los objetivos y garantizar que los cuidados se adapten a las capacidades y necesidades del paciente.

1. Crear un entorno de confianza y apoyo

El primer paso para animar a los pacientes a participar activamente en su rehabilitación es crear un entorno **seguro**, en el que se sientan cómodos implicándose y sepan que se les apoya, tanto física como psicológicamente.

1.1 Establecer una relación de confianza con el paciente

La confianza es un pilar fundamental en la relación entre el cuidador y el paciente. Sin esta confianza, los pacientes pueden ser reacios a comprometerse plenamente con su rehabilitación, sobre todo por miedo al fracaso o al dolor.

- **Escuchar al paciente**: Es esencial escuchar al paciente, comprender sus **preocupaciones**, temores y **objetivos** personales. Una buena comunicación permite al paciente sentirse comprendido y tenido en cuenta, lo que le motivará a implicarse activamente en su rehabilitación.
- **Tranquilizar al paciente**: Muchos pacientes temen el dolor o no poder cumplir sus expectativas. Los cuidadores deben **asegurarles** que la rehabilitación es un proceso gradual, en el que cada pequeño avance cuenta, y que los periodos de dificultad son normales.

1.2 Crear un clima de amabilidad y paciencia

Los pacientes deben sentirse **apoyados** en todas las etapas de su rehabilitación, lo que requiere una actitud benevolente por parte de sus cuidadores, que deben alentar siempre los progresos, por leves que sean, y mostrar paciencia.

- **Reforzar la motivación**: los cuidadores deben elogiar los esfuerzos del paciente, aunque parezcan insignificantes. Al reconocer cada pequeño paso, los pacientes se animan a continuar y perseverar, porque ven que sus esfuerzos se valoran.
- **Animar sin forzar**: También es importante no forzar a los pacientes a ir más allá de sus límites, especialmente si muestran signos de incomodidad o dolor excesivo. **Respetar el ritmo del paciente** es esencial para evitar la desmotivación o el deterioro de su estado físico.

2. Establecer objetivos realistas y progresivos

Para animar a los pacientes a participar activamente en su rehabilitación, es esencial fijar **objetivos claros**, **realistas** y **progresivos**. Estos objetivos deben adaptarse a las capacidades del paciente y tener en cuenta sus propias expectativas.

2.1 Definición de objetivos alcanzables

Los pacientes deben ser capaces de visualizar sus progresos, lo que implica fijar **objetivos concretos** que puedan alcanzarse en un plazo razonable. Si se fijan objetivos demasiado ambiciosos, se corre el riesgo de desanimar al paciente en caso de dificultades.

- **Divida los objetivos en etapas**: En lugar de aspirar a un objetivo final demasiado lejano (como caminar sin ayuda), resulta más motivador para los pacientes fijarse metas intermedias, como **levantarse solos**, **dar unos pasos con ayuda** y luego caminar una distancia corta. Cada paso que dan les mantiene motivados y les demuestra que sus esfuerzos están dando fruto.

- **Adaptar los objetivos a las capacidades del paciente**: El cuidador debe evaluar las capacidades reales del paciente y proponerle objetivos que tengan en cuenta sus limitaciones actuales, al tiempo que le supongan un reto suficiente para que pueda progresar sin sentirse abrumado.

2.2 Seguimiento y ajuste de los objetivos a medida que se progresa

Los objetivos fijados deben **reevaluarse** periódicamente para adaptarse a la evolución del paciente. El seguimiento constante permite saber si los objetivos deben ajustarse al alza o a la baja en función de la evolución del paciente.

- **Evaluar periódicamente los progresos**: un seguimiento periódico permite hacer balance de los progresos del paciente. Si se ha alcanzado un objetivo, puede **reajustarse** para seguir estimulando al paciente. Por el contrario, si el objetivo es demasiado ambicioso, es importante **reducirlo** para evitar cualquier sensación de fracaso.
- **Celebrar el éxito**: Cuando un paciente logra un objetivo, por pequeño que sea, es fundamental celebrar este éxito. Este reconocimiento de sus esfuerzos da al paciente la energía y la confianza necesarias para continuar su rehabilitación.

3. Fomentar la participación activa mediante ejercicios prácticos

Los ejercicios prácticos son el núcleo de la rehabilitación, y la participación activa del paciente es esencial para que recupere su movilidad y sus capacidades funcionales. El cuidador debe animar al paciente a **participar activamente** en estos ejercicios, permaneciendo a su lado para ayudarle si es necesario.

3.1 Participación de los pacientes en su propia rehabilitación

Los pacientes deben comprender que sus progresos dependen en gran medida de su propio compromiso con los ejercicios de rehabilitación. Por ello, los cuidadores deben explicarles los **beneficios** de cada ejercicio y animarles a **practicarlo** con regularidad.

- **Explicar los beneficios de cada ejercicio**: Es importante mostrar al paciente cómo contribuye cada ejercicio a su recuperación. Por ejemplo, un ejercicio de fortalecimiento muscular puede explicarse mostrando cómo ayudará al paciente a recuperar fuerza para tareas cotidianas como caminar o levantarse de la cama.
- **Implicar al paciente en la elección de los ejercicios**: Siempre que sea posible, puede ser útil pedir al paciente su opinión sobre los ejercicios que debe realizar. Darle cierto control sobre el programa de rehabilitación refuerza su sentido de **la responsabilidad** y la autonomía.

3.2 Fomentar el ejercicio físico regular

La rehabilitación es un proceso a largo plazo, y el ejercicio **regular** es esencial si se quieren conseguir resultados. El cuidador debe animar al paciente a repetir los ejercicios a diario o según el programa establecido por los profesionales sanitarios.

- **Fomentar la integración de los ejercicios en la rutina diaria**: Para que el paciente participe activamente, puede ser útil integrar los ejercicios de rehabilitación en las actividades cotidianas, como levantarse de la cama o ir al baño. De este modo, el paciente realiza los ejercicios sin siquiera pensar en ellos, lo que contribuye a reforzar sus capacidades de un modo más natural.
- **Sugerir variaciones para evitar la fatiga**: Repetir los mismos ejercicios puede resultar monótono para el paciente. Por ello, el cuidador puede sugerir **variaciones** o

introducir nuevos ejercicios para mantener el interés y la motivación del paciente.

4. Gestionar los obstáculos y los momentos de desánimo

La rehabilitación suele estar salpicada de **momentos de desánimo**, sobre todo cuando los progresos parecen lentos o el dolor persiste. Es esencial que el cuidador apoye al paciente en esos momentos y le anime a no rendirse.

4.1 Apoyar al paciente ante las dificultades

Cuando los progresos son lentos o la rehabilitación se hace más difícil, el paciente puede sentirse frustrado o perder la motivación. El cuidador debe estar ahí para **apoyar** y **motivar** al paciente para que siga esforzándose, aunque los resultados tarden en llegar.

- **Reconocer los esfuerzos, aunque no haya progresos visibles**: es esencial recordar a los pacientes que cada esfuerzo cuenta, aunque los resultados no sean visibles inmediatamente. A veces, el simple hecho de perseverar en los ejercicios ya es un éxito.
- **Proporcionar apoyo moral**: los cuidadores también deben estar atentos a las emociones del paciente y dispuestos a reconfortarle si se siente desanimado. Un apoyo moral sólido ayuda al paciente a mantenerse motivado y a no rendirse.

4.2 Ajustar las expectativas ante los obstáculos

Es importante ajustar las expectativas de los pacientes, sobre todo cuando se encuentran con **obstáculos** inesperados como un aumento del dolor o un cansancio excesivo. El proceso de rehabilitación no es lineal y es normal que haya días más difíciles que otros.

- **Reevaluar los objetivos si es necesario**: Si un paciente encuentra un obstáculo importante en su rehabilitación, puede ser necesario reevaluar los objetivos y ajustarlos para hacerlos más alcanzables. Esto ayuda a mantener la motivación a la vez que se evita la sensación de fracaso.
- **Fomentar la paciencia**: la rehabilitación lleva tiempo, y el cuidador debe recordar al paciente que es normal no ver resultados inmediatos. **La paciencia** es una virtud esencial para alcanzar los objetivos de la rehabilitación.

5. Fomentar la autonomía y la independencia

Por último, uno de los principales objetivos de la rehabilitación es devolver a los pacientes la mayor **autonomía** e **independencia** posibles en su vida cotidiana. Animar a los pacientes a participar activamente en su rehabilitación significa darles las herramientas que necesitan para volver a ser independientes.

5.1 Animar a los pacientes a tomar la iniciativa

Hay que animar a los pacientes a que **tomen la iniciativa** e intenten realizar determinadas tareas o ejercicios por sí mismos, aunque al principio les resulte difícil. Esto aumenta su confianza en sí mismos y les demuestra que pueden progresar por sí solos.

- **Sugerir tareas sencillas para realizar solo**: El cuidador puede sugerir tareas cotidianas, como levantarse solo o caminar hasta una silla, para ayudar al paciente a ganar confianza en sus capacidades. Estas pequeñas victorias refuerzan su autoestima y le motivan para seguir esforzándose.
- **Capacitar al paciente**: Al animar a los pacientes a seguir su programa de rehabilitación de forma independiente, los cuidadores les ayudan a responsabilizarse de su propia recuperación, lo cual es esencial para fomentar la independencia.

5.2 Celebrar la recuperación de la independencia

Cada paso hacia la independencia debe **celebrarse**. Ya sea caminar sin ayuda por primera vez, realizar un ejercicio en solitario o una mejora significativa de la movilidad, estos momentos deben reconocerse para animar al paciente a seguir por este camino.

- **Valorar cada paso hacia la independencia**: Cada paso adelante, por pequeño que sea, debe ser destacado y valorado por el cuidador. Esto demuestra al paciente que sus esfuerzos no son en vano y que está cada vez más cerca de la independencia que desea.
- **Reforzar la confianza en uno mismo**: a medida que el paciente avanza hacia la independencia, recupera la **confianza en sus capacidades**. El cuidador debe recordarles constantemente este progreso para motivarles a perseverar.

Educación terapéutica a largo plazo

- Enseñar cuidados curativos a pacientes y familiares

Enseñar a los pacientes y sus familias **a curar las heridas** es un paso esencial para garantizar una cicatrización óptima y evitar posibles complicaciones. La cicatrización de heridas, ya sea tras una intervención quirúrgica, una quemadura o un accidente, requiere cuidados específicos y una atención rigurosa. Enseñando buenas prácticas a los pacientes y sus familias, los cuidadores no sólo pueden acelerar el proceso de cicatrización, sino también implicar activamente a los pacientes y sus familias en la gestión de su propia salud. Esta enseñanza fomenta la autonomía, genera confianza y minimiza el riesgo de infección o mala cicatrización.

El aprendizaje de la cicatrización de heridas implica **impartir conocimientos** claros y prácticos, explicar la importancia de cada procedimiento y apoyar a los pacientes y a sus familias en la puesta en práctica de estos cuidados. Esto requiere no sólo conocimientos técnicos, sino también una gran dosis de empatía, ya que es esencial tener en cuenta las preocupaciones o aprensiones de los pacientes acerca de sus heridas.

1. Explicar el proceso de curación

El primer paso en la enseñanza consiste en **explicar el proceso de curación** de forma sencilla y comprensible, para que los pacientes y sus familiares puedan entender mejor lo que ocurre en el organismo y por qué son necesarios determinados tratamientos. Conocer las etapas de la curación permite tener expectativas realistas y reconocer los signos normales de una buena curación, pero también saber cuándo es necesario consultar a un médico en caso de complicaciones.

1.1 Comprender las etapas de la cicatrización de heridas

La cicatrización tiene lugar en varias fases distintas, y es importante que los pacientes y sus familiares las comprendan para saber cómo evolucionará la herida con el tiempo.

- **Fase inflamatoria**: Durante los primeros días tras la lesión, la herida puede estar roja, hinchada y ligeramente dolorida. Esta inflamación es una **respuesta normal** del organismo, que trata de protegerse contra las infecciones e iniciar el proceso de cicatrización.
- **Fase de proliferación**: A continuación, el organismo empieza a producir **tejido de granulación**, es decir, tejido nuevo que irá rellenando la herida. Esta fase suele caracterizarse por una reducción del dolor y la inflamación, pero puede haber **secreciones** de la herida, lo que también es normal.
- **Fase de maduración**: A medida que la herida cicatriza, el tejido cicatricial se refuerza y remodela. Esta fase final puede durar varias semanas o incluso meses, y se caracteriza por la aparición de una cicatriz que se irá haciendo más fina con el tiempo.

1.2 Explicar la importancia de los cuidados diarios

Es importante explicar a los pacientes y a sus familiares que un cuidado regular y riguroso es esencial para garantizar una cicatrización adecuada, prevenir infecciones y evitar cicatrices antiestéticas o dolorosas.

- **Limpieza de la herida**: La limpieza periódica de la herida elimina los restos, las células muertas y cualquier agente infeccioso. Esto prepara la piel para la cicatrización y reduce el riesgo de complicaciones.
- **Cambios de apósito** : Los cambios regulares de apósito, siguiendo las recomendaciones del cuidador, son esenciales para mantener la herida limpia y proteger el tejido en desarrollo. También es una oportunidad para observar cómo progresa la cicatrización y detectar cualquier signo de complicación.

2. Enseñanza de técnicas básicas de cuidado de heridas

Tras explicar el proceso de cicatrización de la herida, es fundamental **enseñar las técnicas** que deben utilizarse a diario. Estos cuidados deben realizarse con **precisión** e **higiene** para evitar la contaminación de la herida.

2.1 Aprender a limpiar correctamente la herida

La limpieza de heridas es una etapa fundamental en la cicatrización de heridas. Es importante que los pacientes y sus familiares sepan cómo llevarla a cabo con seguridad y eficacia.

- **Utilizar productos adecuados**: la limpieza debe realizarse con soluciones recomendadas, como suero fisiológico o una solución antiséptica suave, según aconseje el cuidador. Es fundamental evitar los productos demasiado agresivos (como el alcohol o el peróxido de hidrógeno), que pueden dañar el tejido en cicatrización.

- **Utiliza un método suave**: La limpieza debe hacerse siempre con suavidad para no irritar la herida ni desgarrar el tejido en desarrollo. El método recomendado es utilizar una compresa estéril y realizar movimientos suaves desde el centro hacia los bordes de la herida.

2.2 Aprender a aplicar y cambiar un apósito

El **cambio de apósitos** es otra etapa clave en la cicatrización de las heridas. Enseñando al paciente y a su familia a hacerlo correctamente, les damos los medios para prevenir infecciones y ayudar a que la herida cicatrice en condiciones óptimas.

- **Lavarse las manos**: Antes de tocar la herida o los apósitos, es esencial lavarse bien **las manos** con agua y jabón o con una solución hidroalcohólica, para limitar el riesgo de infección.
- **Aplicar un apósito limpio**: El apósito debe aplicarse con cuidado. Es importante elegir un apósito adecuado al estado de la herida (apósito graso para una herida exudativa, apósito seco para una herida cicatrizada) y asegurarse de que no esté ni demasiado apretado ni demasiado suelto.
- **Frecuencia de los cambios** : La frecuencia de los cambios de apósito debe basarse en las recomendaciones médicas. En general, se aconseja cambiarlo a diario, pero esto puede variar en función del estado de la herida.

3. Reconocer signos de infección o complicaciones

Una de las lecciones más importantes es la **vigilancia de** las heridas. Los pacientes y sus familiares deben saber **reconocer los signos de una infección** o complicación, para poder actuar con rapidez y consultar a un profesional sanitario en caso necesario.

3.1 Signos de infección a tener en cuenta

Las infecciones son una complicación frecuente de las heridas, sobre todo si no se tratan adecuadamente. Es importante que los pacientes y sus familiares sepan a qué signos deben estar atentos.

- **Enrojecimiento excesivo**: Un ligero enrojecimiento alrededor de la herida es normal, sobre todo en los primeros días. Sin embargo, si este enrojecimiento se extiende o se hace más intenso, puede ser un signo de infección.
- **Dolor aumentado o inusual**: Un dolor persistente o creciente en la herida, en lugar de disminuir, debe alertar al paciente.
- **Secreción sospechosa**: una secreción amarillenta, verdosa o maloliente puede ser un signo de infección, al igual que la presencia de pus.
- **Fiebre**: La **fiebre** que acompaña a la aparición de estos signos puede indicar que la infección se está extendiendo y requiere atención médica inmediata.

3.2 Reconocer los signos de cicatrización anormal

Además de la infección, pueden surgir otras complicaciones durante el proceso de cicatrización, como la formación de **queloides** (cicatrices hipertróficas) o un mal cierre de la herida.

- **Queloides o cicatrices hipertróficas**: Si el paciente o sus familiares observan que la cicatriz se ha vuelto gruesa, roja o abultada, puede tratarse de un **queloide**. Aunque no son peligrosas, estas cicatrices pueden resultar incómodas y antiestéticas. Puede ser necesaria atención médica para tratarlas.
- **Herida que no se cierra**: Si la herida no parece cicatrizar al cabo de varias semanas, o si vuelve a abrirse, esto puede indicar un problema subyacente (infecciones

repetidas, diabetes, mala vascularización). En este caso, es indispensable una consulta médica.

4. 4. Motivar a los pacientes y a sus familias para que se impliquen en sus cuidados.

La enseñanza de la cicatrización de heridas no debe ser sólo técnica. También es crucial **motivar a** los pacientes y a sus familias para que participen activamente en los cuidados. Los cuidados pueden parecer intimidatorios o tediosos, especialmente cuando la herida es grande o de difícil acceso, pero la implicación directa del paciente y su familia contribuye a una mejor recuperación.

4.1 Promover la importancia de los cuidados periódicos

Explicar la repercusión directa que los cuidados tienen en la calidad de la cicatrización es un motivador importante. Señalar que una cicatrización correcta reduce el riesgo de infección, dolor prolongado o cicatrices antiestéticas puede animar a los pacientes a comprometerse seriamente con el proceso.

- **Reforzar la autonomía**: Dar a las familias las herramientas y los conocimientos necesarios para gestionar ellas mismas los cuidados contribuye a reforzar su **autonomía** y les da una sensación de **control** sobre la situación.
- **Cuidados personalizados**: Al ofrecer consejos adaptados al tipo de herida y a las condiciones de vida del paciente, el cuidador ayuda a que los cuidados sean más accesibles y fáciles de integrar en la rutina diaria.

4.2 Apoyar a las personas en momentos de desánimo

Es normal que los pacientes y sus familiares se sientan desanimados a veces, sobre todo si la curación lleva tiempo o el tratamiento es doloroso. En esos casos, el auxiliar de enfermería debe mostrar **paciencia** y **apoyo moral** para animarles a continuar.

- **Mostrar los progresos**: Destacar **las pequeñas mejoras** visibles **en la** cicatrización puede ayudar a mantener la motivación. Aunque la herida aún no esté completamente cerrada, signos como la reducción de la inflamación o la aparición de tejido nuevo son una prueba concreta de que el tratamiento está funcionando.
- **Responder a las preguntas y tranquilizar**: Los pacientes y sus familiares pueden tener muchas preguntas o preocupaciones. El auxiliar de enfermería debe estar disponible para responder a sus preguntas **con claridad** y **tranquilizarles** diciéndoles que las dificultades encontradas suelen ser temporales.

5. Preparar a los pacientes y a sus familias para el seguimiento en casa

Cuando los cuidados curativos deben continuarse en el domicilio, es esencial preparar al paciente y a su familia para esta transición. Deben sentirse **preparados** y **autónomos** para continuar los cuidados sin supervisión directa.

5.1 Proporcionar explicaciones claras y prácticas

Las instrucciones para los cuidados a domicilio deben ser **claras**, **concisas** y fáciles de entender. A menudo es útil proporcionar apoyo escrito o demostraciones para garantizar que las familias se sientan cómodas con cada paso.

- **Lista de comprobación de cuidados**: Entregar una **lista de comprobación** en la que se detallen todas las fases de los cuidados (limpieza, cambios de apósito, control de heridas) puede ayudar a organizar la rutina diaria y garantizar que no se olvida nada.

411

- **Demostración práctica**: antes del alta hospitalaria, se realiza una **demostración práctica** de los cuidados, con la participación activa de familiares y amigos, para corregir los procedimientos y responder a las preguntas finales.

5.2 Control periódico

Incluso después del alta hospitalaria, es importante garantizar **un seguimiento regular** del proceso de curación. Los pacientes y sus familiares deben saber a quién dirigirse si tienen algún problema y estar informados de las próximas revisiones.

- **Visitas a domicilio o consultas de seguimiento**: En algunos casos, pueden concertarse visitas a domicilio de un profesional sanitario para controlar la evolución de la herida. De lo contrario, las citas periódicas en la clínica o el hospital garantizarán que todo evoluciona bien.
- **Línea de contacto en caso de emergencia**: es útil facilitar a las familias un número de contacto en caso de emergencia o si aparecen signos preocupantes entre las consultas.

- Educar en la prevención de recaídas o infecciones post-hospitalización.

La educación para prevenir recaídas o infecciones posthospitalarias es un paso crucial en el proceso de recuperación del paciente tras su hospitalización. Una vez que los pacientes abandonan el hospital, suelen ser más vulnerables a las infecciones o a una recidiva de su afección inicial debido a la fragilidad de su sistema inmunitario, la presencia de heridas que aún están cicatrizando o la necesidad de tratamiento adicional. Por eso es vital que los pacientes y sus familias estén bien **informados** y **preparados** para gestionar este periodo de alto riesgo.

El objetivo de esta educación es dar a los pacientes y sus familias los **conocimientos** y habilidades que **necesitan** para prevenir

412

complicaciones, al tiempo que se les tranquiliza sobre su capacidad para controlar su estado de salud en casa. Se trata de dar consejos sobre **higiene**, gestión de los cuidados domiciliarios, **observación de los signos de alarma** y la importancia de seguir las recomendaciones médicas. Esta educación, que debe ser sencilla y clara, contribuye a reducir el riesgo de rehospitalización y a mejorar la calidad de vida de los pacientes tras el alta.

1. La importancia de la higiene en la prevención de infecciones

Una de las formas más importantes de prevenir las infecciones posthospitalarias es mantener **una higiene rigurosa**, tanto del paciente como de su entorno. Tras la hospitalización, los pacientes pueden tener heridas o dispositivos médicos, o estar debilitados, lo que aumenta el riesgo de infección. Por ello, es esencial enseñar a los pacientes y a sus familiares las normas de higiene.

1.1 Higiene de las manos

Lavarse las manos es una de las formas más sencillas y eficaces de prevenir la transmisión de infecciones. Es importante enseñar a los pacientes y a sus allegados cuándo es especialmente crucial.

- **Cuándo lavarse las manos**: Es esencial lavarse las manos antes de tocar una herida, antes de preparar medicamentos, después de ir al baño y después de entrar en contacto con superficies potencialmente contaminadas. Este sencillo gesto limita la propagación de gérmenes.
- **Técnicas de lavado**: Es importante **mostrar a la gente** cómo lavarse las manos correctamente con agua y jabón, haciendo hincapié en el tiempo que se tarda (al menos 20 segundos) y en la importancia de frotar todas las partes de

413

las manos, incluso entre los dedos y debajo de las uñas. En su defecto, puede recomendarse el uso de gel hidroalcohólico.

1.2 Higiene de heridas y productos sanitarios

En el caso de los pacientes que salen del hospital con **heridas** en proceso de cicatrización o con dispositivos médicos como drenajes, catéteres o sondas, es imprescindible enseñar **una buena higiene** a estas zonas específicas.

- **Limpieza de las heridas**: Los pacientes o sus familiares deben aprender a limpiar y proteger las heridas según las recomendaciones del médico o la enfermera. Esto incluye utilizar soluciones limpiadoras adecuadas (como suero fisiológico) y apósitos estériles. También es vital seguir las instrucciones sobre la **frecuencia con que deben cambiarse los apósitos**.
- **Manejo de dispositivos médicos**: Si el paciente abandona el hospital con dispositivos como catéteres o sondas, es importante enseñar a los familiares a cuidarlos, procurando evitar infecciones. Esto implica **vigilar los puntos de entrada**, asegurarse de que los dispositivos están seguros y limpios, y estar atento a los signos de infección (enrojecimiento, calor, dolor alrededor del sitio).

1.3 Higiene medioambiental

El entorno del paciente, sobre todo en casa, debe mantenerse **limpio** y **sano** para limitar el riesgo de infección.

- **Ventilar las habitaciones**: recomendamos **ventilar** a fondo el dormitorio y otras habitaciones de la casa todos los días para renovar el aire y eliminar posibles gérmenes. El aire confinado puede favorecer la proliferación de bacterias y virus.
- **Mantenimiento de superficies**: es importante limpiar periódicamente con desinfectantes las superficies que se

414

tocan con frecuencia (tiradores de puertas, mandos a distancia, interruptores) para evitar la propagación de gérmenes.

2. Educar a la población sobre la importancia de seguir los tratamientos posthospitalarios.

El seguimiento riguroso de **los tratamientos prescritos** tras la hospitalización es fundamental para prevenir recaídas y promover una recuperación completa. Esto incluye tomar la medicación, cuidar de los pacientes en casa y cumplir las recomendaciones médicas.

2.1 Comprender la importancia de cada tratamiento

Es esencial que los pacientes y sus familias comprendan **por qué** es necesario cada medicamento o tratamiento. Una buena comprensión del tratamiento favorece un mejor **cumplimiento**.

- **Antibióticos y tratamientos preventivos**: si se prescriben **antibióticos** para prevenir o tratar una infección, es crucial seguir el tratamiento hasta el final, aunque mejoren los síntomas. Es esencial explicar los riesgos de suspender los antibióticos antes de tiempo, como el desarrollo de resistencias bacterianas.
- **Fármacos específicos**: Al alta hospitalaria pueden recetarse otros fármacos, como anticoagulantes, antiinflamatorios o analgésicos. Es esencial informar a los pacientes de los posibles efectos secundarios y de **los signos a los que deben estar atentos** para evitar complicaciones.

2.2 Seguimiento de horarios y dosis

El cumplimiento de los **horarios** y las **dosis** es crucial para la eficacia de los tratamientos, especialmente en el caso de afecciones crónicas o postoperatorias.

415

- **Llevar un diario**: Para evitar olvidos o errores, conviene **llevar un diario** de cómo se toman los medicamentos. Algunos pacientes también pueden utilizar pastilleros o aplicaciones móviles para organizar su tratamiento.
- **Seguimiento de los efectos adversos**: Es importante informar a los pacientes de los posibles efectos secundarios de los medicamentos y explicarles cuándo deben consultar al médico si se producen.

3. Identificar signos de recaída o complicaciones

Es esencial enseñar a los pacientes y a sus familiares a **reconocer los signos de recaída** o complicaciones, para que puedan reaccionar rápidamente consultando a un médico o acudiendo al hospital si es necesario.

3.1 Reconocer los signos de infección

A veces, las infecciones posthospitalarias pueden pasar desapercibidas, pero hay una serie de signos a los que hay que prestar atención para evitar que la situación empeore.

- **Fiebre**: La aparición **persistente** o repentina de **fiebre** suele ser un signo precoz de infección. Es importante concienciar a los pacientes de la necesidad de tomarse la temperatura con regularidad, sobre todo después de una operación o cuando hay una herida.
- **Aumento del enrojecimiento o del dolor**: si una zona alrededor de una herida, un dispositivo médico o una incisión antigua se enrojece, se calienta, se hincha o duele más, esto puede indicar una infección.
- **Secreciones anormales**: La presencia de pus o secreciones malolientes alrededor de una herida o dispositivo médico es un signo claro de infección y requiere atención médica inmediata.

3.2 Vigilancia de signos específicos de recaída

En función de la patología del paciente, puede ser necesario **vigilar la aparición de signos específicos** que indiquen una recaída o una complicación.

- **Problemas respiratorios**: Si un paciente ha estado hospitalizado por motivos respiratorios (infección pulmonar, COVID-19, etc.), las dificultades respiratorias, una **tos persistente** o una disnea anormal pueden indicar una recaída.
- **Dolor abdominal**: después de algunas cirugías abdominales, un dolor repentino o creciente puede ser signo de una **complicación interna**, como una hernia o una infección postoperatoria.
- **Hinchazón y dolor en las piernas**: los pacientes inmovilizados pueden correr el riesgo de sufrir **una trombosis venosa**. La hinchazón, el enrojecimiento o el dolor en las piernas deben alertar y requerir atención médica inmediata.

4. Promover un estilo de vida saludable que favorezca la recuperación

La educación no se limita a los cuidados inmediatos o a la medicación. Es igual de importante animar al paciente a adoptar un **estilo de vida saludable** para fortalecer el organismo y reducir el riesgo de recaída.

4.1 Una dieta equilibrada para favorecer la cicatrización

Una **buena nutrición** es crucial para reforzar el sistema inmunitario y ayudar al organismo a curarse más rápidamente. Los nutrientes desempeñan un papel fundamental en el proceso de curación y recuperación.

- **Fomentar las proteínas**: Las proteínas son esenciales para la regeneración de los tejidos. Por ello, es aconsejable incluir en la dieta diaria del paciente alimentos ricos en proteínas, como carne magra, pescado, huevos y legumbres.
- **Vitaminas y minerales**: Las **vitaminas** (sobre todo la vitamina C) y **minerales** como el zinc también contribuyen a la curación. Hay que comer regularmente fruta, verdura fresca, frutos secos y semillas.

4.2 Actividad física adaptada para evitar la rehospitalización

Incluso después de la hospitalización, es importante mantener cierta **actividad física** para evitar la atrofia muscular y las complicaciones asociadas a la inmovilización, al tiempo que se favorece la circulación sanguínea.

- **Ejercicio suave**: En función de las capacidades del paciente, puede recomendarse **ejercicio suave**, como caminar o hacer estiramientos. Esto ayuda a prevenir el riesgo de formación de coágulos sanguíneos, fortalece los músculos y estimula el bienestar mental.
- **Reanudación gradual de las actividades**: es importante animar a los pacientes a que reanuden sus actividades cotidianas de forma gradual y a que respeten sus limitaciones físicas para evitar sobreesfuerzos, que podrían provocar una recaída.

5. Destacar la importancia del seguimiento médico

Es necesario un **seguimiento médico** riguroso tras la hospitalización para garantizar que la recuperación se desarrolla según lo previsto y ajustar los tratamientos en caso necesario. Explicar a los pacientes y a sus familiares la importancia de estas consultas ayuda a evitar posibles complicaciones.

5.1 Cumplimiento de las citas de seguimiento

Hay que concienciar a los pacientes de la importancia de **no faltar a sus citas de** seguimiento, ya que estas consultas permiten comprobar cómo evoluciona su estado de salud y ajustar el tratamiento o los cuidados si es necesario.

*   **Preparación de las consultas**: Animar a los pacientes a que anoten los síntomas, preguntas o preocupaciones que quieren comentar en las citas puede ayudarles a prepararse mejor y a obtener respuestas completas de su médico.
*   **Control de las heridas**: Si una herida requiere una atención especial, los pacientes deben respetar sus fechas de revisión y, si es necesario, acudir a una enfermera para recibir atención especializada.

5.2 Saber cuándo buscar atención de urgencia

Por último, es crucial educar a los pacientes sobre las situaciones que requieren una **consulta de urgencia**, ya sea por una complicación de la herida, una recaída de la enfermedad inicial o la aparición de síntomas inesperados.

*   **Contacto de emergencia**: facilitar un número al que llamar o instrucciones precisas para ponerse en contacto con un profesional sanitario en caso de duda o síntoma preocupante hace que el alta del paciente sea más segura y garantiza que podrá reaccionar con rapidez en caso de problema.

*   Técnicas para integrar los cuidados en la vida diaria del paciente

Integrar los cuidados en la vida diaria del paciente es un paso esencial para fomentar la autonomía y el bienestar, al tiempo que se garantiza la continuidad asistencial tras la hospitalización o en caso de enfermedad crónica. Ayudar a los pacientes a incorporar los cuidados a su rutina diaria reduce el riesgo de falta de adherencia, mejora los resultados clínicos y aumenta la confianza de los pacientes en su capacidad para gestionar su propia salud. Esta integración de los cuidados debe realizarse de forma fluida, teniendo en cuenta las necesidades específicas del paciente, sus capacidades físicas, su entorno y su estilo de vida.

El objetivo es **normalizar** los cuidados, haciéndolos lo más naturales posible en la vida diaria del paciente, minimizando al mismo tiempo la sensación de esfuerzo o limitación. Para ello, es necesario adaptar la organización de la jornada, utilizar herramientas que faciliten los cuidados y aplicar técnicas de gestión del tiempo y motivación para evitar que los cuidados se conviertan en una fuente de estrés o desánimo.

1. Adaptar los cuidados a las capacidades y al ritmo de vida del paciente

El primer paso para integrar los cuidados en la vida diaria del paciente es **adaptarlos** a su **ritmo de vida** y a **sus capacidades físicas**. Cada paciente tiene necesidades, horarios y limitaciones diferentes. Por lo tanto, es esencial personalizar el enfoque.

1.1 Evaluación de las capacidades del paciente

Antes de integrar los cuidados en la vida cotidiana, es esencial evaluar **las capacidades físicas** y **mentales** del paciente, para asegurarse de que se pueden prestar sin riesgo de lesiones ni fatiga excesiva.

- **Identificar los puntos fuertes y las limitaciones**: Algunos pacientes pueden ser capaces de llevar a cabo ciertas tareas de cuidados por sí mismos, mientras que otros necesitarán ayuda. Por ejemplo, un paciente con problemas de movilidad puede necesitar adaptaciones para vestirse o cambiarse las vendas, mientras que un paciente con dificultades cognitivas puede necesitar seguir rutinas más estrictas para acordarse de tomar su medicación.
- **Planificación en función de la energía**: También es importante adaptar los cuidados al momento del día en

que el paciente está más alerta y tiene más energía. Si el paciente está más cansado al final del día, los cuidados que requieran más concentración o esfuerzo, como la administración de medicación o la limpieza de una herida, pueden programarse por la mañana.

1.2 Integrar los cuidados en el ritmo de vida del paciente

Los cuidados deben encajar de forma natural en la **rutina diaria** del paciente, sin alterar significativamente su estilo de vida. Esto significa ser flexible y tratar de simplificar las tareas en la medida de lo posible.

* **Combinar los cuidados con las actividades cotidianas**: Puede ser útil **combinar los cuidados** con actividades que ya forman parte del día del paciente. Por ejemplo, tomar la medicación justo después de comer o hacer ejercicios de rehabilitación después de ducharse. Este tipo de integración hace que los cuidados sean menos restrictivos y más fáciles de seguir.
* **Evitar la sobrecarga mental**: en lugar de agrupar demasiados tratamientos al mismo tiempo, puede ser más eficaz repartirlos a lo largo del día, para evitar **la fatiga** y la **sobrecarga mental**. Por ejemplo, una rutina de cuidado de la piel podría incluir momentos regulares de movilización suave o recordatorios para hidratar la piel a lo largo del día.

2. Utilizar herramientas que faciliten la organización y regularidad de los cuidados

A veces, la gestión de los cuidados en casa puede parecer compleja, sobre todo cuando se requieren varios tratamientos. El uso de **herramientas de organización** y seguimiento puede simplificar esta tarea y ayudar a los pacientes a seguir su tratamiento de forma regular e independiente.

2.1 Pastilleros y aplicaciones de recordatorio

Para los pacientes que toman varios medicamentos, suele ser útil utilizar **pastilleros** o **aplicaciones de recordatorio para** organizar y hacer un seguimiento de las dosis tomadas.

• **Utilizar un pastillero**: Un **pastillero** bien organizado, con compartimentos para cada día y cada hora del día, ayuda a los pacientes a llevar un registro de su medicación sin tener que recordar cada dosis con precisión. Así se reduce el riesgo de olvidos o de tomar una dosis equivocada.

• **Aplicaciones móviles y recordatorios**: Para los pacientes que se sienten cómodos con la tecnología, las **aplicaciones móviles** o las alarmas en sus teléfonos pueden ayudarles a recordar que deben tomar su medicación, cambiar un vendaje o realizar ejercicios de rehabilitación.

2.2 Fichas de seguimiento y registros sanitarios

El seguimiento de los cuidados puede facilitarse mediante el uso de **hojas de seguimiento** o **diarios de salud** en los que el paciente anote los cuidados prestados cada día, cualquier dolor o signo de mejoría o complicación.

• **Llevar un diario de cuidados**: Un **diario de cuidados** permite a los pacientes anotar las acciones que han realizado (cambiar un apósito, administrar medicación, etc.) y controlar los cambios en su salud. Este seguimiento regular ayuda a identificar mejoras o problemas rápidamente, y puede compartirse con los cuidadores durante las consultas de seguimiento.

• **Hojas de control para cuidados específicos**: Para cuidados más técnicos, como cambios complejos de apósitos, pueden proporcionarse al paciente **hojas de control** para garantizar que se sigue cada paso.

3. Integrar los cuidados en las rutinas familiares y sociales

El apoyo familiar y social puede ser inestimable para ayudar a los pacientes a **integrar los cuidados** en su vida cotidiana. Implicar a la familia o a los amigos íntimos en los cuidados permite a los pacientes sentirse apoyados y compartir la responsabilidad de su salud.

3.1 Participación de los familiares en los cuidados

Implicar a la familia o los amigos en el proceso asistencial puede aligerar la carga mental y física del paciente, al tiempo que garantiza un mejor cumplimiento del tratamiento. Esto requiere a menudo una labor educativa y la transmisión de buenas prácticas.

- **Formación de familiares**: se puede formar a los familiares para que ayuden al paciente en determinados procedimientos técnicos, como el cambio de vendajes o la vigilancia de signos de complicaciones. Esta formación ayuda a garantizar que los cuidados se llevan a cabo correctamente, al tiempo que refuerza la sensación de seguridad del paciente.
- **Compartir la responsabilidad de los cuidados**: En determinadas situaciones, puede ser útil **compartir responsabilidades entre** varios miembros de la familia para evitar que el paciente se sienta sobrecargado. Por ejemplo, una persona podría ayudar a preparar la medicación, mientras que otra se encarga de vigilar la herida o de ayudar con los ejercicios de rehabilitación.

3.2 Apoyar la vida independiente en un entorno seguro

También es importante animar a los pacientes a **mantener su autonomía**, aunque los familiares participen en su cuidado. La participación activa en los propios cuidados aumenta la autoestima y la motivación para cumplir las recomendaciones médicas.

- **Fomentar la independencia**: aunque los pacientes necesiten ayuda, es esencial animarles a hacer todo lo que puedan por sí mismos. Por ejemplo, se puede animar a un paciente en rehabilitación a que se vista solo, con ayuda para los cierres o los movimientos más difíciles, o a que participe activamente en el mantenimiento de sus dispositivos médicos (catéter, sonda) respetando unas normas de higiene estrictas.
- **Adaptar el entorno**: Adaptar el entorno para hacerlo más accesible al paciente también es esencial. Instalar pasamanos, utilizar herramientas ergonómicas o reorganizar el espacio para que el paciente pueda realizar los cuidados con facilidad y seguridad puede facilitar enormemente la integración de los cuidados en la rutina diaria.

4. Hacer de los cuidados una experiencia positiva y gratificante

Los cuidados no deben percibirse únicamente como una limitación, sino también como una oportunidad para **cuidar de uno mismo**. Fomentar una actitud positiva hacia los cuidados ayuda a los pacientes a aceptarlos mejor y a participar activamente en ellos.

4.1 Crear rituales de cuidado que empoderen

Convertir los cuidados en un **ritual gratificante** facilita su integración en la rutina diaria. Esto puede ayudar a reforzar la sensación de bienestar y control del paciente.

- **Hacer que los cuidados sean agradables**: para algunos pacientes, sobre todo los que padecen enfermedades crónicas, los cuidados pueden convertirse en una tarea pesada. Es posible hacer que estos momentos sean más agradables, por ejemplo combinando los cuidados con una actividad placentera como escuchar música suave, encender una vela o utilizar productos perfumados para el cuidado de la piel que sean suaves con ella.

- **Destacar los progresos**: Es importante **celebrar las pequeñas victorias** en el proceso asistencial, destacando los progresos realizados. Un apósito que no hay que cambiar tan a menudo, una cicatriz que mejora o una reducción del dolor son signos positivos que pueden destacarse para motivar al paciente a continuar.

4.2 Fomentar la responsabilidad

También es beneficioso animar a los pacientes a sentirse **responsables de** su propia salud. Esto refuerza su **autonomía** y la confianza en sí mismos.

- **Recompensar la autogestión**: si los pacientes son capaces de gestionar parte de sus propios cuidados, es importante recompensarles por ello. Mostrarles que sus esfuerzos se tienen en cuenta y que contribuyen activamente a su propia recuperación es una importante fuente de motivación.
- **Utilizar objetivos personales**: Establecer **objetivos personales** alcanzables en relación con los cuidados puede animar a los pacientes a invertir más esfuerzos. Por ejemplo, fijarse el objetivo de mejorar la movilidad tras los ejercicios de rehabilitación, o de reducir la cantidad de cuidados necesarios para una herida cicatrizada, puede dar sentido a los esfuerzos realizados.

5. Anticiparse y adaptarse a lo inesperado

Por último, es importante anticiparse a los **imprevistos** que puedan surgir en la vida diaria del paciente y ayudarle a adaptarse a estas situaciones sin descuidar sus cuidados. Esta capacidad de adaptación es crucial para garantizar la continuidad de los cuidados, incluso en circunstancias difíciles.

5.1 Soluciones de apoyo

Disponer de **soluciones de reserva** significa que la asistencia no se interrumpe en caso de dificultades o circunstancias imprevistas. Esto incluye, por ejemplo, la sustitución rápida de un dispositivo médico o la gestión de los cuidados en caso de ausencia del cuidador.

*   **Material adicional**: siempre es una buena idea tener una **reserva** de material médico (apósitos, antisépticos, dispositivos médicos) en caso de necesidad, para evitar interrumpir el tratamiento por falta de recursos.
*   **Proporcionar apoyo en caso de ausencia**: si alguien cercano se encarga de algunos de los cuidados, es importante **proporcionar apoyo** en caso de ausencia de esa persona, formando a otros miembros de la familia o proporcionando ayuda a domicilio.

5.2 Adaptar los cuidados a las situaciones de vida

En algunos casos, puede ser necesario adaptar la atención a situaciones concretas, como **viajes** o **imprevistos**.

*   **Llevar los cuidados consigo cuando se viaja**: Si el paciente tiene que desplazarse o viajar, es importante planificar cómo se llevarán a cabo los cuidados a distancia. Esto puede implicar transportar el equipo necesario o identificar soluciones locales (enfermera a domicilio, farmacia) para garantizar la continuidad de los cuidados.
*   **Gestión de problemas de salud imprevistos**: a veces pueden surgir complicaciones imprevistas, como un dolor repentino o una infección. Hay que formar a los pacientes para que **reaccionen con rapidez** ante estas situaciones,

sepan cuándo buscar ayuda y cómo gestionar la atención de urgencia.

Conclusión

La humanidad en el corazón de la asistencia

- La unidad de quemados: una escuela de resiliencia humana

La **unidad de quemados** suele describirse como una **escuela de resistencia humana**, tanto para los pacientes como para sus familiares y el personal asistencial. Ante lesiones que transforman profundamente el cuerpo y alteran la vida cotidiana, este departamento es el escenario de una lucha incesante por la supervivencia, la curación y la reconstrucción. Los pacientes que aquí se atienden padecen intensos sufrimientos físicos, tratamientos largos y dolorosos y un profundo trastorno psicológico. Sin embargo, en medio de este calvario, surge una fuerza interior que muchos nunca imaginaron: la **resiliencia**.

La resiliencia, la capacidad de recuperarse de un trauma, se construye gradualmente a través de los cuidados, los pequeños pasos adelante y la superación de las dificultades. No es sólo cosa del paciente, sino también de los equipos asistenciales, que tienen que demostrar una inmensa fuerza moral para soportar estas dolorosas experiencias, y de las familias, que desempeñan un papel crucial en la reconstrucción de la vida de sus seres queridos. De este modo, la unidad de quemados se convierte en una auténtica escuela de resiliencia, donde cada día es una victoria contra el dolor, la desesperación y las consecuencias irreversibles de las lesiones.

1. La resistencia del organismo a las quemaduras: una batalla diaria

Las quemaduras, ya sean térmicas, químicas o eléctricas, infligen al cuerpo lesiones de una violencia poco común. La piel, principal órgano de protección, queda gravemente dañada, a veces en amplias zonas del cuerpo, y la vida del paciente corre peligro inmediato por los riesgos de shock hipovolémico, infecciones graves o daños multisistémicos. El tratamiento de las quemaduras requiere cuidados quirúrgicos y médicos intensivos, así como una vigilancia constante para evitar complicaciones.

1.1 Reconstrucción física: un largo calvario

La capacidad de recuperación del organismo se manifiesta en su capacidad para **curarse**, reconstruirse y cicatrizar, pero se trata de un proceso largo y difícil. Los pacientes pasan por intensas fases de cuidados: desbridamiento, injertos de piel, vendajes complejos. Cada tratamiento, por doloroso que sea, es un paso hacia la curación.

*   **Injertos de piel**: En muchos casos, las quemaduras profundas requieren **injertos de piel** para que el cuerpo pueda reconstruir su envoltura protectora. El paciente suele tener que someterse a varias operaciones para que la piel se reforme y cubra las zonas quemadas.
*   **Cuidados de cicatrización**: La cicatrización es una fase lenta, a veces imprevisible. Requiere cuidados continuos, con apósitos y masajes adecuados para evitar contracturas y la aparición de cicatrices hipertróficas o queloides. Para el paciente, estos cuidados suelen ser dolorosos, pero son esenciales para reconstruir la barrera cutánea y limitar las secuelas.

1.2 Tratamiento del dolor: una dimensión esencial

El tratamiento **del dolor** está en el centro de la atención a las víctimas de quemaduras. Este dolor no es sólo físico, causado por las propias quemaduras y los cuidados necesarios, sino también psicológico, vinculado a la pérdida de un cuerpo que apenas se reconoce.

*   **Dolor agudo y crónico**: las quemaduras provocan un **dolor agudo** intenso, sobre todo durante el tratamiento, pero también dan lugar a un dolor crónico duradero. Controlar este dolor a diario requiere una combinación de tratamientos farmacológicos (analgésicos, morfina) y técnicas no farmacológicas (hipnosis, relajación) para ayudar a los pacientes a tolerarlo mejor.

- **Resiliencia ante el dolor**: A lo largo de los días, semanas y a veces meses de cuidados, los pacientes desarrollan una forma de resiliencia ante el dolor. Aprenden a **entenderlo**, a **tolerarlo**, a sobrellevarlo y a confiar en sus cuidadores y familiares para que les ayuden a superarlo.

2. Resiliencia psicológica: superar el trauma y reconstruir la identidad

Una quemadura no es sólo una lesión física; también es un **trauma psicológico** importante. Impone una transformación brusca y brutal del aspecto del cuerpo, a veces desfigurándolo, a veces privando al paciente de movilidad o de ciertas funciones. Este choque físico va acompañado de un sentimiento de pérdida de identidad, ansiedad ante el futuro y un profundo cuestionamiento de la imagen de sí mismo.

2.1 Afrontar la transformación de la imagen corporal

Una de las mayores pruebas psicológicas para los pacientes con quemaduras graves es la confrontación con una **nueva imagen corporal**. El cuerpo, profundamente cicatrizado, ya no se parece al de antes. Esta transformación puede causar un profundo shock, autorrechazo e incluso depresión.

- **Aceptar los cambios físicos**: Aceptar este nuevo cuerpo requiere tiempo y un apoyo psicológico sostenido. Los pacientes necesitan ayuda para integrar estos **cambios corporales** en su nueva identidad. Este trabajo se hace gradualmente, a menudo con el apoyo de psicólogos o psicoterapeutas especializados, pero también con la ayuda del equipo de enfermería, que anima a los pacientes a ver más allá de las cicatrices.
- **Recuperar la confianza en uno mismo**: la resiliencia psicológica implica **recuperar la confianza en uno mismo** a pesar de las secuelas. Se trata de reconocer las pequeñas victorias: la capacidad de volver a moverse, de

participar en determinadas actividades o de reintegrarse en aspectos de la vida cotidiana que parecían perdidos.

2.2 Apoyo emocional y psicológico

El trauma causado por las quemaduras deja profundas cicatrices emocionales. Por ello, el apoyo psicológico es una parte esencial del proceso de tratamiento. Los pacientes, que a menudo padecen **trastorno de estrés postraumático**, deben aprender a superar no sólo el sufrimiento físico, sino también **la ansiedad**, la **culpa** y, a veces, la sensación de haber perdido definitivamente su antigua vida.

- **Apoyo psicológico**: desde el principio, **psicólogos** y **psiquiatras** especializados trabajan con los pacientes para ayudarles a expresar sus emociones y comprender el trauma que están viviendo. Les apoyan en la reconstrucción de su identidad y les ayudan a gestionar la depresión o los trastornos de ansiedad que puedan surgir.
- **El papel de la familia** y **los amigos**: La familia y los amigos también desempeñan un papel crucial en la resistencia psicológica del paciente. El apoyo emocional, la aceptación y la amabilidad de familiares y amigos contribuyen a ayudarles a superar esta dura prueba. Sin embargo, las personas de su entorno también necesitan apoyo, ya que a menudo se sienten abrumadas por la transformación del estado físico y psicológico del paciente.

3. La resiliencia de los cuidadores: fuerza y solidaridad ante la adversidad

Trabajar en una unidad de quemados requiere una gran fortaleza mental y emocional. Los cuidadores, que se enfrentan a diario al dolor extremo, al sufrimiento psicológico y a situaciones de vida o muerte, tienen que desarrollar una verdadera capacidad de recuperación si quieren seguir prestando los mejores cuidados posibles a sus pacientes, preservando al mismo tiempo su propio equilibrio.

3.1 El reto emocional de los cuidadores

La carga emocional que soportan los cuidadores en una unidad de quemados es inmensa. Se enfrentan a pacientes gravemente heridos, a veces niños, que sufren no sólo físicamente sino también psicológicamente. Deben ser capaces de ofrecer un apoyo empático, manteniendo al mismo tiempo la distancia necesaria para proteger su propio equilibrio emocional.

- **Evitar el agotamiento**: el riesgo de **agotamiento** es alto en estos servicios, debido a la intensidad de los cuidados y a la duración, a menudo larga, del tratamiento de los pacientes. Los cuidadores deben aprender a gestionar sus propias emociones, compartir sus experiencias con colegas y apoyarse en grupos de apoyo o estructuras de debriefing.
- **Solidaridad dentro del equipo asistencial**: La resistencia de los cuidadores también se basa en la **solidaridad** dentro del equipo. Enfermeros, médicos, auxiliares y fisioterapeutas trabajan juntos, se apoyan en lo bueno y en lo malo y comparten sus éxitos y sus dificultades. Esta solidaridad es un factor clave para hacer frente al agotamiento emocional.

3.2 El significado de los cuidados como motor de la resiliencia

Para los cuidadores, uno de los motores de la resiliencia es el **sentimiento de cuidado** que aportan a sus pacientes. Saben que cada gesto cuenta y que su presencia y compromiso marcan la diferencia en la vida de los pacientes.

- **Pequeñas victorias**: ver a un paciente recuperar la movilidad de un miembro, soportar una operación difícil o simplemente sonreír tras un largo periodo de dolor es una profunda **fuente de motivación** para los cuidadores. Estas pequeñas victorias diarias alimentan su resiliencia y les permiten seguir adelante, a pesar de las pruebas.

4. La vuelta a la vida: reinventar la resiliencia cotidiana

La unidad de quemados suele ser el punto de partida de un largo camino hacia la reinserción social, familiar y profesional. Para los pacientes, salir del hospital no es el final del calvario, sino el comienzo de una nueva vida, en la que deben seguir demostrando su capacidad de recuperación.

4.1 Reincorporarse a la vida cotidiana con un nuevo cuerpo

Tras semanas o incluso meses de tratamiento, los pacientes tienen que volver a aprender a **vivir con un cuerpo transformado**. Esta reintegración es un reto inmenso, ya que requiere una adaptación no solo física, sino también psicológica.

- **Rehabilitación e independencia**: La rehabilitación física continúa mucho después del alta hospitalaria. Su objetivo es recuperar la máxima **movilidad**, **autonomía** y **funcionalidad** en la vida diaria. Esto implica ejercicio regular, cuidados curativos y, a veces, el uso de prendas de compresión para evitar la cicatrización hipertrófica.
- **Reconstruir la autoestima**: Socialmente, los pacientes deben aprender a **reconstruirse** con su nuevo cuerpo. Volver a la vida activa y restablecer las relaciones sociales y familiares exige una capacidad de recuperación constante. Esto implica enfrentarse a cómo les ven los demás, aceptar las cicatrices visibles y encontrar un nuevo sentido a la vida después del trauma.

4.2 Aceptar el cambio y reconstruirse a sí mismo

La resiliencia en la vida cotidiana tras el tratamiento es un proceso continuo. No se trata de volver a ser como antes, sino de

reinventar la propia vida dentro de los nuevos límites y las nuevas posibilidades que se abren al paciente.

- **Encontrar nuevos puntos de referencia**: La resiliencia requiere la capacidad **de adaptarse** a una nueva realidad, reinventar las propias actividades y aficiones y redefinir los objetivos personales y profesionales. Muchos pacientes encuentran **fuentes de inspiración** en sus experiencias, desarrollando una fuerza interior que no sabían que tenían antes del accidente.
- **El papel de la familia, los amigos y las asociaciones**: Las asociaciones de pacientes y de apoyo también desempeñan un papel crucial en el proceso de resiliencia. Proporcionan un lugar donde los pacientes pueden compartir sus experiencias, apoyarse e inspirarse mutuamente mientras reconstruyen sus vidas.

- Animar a los futuros auxiliares de enfermería a elegir esta especialidad

Animar a los futuros auxiliares de cuidados a elegir la unidad de quemados como especialidad es un planteamiento basado en las múltiples facetas de esta profesión, que es a la vez técnica, humana y profundamente transformadora. Trabajar en este departamento exige sin duda una gran fortaleza física y psicológica, pero también ofrece una **experiencia humana única**, en la que contribuyes directamente a reconstruir vidas destrozadas por accidentes graves, traumatismos o lesiones devastadoras. Esta especialidad le permite desarrollar habilidades específicas, tanto en términos de atención al paciente como de apoyo psicológico, al tiempo que cultiva cualidades esenciales como la empatía, la resiliencia y el trabajo en equipo.

Aunque la idea de trabajar en este departamento puede resultar desalentadora al principio, también es una especialidad que ofrece **una gran satisfacción** y una **sensación de profunda contribución**. El papel de los auxiliares de enfermería es esencial, ya que están cerca de los pacientes en todas las fases de su recuperación. No sólo participan en cuidados técnicos altamente especializados, sino que también son pilares de apoyo emocional para los pacientes y sus familias. Elegir esta especialidad significa entrar en una profesión donde cada día cuenta, donde cada gesto marca la diferencia y donde el **vínculo humano** está en el centro de los cuidados.

1. Un papel crucial en la curación y reconstrucción de los pacientes

La unidad de quemados es única en cuanto a la naturaleza de las lesiones tratadas y la **intensidad de los cuidados** necesarios para ayudar a los pacientes a recuperarse. Los auxiliares asistenciales desempeñan un papel fundamental, trabajando estrechamente con los pacientes desde el momento en que llegan al hospital y a lo largo de todo su tratamiento. Su labor es esencial **para ayudar a los pacientes a recuperarse**, tanto física como emocionalmente.

1.1 Una profesión técnica y polivalente

Los auxiliares asistenciales de una unidad de quemados desarrollan competencias **técnicas avanzadas** que van mucho más allá de los procedimientos asistenciales habituales. Reciben formación en procedimientos específicos relacionados con el cuidado de quemados, la prevención de infecciones, la gestión de vendajes complejos y el apoyo durante los injertos de piel.

- **Cuidado de heridas complejas**: El vendaje de las quemaduras requiere técnicas muy precisas para evitar infecciones, favorecer la cicatrización y prevenir complicaciones. Los auxiliares de enfermería desempeñan un papel clave en estos cuidados diarios, que son a la vez técnicos y atentos al dolor del paciente.
- **Control de las constantes vitales y las complicaciones**: En un servicio donde los pacientes suelen estar en estado crítico, los auxiliares de cuidados están formados para vigilar **rigurosamente** su estado de salud. Deben ser

capaces de detectar signos precoces de complicaciones, como infección o shock, y colaborar estrechamente con enfermeros y médicos para ajustar los cuidados en consecuencia.

1.2 Una estrecha relación humana con los pacientes

Al elegir trabajar en este departamento, los auxiliares de cuidados entran en una especialidad en la que **el contacto humano** es especialmente fuerte. El trauma de las quemaduras crea una proximidad única entre el cuidador y el paciente. Esta relación se basa en el apoyo cotidiano, la escucha, el apoyo moral y, a veces, incluso la ayuda a la reconstrucción psicológica.

- **Alivio del dolor**: los pacientes con quemaduras graves experimentan un intenso dolor, tanto físico como psicológico. Los cuidadores suelen ser los primeros en intervenir para aliviar este sufrimiento, no sólo prestando cuidados, sino también con su **presencia reconfortante** y su escucha atenta. Este papel de apoyo es esencial para ayudar a los pacientes a superar este difícil periodo.
- **Aliento en el proceso de curación**: El proceso de recuperación de los pacientes quemados es largo y está plagado de obstáculos. Los auxiliares asistenciales están ahí para animar a los pacientes en cada paso del camino, desde las pequeñas mejoras físicas hasta la readaptación a una nueva imagen corporal. Desempeñan un papel fundamental para **aumentar la motivación** del paciente, destacando los progresos realizados y ayudando a superar los momentos de desánimo.

2. Desarrollar aptitudes humanas y profesionales únicas

Trabajar en una unidad de quemados permite a los auxiliares de cuidados desarrollar aptitudes profesionales y humanas que probablemente no adquirirían en otras especialidades. La naturaleza compleja y desafiante de los cuidados en esta sala requiere cualidades particulares: empatía, paciencia, **resiliencia** y capacidad para trabajar bajo presión.

2.1 Desarrollar la resiliencia en situaciones difíciles

Trabajar en una unidad de quemados enfrenta a los cuidadores a realidades humanas particularmente difíciles: sufrimiento, angustia, transformación del cuerpo, a veces incluso la pérdida de la vida. Esta confrontación requiere una gran **resistencia mental** **y** la capacidad de gestionar las propias emociones para seguir estando disponible y ser eficaz con los pacientes.

- **Aprender a gestionar la intensidad emocional**: los auxiliares de cuidados tienen que aprender a gestionar su **propio estrés** y a tomar distancia de las situaciones difíciles, sin dejar de ser empáticos y estar presentes para los pacientes. Trabajar en este departamento es una escuela de resiliencia, que ayuda a desarrollar habilidades inestimables para gestionar situaciones de crisis o de gran intensidad emocional.
- **Apoyo del equipo de enfermería**: La resistencia de los auxiliares de cuidados en este departamento también depende de la **solidaridad** y el apoyo del equipo multidisciplinar. Trabajar en un entorno en el que prima el apoyo mutuo les ayuda a sobrellevar mejor los momentos de duda o agotamiento, y les ayuda a desarrollar un fuerte sentimiento de pertenencia al equipo.

2.2 Trabajar en un equipo multidisciplinar

La unidad de quemados es una unidad en la que **el trabajo en equipo** es crucial. Los auxiliares asistenciales colaboran estrechamente con médicos, cirujanos, fisioterapeutas, psicólogos y enfermeras para proporcionar una atención integral a los pacientes. Esta interacción enriquece su experiencia profesional y les permite desarrollar habilidades para gestionar cuidados complejos.

- **Trabajar con expertos**: Los auxiliares asistenciales de este departamento tienen la oportunidad de trabajar con profesionales especializados, como cirujanos plásticos, psicólogos y especialistas en rehabilitación. Este enfoque **interdisciplinario** les permite aprender continuamente y comprender mejor todo el proceso de curación del paciente.
- **Convertirse en un pivote del proceso asistencial**: los auxiliares asistenciales suelen ser un **punto de referencia** para los pacientes, ya que están presentes en todas las fases de la asistencia. Ayudan a coordinar los cuidados, transmiten información entre los distintos miembros del equipo asistencial y garantizan la continuidad de los cuidados. Esta posición central refuerza su papel y su importancia en la atención a los pacientes.

3. Una especialidad que da sentido a la profesión de auxiliar de enfermería

Elegir trabajar en una unidad de quemados significa elegir una especialidad en la que cada gesto cuenta, en la que cada día supone un nuevo reto, pero también una inmensa satisfacción. Este servicio da un **sentido profundo** a la profesión de auxiliar de cuidados, porque te permite tener un impacto directo y visible en la vida de los pacientes, que a menudo parten de una situación crítica y avanzan hacia la reconstrucción y la autonomía.

3.1 Progresos reales para los pacientes

Trabajar en este departamento permite a los auxiliares de enfermería **ver los** resultados **tangibles** de sus esfuerzos. Cada vendaje, cada cuidado, cada palabra de consuelo contribuye directamente a mejorar el estado del paciente.

- **Testigos de la transformación**: Los auxiliares asistenciales ven de primera mano la **transformación de los** pacientes, desde su estado crítico hasta su progresiva recuperación de la independencia. Este progreso, aunque lento, es una inmensa fuente de **orgullo** y satisfacción profesional.
- **Tener un impacto tangible**: a diferencia de ciertas especialidades en las que el impacto del trabajo puede ser más difuso, en una unidad de quemados el auxiliar de cuidados ve directamente los beneficios de su trabajo. Cada tratamiento ayuda al paciente a curarse, cada estímulo ayuda al paciente a recuperar el valor para luchar. **Este sentimiento de utilidad es** profundamente gratificante.

3.2 Participar en una aventura humana

La unidad de quemados es también una **aventura humana** única, tanto para los cuidadores como para los pacientes. Es un lugar donde nos enfrentamos cara a cara con la vulnerabilidad de la condición humana, pero también con la extraordinaria fuerza del espíritu humano. Para los cuidadores, es una oportunidad única de participar en esta aventura de resistencia y reconstrucción.

- **Establecer relaciones duraderas con los pacientes**: Al trabajar en una unidad de quemados, los auxiliares de cuidados suelen establecer **fuertes vínculos** con los pacientes, que pueden permanecer ingresados durante largos periodos. Este contacto prolongado les permite conocer mejor a los pacientes, ser testigos de sus luchas y compartir sus victorias. Estas relaciones humanas suelen ser gratificantes y duraderas.
- **Formar parte de una intensa misión** asistencial: Trabajar en este departamento también significa formar parte de una **misión** asistencial en la que cada día es una oportunidad para marcar la diferencia. Para los auxiliares de cuidados que buscan sentido y desafíos, esta es una

especialidad que ofrece experiencias ricas y formativas, tanto a nivel personal como profesional.

- El futuro de la asistencia a quemados: hacia más tecnología y humanidad

El **futuro del cuidado de los quemados** se inscribe en una dinámica fascinante, en la encrucijada de la **tecnología** y la **humanidad**. Estos dos aspectos, lejos de oponerse, se complementan y enriquecen mutuamente. Si bien los avances tecnológicos han revolucionado la asistencia a los quemados, ofreciendo soluciones cada vez más eficaces para acelerar la curación y mejorar la calidad de vida de los pacientes, el elemento humano sigue estando en el centro de esta asistencia. Este doble movimiento hacia tecnologías cada vez más avanzadas y una relación más empática entre el cuidador y el paciente está redefiniendo el panorama de la asistencia a los quemados. Las innovaciones médicas están proporcionando tratamientos más eficaces, al tiempo que dejan un lugar esencial para el apoyo humano, que es vital para la recuperación psicológica y emocional de los pacientes.

En un campo en el que las lesiones por quemaduras no sólo son físicamente traumáticas, sino también psicológica y socialmente discapacitantes, el futuro de la asistencia reside en una **armoniosa complementariedad entre** tecnología y humanidad. Los nuevos enfoques, desde la ingeniería tisular a la telemedicina, están transformando la asistencia, pero siempre deben ir acompañados de un auténtico apoyo humano para que la curación sea completa.

1. Avances tecnológicos para las víctimas de quemaduras

El tratamiento de las quemaduras evoluciona constantemente gracias a los avances tecnológicos que están revolucionando la atención al paciente, tanto en lo que respecta a los tratamientos médicos como a las técnicas de rehabilitación. Estas innovaciones están allanando el camino para una curación más rápida, la mejora de los resultados estéticos y funcionales y la reducción del sufrimiento físico.

1.1 Biomateriales y piel artificial

Uno de los mayores retos en el cuidado de las quemaduras profundas es la regeneración de la piel. **La piel artificial** y los **biomateriales** figuran entre las innovaciones más prometedoras en este campo.

- **Pieles artificiales y biomateriales**: gracias a la investigación avanzada en ingeniería de tejidos, ahora es posible crear **materiales biocompatibles** que sustituyen a la piel dañada. Estos materiales están diseñados para favorecer la regeneración de las células cutáneas, al tiempo que reducen el riesgo de infección y aceleran la cicatrización. Estas pieles artificiales, temporales o permanentes, son un verdadero avance para los pacientes que han sufrido quemaduras profundas que requieren injertos.
- **Injertos cutáneos mejorados**: Las técnicas de **injerto de piel** siguen evolucionando, con métodos que minimizan las cicatrices y restauran el aspecto y la función de la piel de la forma más eficaz posible. El cultivo de células cutáneas del propio paciente en el laboratorio y su posterior aplicación sobre la herida minimizan el riesgo de rechazo y producen resultados estéticos más armoniosos.

1.2 Apósitos inteligentes y conectados

Los apósitos inteligentes son otra gran innovación que transformará la atención a las víctimas de quemaduras. Estos apósitos, equipados con sensores, permiten un seguimiento continuo de la herida y administran medicamentos automáticamente, en función del estado de cicatrización.

- **Monitorización en tiempo real**: estos apósitos son capaces de monitorizar parámetros clave como la humedad de la herida, la temperatura y el nivel de pH, que son indicadores precoces de infección o complicaciones. Estos datos se transmiten a los cuidadores a través de dispositivos conectados, lo que permite un seguimiento preciso y continuo de la evolución de la herida.
- **Administración de fármacos**: Los apósitos inteligentes también pueden contener reservas de fármacos, como antibióticos o analgésicos, y administrarlos automáticamente en respuesta a los cambios en la herida. Esto permite **personalizar los cuidados** y reducir la intervención manual, garantizando al mismo tiempo un tratamiento óptimo.

1.3 Terapias celulares y regeneración cutánea

Las terapias celulares, cuyo objetivo es restaurar la función de la piel mediante el uso de células madre y factores de crecimiento, representan otro avance tecnológico prometedor. Estas técnicas abren nuevas perspectivas para la regeneración de la piel en pacientes con quemaduras graves.

- **Células madre y regeneración**: Las células madre, capaces de transformarse en distintos tipos de células, pueden utilizarse para **favorecer la regeneración del tejido cutáneo**. Inyectando células madre en una herida, es posible estimular la producción de nuevas células cutáneas, mejorando así la calidad de la cicatrización y reduciendo las cicatrices.
- **Factores de crecimiento: los factores de crecimiento**, proteínas presentes de forma natural en el organismo, pueden utilizarse para acelerar la cicatrización estimulando la producción de nuevas células cutáneas y regulando la inflamación. Estas terapias celulares son un enfoque prometedor para mejorar los resultados de los pacientes con quemaduras.

2. Humanizar la asistencia: hacia una asistencia integral

Aunque la tecnología está aportando avances espectaculares, el elemento humano sigue siendo **indispensable** en la atención a los quemados. La curación no se limita al restablecimiento físico, sino que también implica la reconstrucción emocional y psicológica. Ante lesiones que transforman radicalmente el cuerpo, los pacientes necesitan un apoyo atento y empático para superar esta dura prueba.

2.1 Mejora de la atención psicológica y emocional

Las quemaduras causan profundos traumas, no sólo físicos, sino también psicológicos. Los pacientes sufren a menudo **shock postraumático**, **ansiedad** y **depresión** como consecuencia de la alteración de su aspecto y del dolor asociado a sus lesiones.

- **Apoyo psicológico desde el principio**: desde los primeros días de hospitalización, debe ponerse en marcha una **atención psicológica** para ayudar a los pacientes a gestionar su malestar emocional. Psicólogos especializados trabajan con los pacientes para ayudarles a expresar sus emociones, superar sus miedos y recuperar gradualmente el equilibrio psicológico.
- **Reeducación de la imagen corporal**: Aceptar la transformación del cuerpo es una prueba de larga duración. La atención a los quemados debe incluir la **reeducación de la imagen corporal**, para ayudar a los pacientes a redescubrir su cuerpo y aceptar sus cicatrices. Este aspecto de los cuidados requiere una gran humanidad, ya que afecta a la intimidad y la identidad de los pacientes.

2.2 El papel central de los cuidadores: entre la pericia y la empatía

El papel de los cuidadores en una unidad de quemados va más allá de la mera prestación de cuidados técnicos. Son los **guardianes del vínculo humano** en un proceso en el que la tecnología, por avanzada que sea, no puede sustituir a una presencia atenta y empática.

- **Presencia y escucha**: Los cuidadores, sobre todo los auxiliares de enfermería, están cerca de los pacientes en cada momento del día. A menudo son los primeros en detectar ansiedad, dolor o necesidades no expresadas. Su papel va más allá de los cuidados técnicos: proporcionan **apoyo moral**, **escucha activa** y una **presencia afectuosa** para ayudar a los pacientes a sentirse atendidos y comprendidos.
- **Formación continua en empatía**: con los avances tecnológicos, es vital que los cuidadores sigan recibiendo **formación en comunicación empática** y tratamiento psicológico del dolor. La humanización de los cuidados implica que los cuidadores deben estar preparados no solo para utilizar las nuevas tecnologías, sino también para adaptar sus cuidados para ofrecer un apoyo emocional más profundo.

2.3 Apoyo a las familias: un pilar del itinerario asistencial

Los pacientes quemados no pueden recuperarse sin el apoyo de sus familias. Ellos también pasan por momentos de angustia y sufrimiento, al ver a sus seres queridos transformados por sus lesiones.

- **Apoyo a los seres queridos**: los servicios de atención a los quemados deben incorporar **programas de apoyo a las familias** para ayudarles a superar esta dura prueba. Pueden crearse grupos de apoyo, sesiones de terapia familiar y talleres informativos para proporcionar a las

446

familias herramientas que les ayuden a comprender mejor el proceso de curación y a prepararse para los retos del regreso a casa.

- **Información y tranquilidad**: Las familias deben ser **informadas** periódicamente sobre la evolución del estado de su ser querido. Este diálogo constante contribuye a **tranquilizarles** e implicarles en el proceso de curación, ayudándoles a encontrar su lugar junto al paciente sin sentirse desamparados.

3. Telemedicina y continuidad asistencial tras la hospitalización

La telemedicina es otro aspecto clave del futuro de la asistencia a los quemados. Permite ampliar el seguimiento de los pacientes tras el alta hospitalaria, garantizando el **control a distancia** y el acceso a la asistencia incluso a quienes viven lejos de los centros especializados.

3.1 Monitorización remota de pacientes

Las quemaduras pueden tardar mucho tiempo en curarse, por lo que requieren cuidados regulares y una estrecha vigilancia durante semanas o incluso meses tras el alta hospitalaria. Gracias a la telemedicina, los cuidadores pueden seguir a distancia la evolución de las heridas e intervenir rápidamente en caso de complicaciones.

- **Consultas en línea**: los pacientes pueden beneficiarse de **consultas en línea** periódicas, durante las cuales comparten fotos de sus heridas y describen sus síntomas. Esto permite a los cuidadores evaluar a distancia el estado de cicatrización y dar consejos sobre los cuidados en casa.
- **Dispositivos conectados**: **los dispositivos médicos conectados**, como apósitos inteligentes y sensores de temperatura, pueden controlar la evolución de las heridas

en tiempo real y enviar alertas si hay signos de infección o deterioro de la salud.

3.2 Telerrehabilitación y teleasistencia

Además del seguimiento médico, la **teleasistencia** permite la rehabilitación a distancia. Los pacientes pueden seguir programas de rehabilitación en casa, bajo la supervisión de fisioterapeutas y otros cuidadores.

• **Ejercicios de rehabilitación a domicilio**: las plataformas de telesalud permiten a los pacientes seguir programas de ejercicio personalizados y adaptados a su estado físico. Pueden realizar ejercicios de **movilidad** y **fortalecimiento** muscular desde casa, al tiempo que se benefician de asesoramiento en tiempo real por videoconferencia con fisioterapeutas.

• **Apoyo psicológico a distancia**: El apoyo psicológico también se presta a distancia. Los pacientes pueden aprovechar las **teleconsultas** con psicólogos para continuar su labor de reconstrucción emocional, incluso después de abandonar el hospital.